# 疼痛神经治疗学图谱
## Lehrbuch und Atlas Neuraltherapie

### 基于神经系统治疗机体慢性疼痛

第 2 版

原　著　Hans Barop

主　审　徐卫国

主　译　巩　鹏　张贤彬

副主译　刘环海　刘海斌　孙婷婷

秘　书　刘　鹏　孙培伟　邹天乐

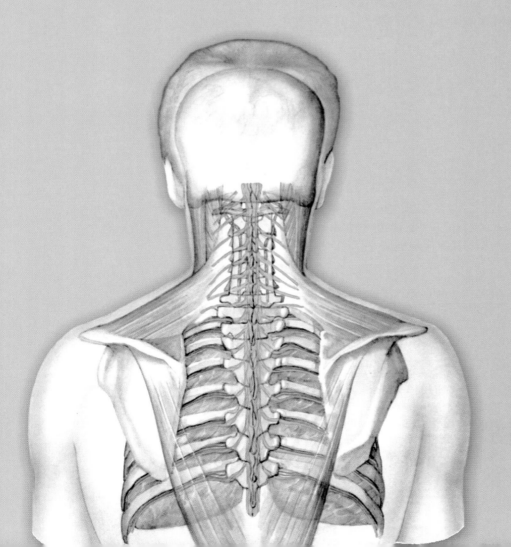

人民卫生出版社
·北京·

Original German title：
Lehrbuch und Atlas Neuraltherapie, 2/e by Hans Barop
© 2015 Karl F. Haug Verlag in MVS Medizinverlage Stuttgart GmbH & Co. KG, Stuttgart, Germany
© 2016 Karl F. Haug Verlag in Georg Thieme Verlag KG, Stuttgart, Germany

Anatomische Zeichnungen：Reinhold Henkel, Heidelberg
Body-Painting：Dr. med. Heike Dimler, Hamburg
Umschlagabbildungen：Reinhold Henkel, Heidelberg, und Dr. med. Heike Dimler, Hamburg

**图书在版编目（CIP）数据**

疼痛神经治疗学图谱/（德）汉斯·巴洛普
（Hans Barop）原著；巩鹏，张贤彬主译. —北京：人
民卫生出版社，2021. 3
　　ISBN 978-7-117-31382-7

　　Ⅰ. ①疼… Ⅱ. ①汉…②巩…③张… Ⅲ. ①疼痛-
介入性治疗-图谱 Ⅳ. ①R441. 1-64

　　中国版本图书馆 CIP 数据核字（2021）第 048407 号

| 人卫智网　www. ipmph. com | 医学教育、学术、考试、健康，购书智慧智能综合服务平台 |
| --- | --- |
| 人卫官网　www. pmph. com | 人卫官方资讯发布平台 |

图字：01-2017-5540 号

疼痛神经治疗学图谱

Tengtong Shenjing Zhiliaoxue Tupu

主　　译：巩　鹏　张贤彬
出版发行：人民卫生出版社（中继线 010-59780011）
地　　址：北京市朝阳区潘家园南里 19 号
邮　　编：100021
E - mail：pmph @ pmph. com
购书热线：010-59787592　010-59787584　010-65264830
印　　刷：廊坊一二〇六印刷厂
经　　销：新华书店
开　　本：889×1194　1/16　印张：14
字　　数：594 千字
版　　次：2021 年 3 月第 1 版
印　　次：2021 年 4 月第 1 次印刷
标准书号：ISBN 978-7-117-31382-7
定　　价：188. 00 元
打击盗版举报电话：010-59787491　E-mail：WQ @ pmph. com
质量问题联系电话：010-59787234　E-mail：zhiliang @ pmph. com

# 译者名单

徐卫国
Dr. Schuppert Ärztezentrum für Ganzheitliche Medizin　　　　　　　主任医师

Achim Schuppert
Dr. Schuppert Ärztezentrum für Ganzheitliche Medizin　　　　　　　主任医师

巩　鹏
Universitätsmedizin Heidelberg　　　　　　　访问学者
深圳大学总医院　普外科　　　　　　　教授,主任医师

张贤彬
Universitätsmedizin Rostock　　　　　　　博士
深圳大学总医院　普外科　　　　　　　博士后

刘环海
海军军医大学第二附属医院(上海长征医院)　耳鼻咽喉头颈外科　　　　　　　副教授,副主任医师

刘海斌
Universitätsmedizin Rostock　　　　　　　博士
海军军医大学第二附属医院(上海长征医院)　耳鼻咽喉头颈外科　　　　　　　主治医师

彭　浒
海军军医大学第二附属医院(上海长征医院)　耳鼻咽喉头颈外科　　　　　　　主治医师

梁才全
海军军医大学第二附属医院(上海长征医院)　耳鼻咽喉头颈外科　　　　　　　主治医师

杨小蕾
海军军医大学第二附属医院(上海长征医院)　麻醉科　　　　　　　主任护师

孙婷婷
Charité-Universitätsmedizin Berlin　　　　　　　博士
中山大学附属第一医院　妇产科　　　　　　　博士后

李明伦
Universitätsmedizin Heidelberg　　　　　　　教授,主任医师

卢丽丽
Universitätsmedizin Rostock　　　　　　　博士

任喜平
Universitätsmedizin Rostock　　　　　　　博士
浙江师范大学　体育与健康科学学院　　　　　　　讲师

尚玉茹
Universitätsmedizin Rostock　　　　　　　博士
深圳大学总医院　整形美容科　　　　　　　住院医师

汤广林
Universitätsmedizin Rostock　　　　　　　博士
抚顺市中心医院　普外科　　　　　　　主治医师

巩丽云
深圳大学　医学部　　　　　　　副教授

彭　斌
深圳大学　医学部　　　　　　　助理教授

张　傲
秦皇岛市第一医院　普外三科　　　　　　　主治医师

付广宇
大连市骨科医院　关节外科　　　　　　　主治医师

**朱茂述**
厦门市第五医院　中心实验室　　　　　　　　　　　　　　　　研究员

**林萍莉**
厦门市第五医院　产科　　　　　　　　　　　　　　　　　　　主治医师

**王　越**
厦门大学附属中山医院　关节外科与运动医学科　　　　　　　　住院医师

**赵　越**
厦门大学附属中山医院　肝胆外科　　　　　　　　　　　　　　住院医师

**许才明**
大连医科大学附属第一医院　腹部急症外科　　　　　　　　　　主治医师

**林雍智**
中国人民解放军联勤保障部队第 909 医院　骨科　　　　　　　　主治医师

**王　龙**
中国人民解放军联勤保障部队第 960 医院　骨科　　　　　　　　主治医师

**吕洪伟**
山东第一医科大学第三附属医院　麻醉科　　　　　　　　　　　主治医师

**杨　琦**
大连医科大学附属第二医院　中医科　　　　　　　　　　　　　主治医师

**蓝晓艳**
大连市中心医院　神经内科　　　　　　　　　　　　　　　　　主治医师

**刘斯瑶**
大连市妇女儿童医疗中心　麻醉科　　　　　　　　　　　　　　主治医师

**宋明智**
大连医科大学附属第一医院　骨科　　　　　　　　　　　　　　主治医师

**魏烈芳**
南京市雅康口腔医院　口腔科　　　　　　　　　　　　　　　　主治医师

**周　岩**
深圳大学总医院　妇产科　　　　　　　　　　　　　　　　　　主治医师

**刘　鹏**
深圳大学总医院　普外科　　　　　　　　　　　　　　　　　　主治医师

**孙培伟**
深圳大学总医院　普外科　　　　　　　　　　　　　　　　　　主治医师

**邓庭伟**
深圳大学总医院　普外科　　　　　　　　　　　　　　　　　　住院医师

**曾　舜**
深圳大学总医院　普外科　　　　　　　　　　　　　　　　　　住院医师

**吴文豪**
深圳大学总医院　普外科　　　　　　　　　　　　　　　　　　住院医师

**邹天乐**
深圳大学医学部　　　　　　　　　　　　　　　　　　　　　　硕士研究生

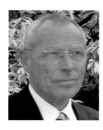

# 作者介绍

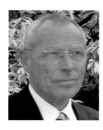

　　Hans Barop（汉斯·巴洛普）博士于 1968 年在基尔（Kiel）学习医学，于 1974 年获得博士学位，1981—1999 年在 Endo-Klinik Hamburg（骨和关节外科的特殊外科诊所）进修。1985 年，作为专家或高级医师，他在 Endo 诊所建立了神经治疗门诊。15 年以来，Hans Barop 博士一直在汉堡-布兰肯尼斯（Blankenese）从事神经疗法相关工作。

# 致谢

感谢 Ferdinand 和 Walter Huneke 兄弟以及所有后来的医生将神经疗法发展为一种使患者受益的综合性新治疗方法。

# 前言

对局部麻醉药"副作用"的首次观察是从手术中使用局部麻醉开始的。在医学应用中经常如此,仔细而全面的观察最终使新疗法的概念得到广泛应用。局部麻醉药用于神经疗法最初是基于个人观察。得益于 Ferdinand 和 Walter Huneke 兄弟俩的不懈努力,目前该疗法已得到广泛应用。

1963 年,Peter Dosch 总结了 60 多年局部麻醉药在治疗领域的应用经验,从而出版了第一本全面的神经疗法教科书,并将其用于教学。神经疗法的重要传播载体是无数位医生,其中有些人甚至在 Huneke 之前就已经证实了局部麻醉药治疗的有效性,这有助于该方法的稳定并进一步推广。

20 年前出版了第 1 版《疼痛神经治疗学图谱》。一方面,其理论基础是各种各样的治疗经验,数十年来由神经治疗师作为可再现的"经验医学"发表;另一方面,自主神经系统的解剖学和神经生理学的基础知识已被用作神经治疗的基石。

同时,有关自主神经系统的神经解剖学和神经生理学的知识已大大拓展。大量调查研究表明,该系统在各种疾病(如炎症、疼痛和变性)的发病机制中起着重要作用。在过去 20 年中,国际上出版的许多解剖学和神经生理学教科书和论文都非常详细地介绍了营养失调在多种疾病中的作用。本书着重阐述了自主神经系统调节微循环、器官和组织的功能。同时,开始深入研究如何将这些发现应用到治疗中。药物治疗则是当前的关注焦点。

神经治疗学理论已经与自主神经系统知识建立起了紧密的关系。在神经治疗学的实践过程中,不同的医学领域逐渐接受了神经治疗学的一些部分。此外,在一些大学中,神经治疗学已经成为医学专业课程。这表明神经疗法作为一种独立的治疗方式,正在逐步整合到当代医学中。

本书总结了自主神经系统对多种疾病的影响,可供学生学习神经疗法基础知识。使用该书并结合两年的实践培训可以使年轻医师能够独立应用该方法治疗患者。神经治疗学有可能回答目前悬而未决的问题,即与自主神经系统功能障碍有关的不同疾病之间致病的相关性,特别是交感神经系统。为此,数十年实用神经治疗方面的经验是可用的。通过深思熟虑和批判性的方法,学术医学以宝贵而可靠的实践经验的形式,同时具有行之有效的治疗理念,从而进一步探索,例如,

影响自主系统的药物是不推荐的。另一方面,神经疗法从全面的学术研究成果中得到了极大的扩展,并证实了其理论基础。

《疼痛神经治疗学图谱》(第 2 版)已扩展到包括神经营养解剖学和生理学的知识领域。通过免疫组化、示踪技术和电子显微镜等现代成像方法,自主神经末端形成的解剖学细节变得更加清晰。同时,丰富了对神经递质多样性的认识。而关于刺激和刺激后反应的相互依赖方面,以及对疾病的病因学和病理学认识更加清晰,即通过自主神经系统瞬时反馈而发生的生理和病理过程。这不仅证实了 Ricker 在关系病理学中总结的观察结果,而且阐明了基于神经治疗学所产生合理的结论。

神经治疗师与解剖学和神经生理学研究机构之间的合作以及思想的交流促成了该书第 2 版的出版。神经治疗师结合治疗患者的经验数据,在与医学学术机构和相关研究人员的讨论中不断碰撞出新学术观点。无论是神经治疗师还是研究人员都能够对自主神经系统的功能,例如对机体的影响以及潜在的治疗价值,产生一个更为清晰的思路。

特别感谢 Greifswald 大学解剖学研究所的 J. Giebel 教授和 T. Koppe 教授,感谢他们在自主神经解剖学知识的分享以及文献查阅方面给予的莫大帮助,也感谢 L. Fischer 教授帮助,与其进行了关于神经治疗学的实践经验和理论基础的探讨并交换意见。L. Fischer 教授是 Berne 大学神经治疗学的教授和主任,*Neuraltherapie*、*Neurophysiologie*、*Injektionstechnik and Therapieempfehlungen* 这本书的编委,该书目前已第 4 次出版。L. Fischer 教授针对神经治疗学的科学性及有效性发表了多篇论文。此外,特别感谢 Königstein 头痛诊所的神经学治疗师和高级医师、神经学博士 S. Resch,感谢她为本书的修订和编写方面提供了细心帮助。还要感谢 Haug Verlag 出版社的 Silvia Mensing 女士,感谢她为本书出版所做的努力。

最后,感谢每一位患者,每一个案例都为我提供了大量的经验数据,让根据科学基础进行神经疗法的实践成为可能。

Hans Barop
汉堡,2014 年夏季

# 目录

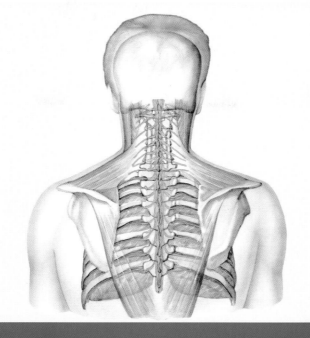

# 第一部分　历史和理论

# 第 1 章　局部麻醉和神经疗法的历史

## 1.1　引言

由疾病或受伤引起的疼痛是日常医疗实践中最常见的症状之一。因此,麻醉[274],不论是用于预防手术导致的疼痛,还是用于治疗现有的疼痛,在医疗实践中占有重要的地位。19 世纪末,人们开始尝试利用各种方法治疗疼痛。除了使用药物治疗疼痛外,人们还开发了多种减轻外科手术所引起疼痛的方法,例如压迫局部组织、利用桁架垫挤压神经,以及局部冷敷。

1839 年,Lundy、Taylor 及 Washington 描述了一种全新的治疗局部疼痛的方法。他们设想使用一种类似于注射器的工具将吗啡溶液注入患者皮肤下,以此达到减轻疼痛的目的。1843 年,French Pravaz 发明了注射器;同年,Scottish Wood 发明了空心针头。这使得将吗啡注射到疼痛部位和神经变为现实。然而,吗啡并不能达到局部麻醉的效果或完全消除疼痛的目的。

1883 年,维也纳大学眼科医生 Koller 在学习神经学期间认识了 Freud[274,282]。Freud 曾经使用可卡因治疗心脏病、神经衰弱和抑郁。在一次自体实验中,Freud 发现可卡因不但可以用于麻醉舌头和口腔黏膜,其还具有止痛作用,随后 Freud 将这一发现分享给了他的同事们。在 Freud 的建议下,Koller 尝试使用可卡因来缓解牙龈炎导致的疼痛,这次尝试让他深切体会到可卡因的麻醉止痛效果。

作为资深的眼科医生,Koller 认为可卡因在无痛手术方面具有巨大的潜力,他期望能将可卡因止痛的特性应用到临床治疗上。在动物身上进行了一次又一次的实验后,1844 年 9 月 11 日,Koller 首次在局部麻醉的情况下进行了人体白内障摘除术,并取得了巨大的成功。同年 11 月 17 日,他在维也纳举行的医生会议上汇报了这一成功病例。这开辟了局部麻醉应用在临床诊疗的新技术,随后,这一技术在国际上以惊人的速度开展起来。

这时的 Freud 终于明白,自己曾向 Koller 所提及的利用可卡因止痛是一项多么伟大的开创性发现。其实,早在他向 Koller 提议之前,他就已经在海特勒《Heitler 整体疗法文摘》(*Heitler's Zentralblatt für die gesamte Therapie*)中的一篇报告中提到了可卡因的麻醉效果,并且也讨论了将可卡因用于缓解局部疼痛感染的可行性。相比 Koller 将局部麻醉用于眼科手术,Freud 对可卡因其他的治疗用途更感兴趣,所以他建议一位来自 Königstein 的眼科医生利用可卡因来治疗虹膜炎和沙眼。而他自己也尝试将可卡因注射到三叉神经区域来治疗三叉神经痛,但是这一尝试失败了。值得一提的是,1863 年,秘鲁全科医生 Morenoy Maiz 在巴黎发表了关于使用可卡因局部浸润方式可以对牛蛙腿进行麻醉的动物实验报告。

## 1.2　疼痛的麻醉治疗

### 1.2.1　局部麻醉

局部麻醉药在应用于临床后不久,人们针对于这种新型药物——可卡因有了两个研究方向:

1. 有针对性的局部麻醉,例如利用麻醉缓解疼痛手术导致的疼痛。整个外科医学界都期盼着这一天的到来。

2. 利用麻醉治疗已经存在的疼痛,无论这种疼痛是由神经痛还是因组织炎症引起的。然而,局部麻醉药的麻醉效果轻易就将其治疗疼痛的作用掩盖了(Freud)。

如果能将两个研究方向一起发展,而不是单纯让麻醉效果掩盖其治疗的作用,这样就可以很容易将局部麻醉和神经治疗分割开来。

此外,临床医生还要继续研究并掌握两种用途的相关知识,以便将局部麻醉熟练用于神经疗法。

*浸润、阻滞和脊髓麻醉*

随着局部麻醉在外科手术应用中的快速发展,Halstedt、Hall 和 Hartley 开始成为浸润和传导麻醉的代言人。他们先在动物身上进行可卡因麻醉实验,随后再进行人体研究。随着临床应用越来越多,这种药物的严重缺点也开始慢慢出现,即用药过量和因重复使用而带来的依赖性。由于多次在自己身上进行实验,Halstedt 产生了对可卡因的依赖,最终通过排毒疗法得到治愈;而同样对可卡因产生上瘾症的 Hall,却不幸逝世。

广泛的临床应用虽然保证了手术麻醉效果的满意,但因过量使用而致死的事件也层出不穷。针对这些医源性死亡,巴黎外科医生 Reclus 在进行研究后,降低了可卡因的使用剂量。最初进行表面麻醉时使用 20%～30% 的可卡因溶液,这一剂量经常导致患者出现中毒,甚至死亡。于是,Reclus 先是将可卡因的浓度改为 2%～3%,后来又降低到 0.5%,成功地避免了中毒和死亡事件的发生。这也使局部麻醉在手术中的应用得以保留和发展。

浸润麻醉是指通过可卡因局部浸润达到麻醉的效果。在此基础上又出现了阻滞麻醉,即选择性抑制周围敏感神经。随着更多局部麻醉集中使用,Bier 又发明了脊髓麻醉,1898 年 8 月 15 日,他想到将 3ml 的 0.5% 可卡因溶液鞘内注射在腰部区域,以此用少量的可卡因产生比纯粹阻滞麻醉范围更广泛的麻醉。在自体经历了这种新的神经麻醉后,Bier 发表了"硬脊膜穿刺后头痛"的报告。

早在 Bier 之前,美国神经学家 Corning 为了解决患者疼痛问题,就曾经在脊髓附近注射可卡因进行麻醉,并取得了成功。但是,通过鞘内或硬膜外注射可卡因,究竟能达到何种麻醉程度,目前尚无定论。

在大众看来，局部麻醉的应用已经有了突破性的进展。随着局部麻醉的普及，氯仿和乙醚在全身麻醉中的使用越来越少，因此也避免了许多，甚至是致命的意外事故。

### 分段治疗的产生

相反，局部麻醉药在治疗用途方面的发展却不太乐观，目前医疗界仍未对此有太多关注。但仔细想想，比起单纯用于外科手术麻醉，利用麻醉剂进行临床治疗反而有更多的潜能。

回顾一下神经治疗史，不难发现，预先给出一些提示，对于区分神经治疗史与纯粹局部麻醉是非常必要的。最初一些用于神经治疗的名称，与局部麻醉的名称相同，大部分是用最先应用此类麻醉剂的外科医生的名字来命名。随着局部麻醉药不仅仅用于外科手术，也开始应用于治疗现有的疼痛时，人类开始发现麻醉剂用于神经治疗方向的可能性[446,469,470]。在这种情况下，我们现在可以经常观察到，尽管局部麻醉作用在衰退，但以前存在的疼痛症状少了或者甚至完全且永久地消失了。

当初 Freud 为治疗自己的牙龈炎口服了可卡因后，他对自己的黏膜进行了观察和分析，并跟 Koller 分享了麻醉剂可用于治疗缓解疼痛这一发现。Freud 的这一发现，虽然直接但合乎逻辑，随后被证实了其正确性。与此同时，法国外科医生 Reclus 通过降低可卡因的浓度，解决了局部麻醉由于可卡因累积而产生并发症的难题。这些都避免了手术局部麻醉名誉扫地的局面。德国的 Schleich 发明了"精准局部麻醉"，他降低了可卡因的浓度，在将可卡因针对性注射渗入神经的同时，又利用氯乙基额外冷却组织。

这种组合使可卡因毒性作用大大下降，使局部麻醉以一种"缓和形式"得以应用。

此外，Scbleich 也采用 0.5%~1% 的可卡因溶液用于纯治疗[446]。1898 年，他第一个发现，可卡因溶液用于风湿性疾病中，不仅可以产生麻醉，同时还减轻了风湿性疾病症状，或者使风湿性疾病仅有较小程度的复发。这是局部麻醉药成功运用于疾病治疗的首次记录，也由此揭开了神经治疗的序幕。接下来的几年中，该方法被反复改进，最终发展成为神经治疗和分段治疗的第一部分。

除了 Scbleich，Spiess 还在临床应用中观察到，手术伤口的重复麻醉不仅明显延长麻醉时间，而且在扁桃体切除术后，重复局部麻醉的喉部区域，伤口的愈合远比没有重复麻醉要更快[446,470]。同时他还发现，现有的炎症性伤口在重复麻醉后，不但能更快愈合，还对伤口没有刺激性。1906 年，Spiess 在《慕尼黑医学周刊》(*Münchener Medizinische Wochenschrift*)中发表了这一新的临床观察:《麻醉剂的愈合作用》(*Heilwirkung der Anästhetika*)[470]。

## 1.2.2　神经疗法

### 发展

局部麻醉和神经治疗的并行应用发展，促使人们开始从药理学方面研究探索新的药物来代替可卡因，新的药物既要达到与可卡因有相近的麻醉质量，又要无毒副作用。1905年，Einhorn 成功制造出了一种局部麻醉药，它的麻醉效果媲美可卡因，最重要的是没有任何成瘾的副作用。这种新的麻

醉剂就是普鲁卡因(Procain)(见第 8 章)。1905 年起，普鲁卡因开始在全世界范围普及，但在当时，它的主要用途仍然是术前麻醉，不过现在，因其麻醉时间短，临床上更多是把它用于各类治疗。

1905 年起，普鲁卡因开始取代可卡因在局部麻醉中的地位，它比可卡因能更安全地应用于局部麻醉和神经治疗。Scbleich 和 Spiess 做了大量初步用于治疗的临床报告，但反响甚微。不过这倒引起了 Leriche 和他同事的注意[299]。Leriche 尝试在自己的神经外科治疗中采用了 Scbleich 的方法，事实证明，这个方法对他的治疗非常有帮助。当然，这也反过来证明了 Scbleich 和 Spiess 的临床报告是科学有效的[302]。

Leriche 认可 Scbleich 的临床报告，他觉得局部麻醉药在神经治疗中有非常多的可能性，特别是用于治疗交感神经。所以他从最初采用纯手术疗法，转向神经辅助治疗。1920年，他将星状神经节手术切除与他第一次使用局部麻醉药进行治疗性的"星状浸润"(stelläre Infiltration)进行了比较，结果显示两种方法所产生的结果基本一致。Leriche 发表了这一临床报告，并推荐对星状细胞重复注射作为术前准备，以减少创伤。Leriche 的"外科医生的无血刀"(unblutigen Messers des Chirurgen)的概念正来源于此[301,302]。为此他进行了一系列临床试验，对一些至今尚未有令人满意疗法的疾病，他采用局部麻醉药浸润交感神经结构，来观察对这些病种可能产生的影响。Leriche 选择了肺栓塞、脑栓塞和受伤后血管运动障碍或各种头痛病症等几种病症，通过星状细胞注射局部麻醉药，然后反复观察实验结果，他发现，进行局部重复普鲁卡因浸润后，仅仅只要原先愈合时间的一半，骨折部位就固结了。

这是一项伟大的实验。与此同时，他还尝试在动脉内和动脉周围应用局部麻醉药来用于治疗血管舒缩疾病。在他的书《疼痛的手术》(*Die Chirurgie des Schmerzes*)中，他详尽描述了他在几十年来在神经外科和神经治疗活动方面的试验方法和治疗结果，丰富的临床经验着实令人佩服[302]。

在并不知道局部麻醉已经被 Leriche 应用于医学实践中，Dusseldorf 的执业医生 Ferdinand Huneke 在一次不经意间与局部麻醉药普鲁卡因有了接触。当时他的姐姐患有偏头痛，一位同事向他推荐了一种混合制剂阿托方耐尔(Atophanyl)，他将这种混合制剂静脉注射入姐姐体内，意想不到的是，偏头痛消失了[223]。Ferdinand 注射的，实际上是一种治疗风湿性疾病的制剂，它有两种注射方式:一种是单纯静脉注射阿托方耐尔，一种是混合加入普鲁卡因进行肌内注射。Ferdinand 无意间犯了个错误，他把用于肌内注射的药物进行了静脉注射，但并没有出现制造商所说的抑制心血管的并发症。随后他改用了静脉注射制剂，没有添加普鲁卡因，但结果依然让人满意。事实上，当他给姐姐单纯静脉注射普鲁卡因时，偏头痛就已经得到了抑制。因此，Huneke 注意到了实际活性物质普鲁卡因中这两种不同反应，他很想知道其中的原因。Ferdinand Huneke 与他的兄弟 Walter Huneke，开始了他们的医疗探究实践，即将这种制剂用于治疗其他疾病。除了传统意义上的静脉内和肌内药物注射治疗，他们还开发了患处针对性注射，如神经、血管、关节和神经节的治疗方法。

在给头痛患者静脉旁注射后，显示出的治疗效果与静脉注射效果相同，Huneke 兄弟的想法开始趋于成熟，即并不是

普鲁卡因在生物体中的广泛分布产生关键的治疗效果，显然这种"愈合过程"（heilvorgang）必须沿着神经组织的构造而导致疼痛传导停止。Huneke 兄弟设想把自主神经系统作为这个过程的指南，并于 1928 年首次在文章《局部麻醉的未知远距作用》（Unbekannte Fernwirkung der Lokalanästhesie）发表了他们积累的使用普鲁卡因进行治疗的经验[223]。他们把自己用局部麻醉药进行的治疗称为"治疗麻醉"（heilanästhesie）。麻醉的想法，这里只意味着纤维神经引导的疼痛被消除，但还是可逆的，并没有彻底解决永久止疼的难题。膜研究的药理学基础，即证明局部麻醉药对每个膜而不仅仅是对神经细胞具有一般稳定性作用，这在当时还是未知的。在各种疾病中，停止愈合的过程是相似的，因此 Huneke 兄弟从未放弃让自主神经系统参与治疗的想法。

### 次要现象——干扰场的发现

1940 年，Ferdinand Huneke 首次观察到了一些全新的东西[236]。一位女患者因患有非常严重的左肩功能障碍来就诊，但是治疗失败。不久她右小腿的慢性复发性骨髓炎也再次复发并出现恶化。根据 Huneke 以往的临床经验，针对炎症可以采用普鲁卡因治疗法，于是他将 Impletol——一种含有 2% 咖啡因的普鲁卡因溶液——注射入小腿发炎的部位。让医生和患者都感到很惊讶的是，原本因疼痛无法活动的左肩居然完全无痛并恢复了正常运动。仅对右小腿浸润治疗就能在左肩区域直接产生治疗效应，这之间的关联引起了 Huneke 兄弟注意。他们猜想，对那些采用多种疗法但仍无法治愈的慢性疾病，这可能就是治疗它们的关键。

早些时候，Pässler 曾提出将病灶定义为细菌污染组织，细菌和它们的毒素从病灶开始向整个生物体扩散分布。但现在的"次要现象"（sekundenphänomen）可能意味着，这一概念需要重新定义了。上述女患者的左肩迅速变得无痛，说明其左肩的疾病很可能是由右下肢的炎症刺激到神经导致的。如果慢性疾病是由神经系统调节和控制的，那要"消除"它们就只能在病灶处注射局部麻醉药或通过手术切除来治愈。当然由此所设想的责任病灶必须要在麻醉剂注射进入病灶后才能被证实。毫无疑问，这是 Ferdinand 和 Walter Huneke 兄弟的功劳，他们从单一的观察中认识到"病灶"的根本性，并赋予其新的概念。他们将其称为"神经干扰场"，并研究出干扰场测试作为治疗原理。这个原理有 3 个原则：

1. 任何慢性疾病都可能是由干扰区导致的。
2. 任何疾病或伤害都可能会留下干扰场。
3. 任何干扰性疾病只能通过"消除"干扰场来治疗。

当然，在 Huneke 之前，临床的一些医生就观察到类似的情况。例如，一些牙医发现，在拔除患病牙齿后，长期持续的背部疼痛也跟着一起消失了。早在 1936 年，Leriche 就观察并记录了无刺激性瘢痕浸润后远端疼痛的消失的现象。但最终，Ferdinand 和 Walter Huneke 兄弟首先在临床应用并实施了这项治疗结果。

### 概念

"神经疗法"，是在 1940 年 Huneke 发现次要现象之后才产生的，这一专业术语沿用至今，以区分纯粹用于外科手术的局部麻醉。

和许多外科医生一样，Roques[430] 也专攻神经治疗工作。1928 年，他把 Speransky[467] 的一本英语基础书籍译成了德语版本，也因此了解了 Speransky 在俄罗斯进行的广泛神经系统实验工作。Roques 还创造性发明了术语"Huneke 神经疗法"（neuraltherapie nach Huneke），这一术语一直延续使用到了今天。在此之前，局部麻醉用于治疗用途时有些其他术语，如"普鲁卡因疗法"（procaintherapie），"实施药物治疗"（impletolbehandlung）和"治疗麻醉"（heilanästhesie）等。但是普鲁卡因并非在治疗中必不可少，其他局部麻醉药也可以用于神经治疗，它并不是局部麻醉治疗的基础，而只是具有局部麻醉的部分性质，所以神经治疗的概念肯定是更全面的。

"Huneke"（nach Huneke）不是指"发明人"（Erfinder）的荣誉，而是指 Ricker 神经疗法由以下两部分组成：

1. 分段治疗，早在 1940 年之前就已经应用于临床。它包括用局部麻醉药"在疾病段"（im erkrankten segment）的局部治疗。

2. 干扰场治疗，除了区段之外，意味着局部麻醉药的普遍可能的治疗用途，这取决于猜想的干扰场的定位。

不过我们现在所用的"治疗性局部麻醉"（therapeutische lokalanästhesie）的概念与 1940 年后由 Gross[179] 创造的神经治疗有所区别。但奇怪的是，局部麻醉并不完全治疗神经性疾病。即使没有局部麻醉对神经治疗的辅助作用，慢性无痛疾病也是可以治疗的，例如甲状腺功能亢进症、眩晕或慢性鼻窦炎。

# 第 2 章　理论基础和基于实践的假设

## 2.1　引言

为了使神经治疗的基本原理易于理解,首先需要了解诊断和治疗生物体的解剖基质。前提条件是认识到整个生物体中的所有功能都与信息系统相关联,信息系统通过规则来协调它们并确保体内环境稳定。自主神经系统在生理和病理功能的因果关系中,占有很重要的地位[69,425]。

单独分析神经解剖结构有利于对其有更透彻地认识,但是缺少对功能连接的洞察。自主神经系统的解剖分析非常清楚地地展示了这一点,因为它与其他解剖结构的中心连接和外围连接非常明显。但自主神经系统的解剖学和生理学知识仍然没有在医学中广泛使用,因此在诊断和治疗中也没有得到应有的考虑。

自主神经系统的基本功能在于对生物体的单个组织功能的快速拮抗协调控制,以便能够达到均衡或更好的协调,并能够让机体符合情况地对外部影响进行应答,达到保持器官功能平衡的目的。因此,自主神经系统是信息流动的引导结构,将所有的刺激以定性均匀,定量可变的方式作为不断变化的。

为了能够控制呼吸、消化、代谢、分泌、水平衡、电解质平衡、温度、血压和繁殖等生命功能,系统的分布需要达到最终流动路径并且高度交联,以便在个体相互依赖的器官和功能区域之间进行信息反馈及交换。此外还需要神经循环传入和传出末梢,这就类似于健康的生物体中有动脉和静脉的血管系统。

## 2.2　自主神经系统

### 2.2.1　解剖和功能

从功能角度来看,先传入后传出的刺激引导路径在解剖学上是很有意义的。交感神经以及副交感神经的中心位于下丘脑中的间脑,是自主神经、体细胞和内分泌系统之间的上级功能连接。交感和副交感神经部分具有紧密的解剖学和功能联系,所以这两个系统之间的植物组织结构是在解剖学上无法完全分开的。针对间脑中心有目的实验性刺激或截断神经会产生整个器官区域的上级拮抗功能。

为此,Rohen 总结了一张反映器官系统影响的表格(▶ 表 2.1)[428]。

Rohen 提出了交感神经(肾上腺素能)和副交感神经(胆碱能)的概念,来阐明功能间的联系。下丘脑和相应神经区域及大脑神经、脑垂体和大脑皮质通过传入和传出神经纤维相连接,因此对可感知器官,激素生成器官(垂体、甲状腺、甲状旁腺、肾、肾上腺、性腺)具有促进或抑制作用以及躯体运动和躯体感觉的功能。此外,自主神经系统的解剖结构相对清晰,因为交感神经在脊髓层面上的解剖分布简单且容易区分。

副交感神经系统虽然没有节段性分布,但其传导是由脑神经Ⅲ(动眼神经)、脑神经Ⅶ(面神经)、脑神经Ⅸ(舌咽神经)和副交感神经节(睫状肌神经节,翼腭神经节,耳神经节,下颌神经节)决定的。脑神经 X 和迷走神经代表了副交感神经分布最广泛的部分。骶骨节段 $S_2$-$S_4$ 的副交感神经对副交感神经系统进行了拓展,使其更加完整。

交感神经以及副交感神经的共同点是细胞的构造。相对较小的神经细胞通常具有多个神经纤维,发散的传出神经冲动,并且接受来自周围的脉冲传入。这是自主神经系统典型的传导模式,允许神经细胞广泛地传输信息,协调并影响整个器官。自主神经系统的主导速度明显慢于体细胞系统。神经纤维缺乏明显标记,直径 $0.3\mu m$ 的周边器官中分布的神经纤维直径非常小,传导速度在 $25m/s$(传入 A-δ 纤维)至 $0.5m/s$ C 纤维)之间。

自主神经节的构成除了不同的细胞类型,还具有很密集的血管网。这当然不仅用于神经细胞的营养供应,还可用于神经递质介导的代谢相互作用[429]。神经节中也会发生切换过程,例如,从神经节前神经元转换为神经节后神经元。在此过程中,胆碱能突触与带有多巴胺能突触的多巴胺含有细胞(SIS-细胞)都能引导信息向前,在神经节后神经元内传导结束并调节其刺激传导。

### 2.2.2　交感传出

交感神经的核心区域位于脊髓的中间外侧核在节段 $C_8$-$L_2$($L_3$)水平处,从椎管穿过椎间孔与椎管前根部一起进入脊髓神经的神经节前纤维,先与脊神经并行一小段距离,以便通过白交通支将其推离到椎旁神经节。在这里,它们的部分突触连接到较高和较低位段的边界神经节细胞的神经细胞,并且在切换到第二神经元之后,经由灰交通支离开边界神经节,以便与脊柱静脉束向周边延伸。

第一个交感神经系统指向周边的传出分布路径,再到达器官。它包括皮肤和四肢的交感神经供应。由此带来的结果是,外周的、节段性关节的躯体运动和感觉的神经总是伴随交感神经节后纤维。这些交感神经纤维又来源于交感神经边界的几个椎旁神经节,因此它们的支配区域比体生肌运动和体感神经更广泛。皮肤区域的感觉神经支配的区域是可划分的,而皮肤的交感神经供应则不能进行这种严格的段限制划分。

交感神经的第二分布路径是从脊髓的核中间外侧穿过边界神经节,而不改变到前椎骨神经节(例如,腔神经节,主动脉神经节,肠系膜神经节)。只有通过这些椎前神经节才能切换到第二个神经元。交感神经从这里到达腹部和盆腔器官,伴行动脉和小静脉。胸部和胸部器官以及整个头部和上肢的交感神经供应通过 3 个颈部边界神经节,其中切换到第二个神经元以及经由第一胸部交感神经边界神经节；颈部以及胸部边界部分从节段 $C_8$ 至 $Th_6$ 的核中间外侧接收它们的节前纤

维。腹部、腹膜后腔、小骨盆和下肢的交感神经供给与节段 $Th_5$-$L_2$($L_3$)和相关的腰(腹、骶和正交)神经节发生重叠。

▶ 表 2.1　Rohen 的器官系统影响[428]

| 器官 | (旁)交感神经的影响(肾上腺素作用) | 副交感神经的影响(胆碱能作用) |
|---|---|---|
| 眼睛 | | |
| • 虹膜 | • 散瞳 | • 瞳孔缩小 |
| • 睫状肌 | • 眼调节 | • 眼调节 |
| 心脏 | | |
| • 频率 | • 加速 | • 延缓 |
| • 收缩力 | • 增强 | • — |
| • 韵律 | • 室性期前收缩,心跳过速 | • 心动过缓,房室传导阻滞,心脏骤停 |
| • 传导时间 | • 闪烁缩短 | • 延长 |
| 血管 | | |
| • 冠状动脉 | • 扩大 | • 变窄? |
| • 肌肉血管 | • 变窄 | • — |
| • 肠血管 | • 变窄 | • 扩大 |
| 肺 | | |
| • 支气管痉挛 | • 下垂 | • 收缩 |
| • 支气管黏膜 | • 减少分泌 | • 增加分泌 |
| 胃肠道 | | |
| • 蠕动 | • 收缩的抑制作用 | • 提高 |
| • 括约肌 | • ? | • 下垂 |
| • 腺分泌 | • 减少 | • 促进 |
| 肝外胆管和胆囊 | 下垂 | 收缩 |
| 脾(肌肉) | 收缩 | 下垂 |
| 唾液腺 | 分泌的黏稠分泌物 | 分泌的液体分泌物 |
| 胰岛器官 | 降低胰岛素分泌 | 增加胰岛素分泌 |
| 肝 | 糖原分解 | 胆汁分泌 |
| 肾上腺髓质 | 分泌的肾上腺素和去甲肾上腺素 | 减少肾上腺素和去甲肾上腺素的释放 |
| 膀胱 | | |
| • 肌肉 | • 下垂 | • 收缩 |
| • 括约肌 | • 收缩 | • 下垂 |
| 皮质 | 一般的活化,提高认识 | 抑制,阻碍认识 |
| 一般反应位置 | 交感神经障碍"引导神经" | 营养性"恢复神经" |

因此,传出交感神经与脑和脊神经一起运行,与血管一起进入毛细管末端,最终到达外周。交感神经在解剖学上普遍存在,所以交感神经提供整个生物体的神经系统部分,其与神经治疗息息相关。副交感神经不显示这种一般分布,根据目前的认知,它并不参与四肢和皮肤的供应。

交感神经的第三分布路径可以被描述为神经节间。一方面通过 23 个单独的珠线状连接的边界神经节在颅骨和尾部之后的同侧连接,另一方面通过神经节间神经分支到椎旁和椎前交感神经节的对侧连接。由于 23 个椎旁和 5 个椎前神经节组在脊髓中仅具有 15 个交感神经起源区,脊髓节段的许

多节前神经节纤维必须切换到几个神经节中的第二神经元。因此,在垂直的同侧方向上,神经冲动在传导上具有更大的"安全性"(sicherheit),即单个神经节的失效不会引起交感神经功能的实质性限制;另一方面,通过神经节间的相互连接,能够在单侧交感神经刺激的脊柱平面上接收到对侧的交感神经刺激。这就解释了为什么髋关节的退化与血液减少(即增加交感神经刺激)有关;其他临床类似情况也一样,例如身体一侧的 CRPS(复杂区域性疼痛综合征)也可以在对侧产生"镜像"(spiegelbildlich),或解释为"对侧疼痛治疗"(kontralateralen schmerztherapie)的现象,对"健康一侧"(gesunden Seite）的节段治疗会对"病变侧"（erkrankten Seite）有治疗效果。

值得注意的是，在外周交感神经系统末端区域中轴突末端传递的导向脉冲。从 1925 年起，Stöhr 首先开始研究自主神经系统在解剖学上的末梢区域，即外围纤维部分的输出纤维。他提出了"终端网络"（terminalreticulums）的概念，它描述了最细微的无髓质的自主神经末端，作为一个不可分割的纤维，它没有直接接触其他细胞间隙空间[477,478]。因此，发生在自主神经系统的信息传递是通过细胞间质完成的。

接下来 Pischinger 等完成了重要的一步[399,400]。他们将终端植物纤维定义为系统的间质的一个组成部分。作为进一步的组分，他们将 3 种毛细血管结构（动脉，静脉，淋巴）、细胞部分（纤维细胞，巨噬细胞）和细胞外液（基础物质）归纳到所谓的基本调节系统中（见第 3 章）。传出交感神经纤维在间质中可以自由"突触"（synapse），其中神经纤维的冲动传导是通过将神经递质递送到细胞外液中完成的，通过神经递质来影响毛细管系统以及间质的细胞系统。

除了传出交感神经的自由终端，Fujita 等根据很多动物实验，最终证明了交感神经和副神经元之间形成的突触[154]。这些突触是空腔脏器、腺体和血管壁的上皮层里的特殊细胞，它们产生传递物质并将其释放，这些物质的释放都是直接受自主神经系统调节的。在树突细胞的皮肤和黏膜中也发现了类似的关系，其功能在于通过摄入抗原物质并转移至淋巴细胞来调节免疫过程（单核细胞-巨噬细胞系统）。

涉及基本调节系统和副神经核的传出交感神经功能的描述强调其在整个生物体中的普遍存在的分布。在这种神经生理学基础上，交感神经可以充当所有组织结构的信息系统。

## 2.2.3　交感传入

神经纤维分为 A、B 和 C 三型，不能完全归于传入神经的纤维部分，应明确定义为交感传入神经，其从脊髓的中央外侧区（$C_8$-$L_2$）开始，延伸超过前根、白交通支边界束状组织和椎前神经节与血管和脊髓或脑神经相连。节前纤维沿此路径成为有髓纤维直至椎旁和椎前神经节，后神经节纤维成为很少或没有髓鞘的间质。交感传入神经纤维不能只通过纤维特性（很少或没有髓鞘）来鉴别，而是由最基本的传入功能来鉴别。在这里，微解剖问题是无定论的，其只能通过临床、生理和病理生理功能来间接解释。

我们不能将传出交感神经和传入交感神经分开考虑[436]，因为交感神经的名称就源于其功能。另外，这只是从传出和传入的角度考虑，即通过神经传导弧得出的。类似的还有，从传出动脉肢体和传入静脉和淋巴肢进行命名"血管系统"（gefäßsystem），以满足血管系统的连贯任务。

因此，交感传入神经仅考虑纤维的质量是没有均匀的图像。一项有意义的观察要更多地考虑到，传入物通过后角至脊髓中的输出核心区域以及后脑和下丘脑中的网状形态的直接或间接载体功能。在这方面，交感神经的纤维质量产生混合图像，包括：
- A 纤维：用于压力、热量和应变（心脏、静脉、动脉和肺）
- B 纤维：用于内脏感觉、心、耳廓和肺
- C 纤维：用于热、冷、瘙痒、五官的表面疼痛、原发性深部疼痛和内脏痛

传入神经脉冲由周边向中间传导并且形成具有副交感神经即运动神经传出的反射弧，并且通过多个回路与体神经系统相连接。通常与相应的传出神经一样在神经束中延伸形成神经纤维。在这里，沿相似的分布路径发散形成副交感系统[69]。因此，通过以下方式进行纤维运行：
- 脊神经的敏感纤维通过脊神经节和腹部到达脊髓
- 敏感神经，但然后通过白交通支到边界神经节和通过灰交通支；然后通过前根和后根到脊髓；相应的神经节细胞位于脊柱神经节中，但也许也位于边界以及椎旁和椎前交感神经节
- 纯自主神经束；脏支，内脏神经直接到边界
- 血管周围交感神经网到边界，并且进一步经由脊神经的前根和后根到脊髓

脉冲从传入神经纤维传入后，在和突触相关联的部位中产生了交感神经系统内以及中枢神经区域中和体细胞系统即运动系统之间的复杂的信息传递。因此，植物功能区域在纯植物相互连接的框架内自主调节。纯植物性是相对的，其中存在与身体神经系统的神经连接。这些紧密的植物和体细胞连接部分已经在受体器官上发现，例如在层状体上。这些深感觉器官释放传入髓质和传入无髓质植物性纤维，使得体细胞性以及自主神经系统由同一个"信息器官"（informationsorgan）功能提供[69]。例如，在肌肉轴、多纪耳小体和克劳泽终球中发现类似的情形[69]。

交感传入的功能是不同的。它们涉及张力的介导，例如膀胱过度负荷会产生疼痛；在炎症刺激下，血管周围交感神经网会引发的血管疼痛。当刺激颈部边缘或交感神经颈动脉时，则表现出头、面部、咽喉、牙齿和耳朵疼痛[69]。

考虑到分布各个器官和血管系统的传出神经纤维已经涵盖整个生物体的供应，交感神经的影响显而易见。传出纤维以两种方式调节器官功能：一方面，它通过基本调节系统中的间隙分布直接控制器官功能；另一方面，通过血管舒缩系统，影响器官的微循环。除了交感神经系统的传出任务之外，要考虑到其传入神经脉冲，其不仅形成单纯交感神经传导弧，而且存在于与许多副交感神经系统的直接和间接接触中（例如肠黏膜）以及神经和运动系统中，进而展现了整个生物体中交感神经的传导范围，避免了与其他外周交感神经系统的影响。

## 2.2.4　副交感传出

交感神经的神经节前神经元位于脊髓的 $C_8$-$C_2$ 核中间外侧，与交感神经系统不同，副交感神经节的神经节前神经元位于不同的核心区域。当然除了迷走神经之外，副交感神经不形成分离的神经系统，并且它们利用脑神经，在骶骨区域中将脊神经作为导轨。由于没有形成向第二神经元转换的副交感神经边界，与交感神经相比，副交感神经节前神经元的纤维长度非常长。与第二个神经元的转换发生在副交感神经节进入器官前或在器官本身。

关于副交感神经支的原始细胞的位置结论不一。Clara 区分出了颅骨、脊柱和骶骨部分，这在新版的解剖学教科书中未再出现[69]。通过神经节后乙酰胆碱持续分泌检测发现，该

分泌定位于副交感神经,并且与交感神经存在差异,其在神经节后分泌形成去甲肾上腺素。在 Clara 关于 3 个部位的进一步论述中,还使用了"交感肾上腺素能"(sympathetic adrenergic)和"交感神经胆碱能"(sympathetic cholinergic)来定义传出神经分泌的名称,其定义是基于交感神经和副交感神经递质的免疫组织化学检测[420,428]。

头部副交感神经部分穿过 4 条脑神经:动眼神经、面神经、舌咽肌和迷走神经。前动脉纤维,与动眼神经并行,它们起源于 Edinger-Westphal 动眼神经副核,转换为睫状神经节,并分布于括约肌瞳孔和睫状肌。

与面神经一起延伸的神经节前纤维源于上部唾液腺的核,在神经节翼腭神经中转换,并通过颧神经供应扩张腺、鼻及腭腺。在神经节翼腭神经中,还有神经元作为血管扩张剂,与脑血管(颈内动脉)颅内协作调节脑脊液出血[558]。

来自面神经的副交感神经纤维在鼓膜上延伸至舌侧神经,切换至下颌下神经节中的第二神经元,并供应口腔腺体。最后,副交感神经纤维与面神经的外围分支一起延伸,并共同供应面部部分的汗腺。

节前神经节副交感神经纤维与舌咽神经并行,起源于下部唾液腺,再进入神经节小结,随后切换到第二个神经元,分布于腮腺、唇腺和颊腺。

脑中最大部分的副交感神经形成迷走神经,其神经核位于背侧神经核内。迷走神经的供应区域为胸部和腹部器官,第二神经元的切换在迷走神经本身的神经节(上神经节和迷走神经下节)中或直接在神经节前或在成功器官中发生。迷走神经的主要供应范围有咽部肌肉组织以及整个喉部肌肉组织,后皮质窝的敏感供应,鼓膜的一部分,外耳道的皮肤的一部分,外耳和喉部以及所有胸部和腹部脏器的敏感,分泌和运动供给到结肠横断面的中间三分之一(Cannon-Boehm 点)。骶骨副交感神经系统分布于结肠的其余部分以及骨盆。

副交感神经的第二部分是 $C_1$-$S_1$ 的脊柱部分,有来自脊髓中间部分的根细胞,这些根细胞通过脊髓的后部以及前根传递它们的神经纤维[69]。后根传出的细校准的髓质纤维影响皮肤血管扩张、止汗和皮下运动。副交感神经的典型特征是分泌乙酰胆碱,但在当时被称为"交感神经胆碱能"(sympathischcholinerg)。在小范围内,还有"交感神经肾上腺素"(sympathisch-adrenerge)纤维,以及在皮肤血管范围中的交感神经和副交感神经纤维[74,428]。

穿过前根的传出纤维不能与胸部和上部腰椎中的交感神经纤维区分开。它们的部分功能参与汗液分泌,其也可以与肌肉紧张相关。

第三个交感神经截面是骶部并且包括 $S_2$-$S_4$ 段。从核中间外侧骶骨,传出神经纤维在前根上方作为盆内脏神经进入盆骨的交感神经丛。副交感神经传出在与脊髓神经和类似于交感神经的血管运行过程中是否进入皮肤,仍然无定论。临床上,骶骨上方皮肤的刺激($S_1$-$S_5$)可导致终肠反应(如腹泻),作为增加的副交感神经诱导的结直肠活动指示。到第二个神经元的切换发生在骨盆神经节以及成功器官的壁内神经节。骶骨副交感神经部分的提供范围包括横向结肠的最后三分之一,下行结肠、直肠和肛门,带有尿道的膀胱,以及内部和外部性器官。通过肌肉收缩和内括约肌松弛促进肠和膀胱排

空。勃起神经放松外部生殖器的血管,这导致血细胞的填充。

分布部分与血管一起出现,类似于在交感神经系统中,部分在肠系膜和中空器官中没有血管伴随。在中空器官中,前神经节髓质纤维在许多壁内神经节中被切换到第二神经元。它们提供神经支配胃肠道的平滑肌组织的肠肌丛(Auerbach),以及负责胃肠道黏膜的黏膜下丛(Meissner)。因此,胆碱能副交感神经系统的刺激具有增加的蠕动功能以及增加的黏膜分泌,伴随供应血管的胆碱能诱导的血管舒张。一方面,副交感神经纤维在间质中盲目结束;另一方面,正如已经在交感神经系统中所描述的那样,根据 Heine[204] 和 Fujita[154],多个副交感神经的突触连接存在于中空器官的黏膜内层中。关于副交感神经元是否接受交感神经或副交感神经冲动或这两者之一,此问题仍然存在。副交感神经节的交感神经和副交感神经支配在由副神经节形成的大量神经递质中是可以想象的,所述神经递质释放到肠中以及进入位于基底膜下的间质。壁内神经系统确保了胃肠道工作的独立自主性,使得例如隔离的容器供应的肠段维持定向的蠕动功能以及黏膜功能,并且因此可以尤其通过手术用于膀胱重建或肠内膜。

## 2.2.5 副交感传入

副交感神经传入与传出一样显示相同的,但中心定向的解剖过程,即传出副交感神经束也同时产生传入纤维。这些汇聚在迷走神经和盆内脏神经中(▶ 图 2.1)。与 1994 年由 Linda Rinaman(宾夕法尼亚州匹兹堡大学)(Universität Pittsburgh, Pennsylvania)和 Grundy(英国谢菲尔德大学)(Universität Sheffield, England)发表的调查相比,在几本教科书中表示副交感神经传入只是神经结构体中的一个次要部分。研究结果表明,大约 80% 的迷走神经的纤维具有传入功能,仅有 20% 具有传出功能。这意味着在整个胃肠道中,脑干和下丘脑之间存在非常密切的联系。迷走神经的传入纤维的一部分与三叉神经的脊髓核相关,但最显著的是与脊髓的核末端和第一和第二颈段的后柱[69]。在迷走神经系统中的疾病的情况下,传入副交感神经纤维的刺激可能导致三叉神经和后柱的脊髓核在第一至第三颈节的水平处的刺激,具有相应的临床症状(面部疼痛,颈椎病)。

肠的敏感供应通过传入交感神经保证,其被认为是真正的疼痛引导结构,而传入的副交感神经则调节更为特殊的器官感觉。因此,胆囊炎或胃炎的疼痛由交感神经传递,恶心和呕吐则是通过副交感神经传递。

## 2.2.6 膈神经传入

这里没有提及自主神经系统,而是讲述膈神经的特征,是因为它具有临床相关性。膈神经的主要任务在于隔膜的运动供应。此外,在胸膜、心包膜、腹膜下膜以及肝和胰腺的腹膜传ून覆盖感觉。临床进一步观察发现,通过膈神经也许会有现更广泛的供应,尤其是在 $C_3$-$C_5$ 的肩部疼痛和感觉运动障碍方面。膈神经的核心区域不仅存在于胸和上腹部的炎症中,还存在于小骨盆器官(附属物、子宫、精囊和前列腺)的疾病中。由于膈神经的核区域不仅在 $C_3$-$C_5$ 中恒定,还分布在节段 $C_3$-$C_7$ 或 $C_8$ 上,因此腹部疾病也可引起这些相应颈部节段的反射症状[69]。

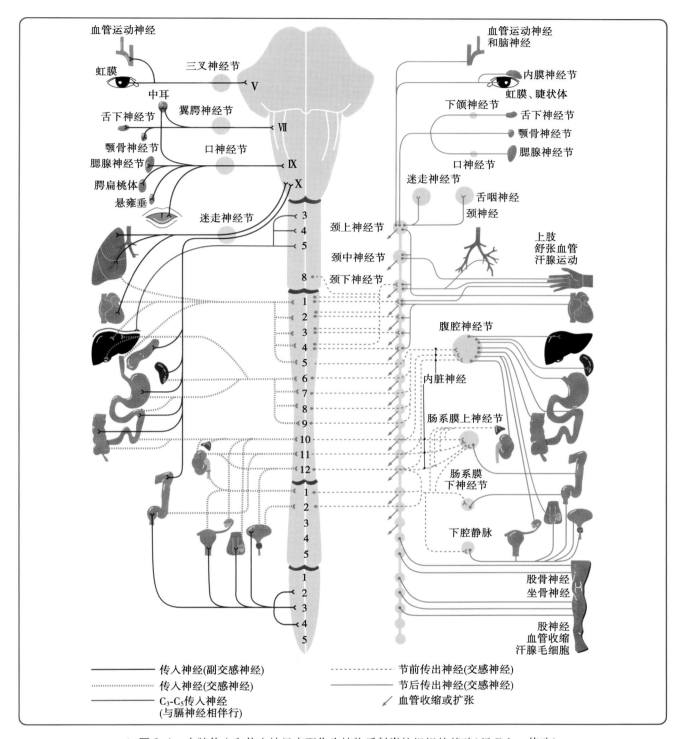

▶图 2.1　内脏传入和传出神经支配作为植物反射脊柱组织的基础(经 Fulton 修改)

为了表现交感神经系统和副交感神经系统的分布通路的多样性,并且为了说明与外周的过程相关的结构,给读者提供了图形特别是外围植物结构的更详细的描述自主神经系统在局部麻醉药的诊断和治疗应用中建议使用。

关于宏观和微观解剖以及神经生理学连接的知识有助于澄清"特发性疾病"(idiopathischer erkrankungen)的多侧症状

的致病性和病原学联系。当诊断和治疗有偏差时,该系统允许交叉应用。

⚠ 注意

自主神经系统的图形是神经治疗的基础之一和整个注射技术的先决条件。

# 第 3 章　Pischinger 和 Heine 的基础调节系统

## 3.1　引言

"准确地说,细胞概念只是一种形态学上的抽象概念,从生物学的角度来看,没有了细胞的生存环境,细胞概念也就无从谈起"[399,400]。Pischinger 的这句话,即细胞与整个有机体有着功能性联系,与 Virchow 的细胞学完全区分开来。Virchow 认为,有机体的每个细胞本身就是一个基础的有机体,它能够在分工联合中实现整体的功能。Pischinger 认为细胞存在的前提是环境,而 Virchow 忽略了这点。

Virchow 认为,环境本质上是细胞功能的结果,这归因于细胞是一个基础的有机体。Virchow 和 Pischinger 思维方式的区别就在于此,Virchow 认为细胞本身就可以看作是有机体的原始细胞,而 Pischinger 则以特定的细胞性能为出发点。Virchow 的思维方式,即关于基础有机体细胞的构成,为当今深入了解分子领域奠定了基础,而 Pischinger 和 Heine 成功阐明的非特异性结缔组织功能,则成为了解分子大小的基础。

对应用药物来说,两种思路都很重要。病理学家 Virchow 静态的思考方法有助于识别和描述病理结构,生理学家和解剖学家 Pischinger 的动态思维方式则有助于识别疾病过程。Virchow 的细胞学使如今的医疗界医学在诊断和治疗方面都形成了一种线性思维方式。这种常见的思维方式也有弊端,由于对所有有机体系统的高级交联考虑较少,对一些疾病的因果联系,尤其是一些慢性病,就会认识不足。这种现象表现在通过药物(抗高血压药、抗风湿药、退热药等)对慢性疾病进行对症治疗,能稳定地抑制临床症状,但停药后症状又会复发。而与此相反,Pischinger 的思维方式则认为,应该考虑到基础调节系统的功能,利用机体的自我调节,来诊断和治疗疾病。

在 Virchow 和 Pischinger 之前,巴黎病理学家 Bordeu 和塔尔图病理学家 Reichert 就曾在 1767 年和 1854 年指出了结缔组织的重要性,其除了机械和支持功能外,实质上还包含了毛细血管与细胞系统之间新陈代谢的微循环。Pischinger 认为,结缔组织不仅在细胞供给中具有静态的过滤功能,由于细胞外空间组成是一致的,结缔组织还是一个渗透有机体的结构,其主要负责生物体所有细胞功能以及内部和外部的刺激。

示意图(▶图 3.1)显示了基础调节系统——由动脉、静脉和淋巴毛细血管组成的大腿毛细血管以及截断的单独的毛细血管。免疫过程中,氧气、营养物质、信使物质和纤维素的代谢物以及细胞的流入和流出都是通过血管系统进行的。

植物性末端是由 2 个末端轴突形成的,轴突的脉冲传出和神经传递素(乙酰胆碱,肾上腺素)能够通过基本物质(例如代谢物,激素,肽)的变化实现脉冲传入。根据 Fujita[154] 和 Heine[204] 的观点,植物性末端与所谓的神经元之间形成神经联系,这种联系通过传送器的释放影响特定的工作细胞系统(如黏膜细胞),也同样影响到免疫系统。

基础调节系统的游离细胞成分主要是多能纤维细胞,这类细胞通过其细胞突起与大约 30% 的纤维细胞相连通,并合成基质,生成骨胶原和弹性蛋白,以及形成细胞等。免疫活性细胞以肥大细胞(组织激素生产细胞的实例)和防御细胞(巨噬细胞)为代表,主要用于免疫加工和降解产物、病毒和细菌等的转播。其他免疫和排除基质的细胞在 ▶图 3.1 中列举。

该基质被看作是整个糖胺聚糖(透明质酸和肝素)交织形成的间质中的同种细胞外液,糖胺聚糖是毛刷状、短链状的蛋白多糖组成的长多糖链。由于它们特殊的电荷和结构,该交织网能够与水结合,并进行离子交换,即等渗压离子化。基础调节系统作为间质存在于整个机体中。

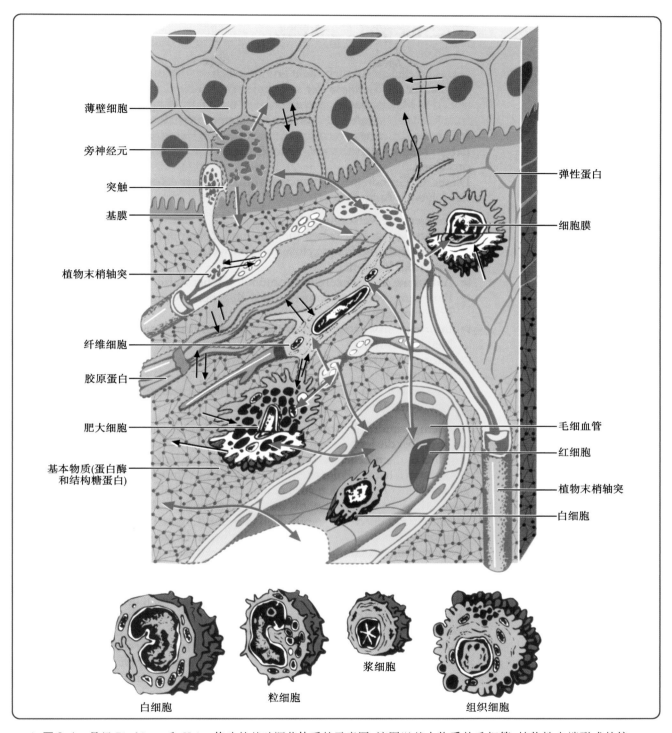

薄壁细胞
旁神经元
突触
基膜
植物末梢轴突
纤维细胞
胶原蛋白
肥大细胞
基本物质(蛋白酶
和结构糖蛋白)

弹性蛋白
细胞膜
毛细血管
红细胞
植物末梢轴突
白细胞

白细胞　粒细胞　浆细胞　组织细胞

▶图 3.1　是经 Pischinger 和 Heine 修改的基础调节体系的示意图,该图以基本物质的毛细管、植物性末端形成的统一体为基础

## 3.2　结构和功能

多能纤维细胞为细胞间的基本结构,主要负责结构化部分(胶原蛋白,弹性蛋白)、间质的细胞外基质的合成,形成吞噬细胞,它的功能有吞噬病理性细胞间结构(病毒,细菌)、毛细血管(动脉,静脉,淋巴)和自由终止的自主神经。其中结构化细胞外基质由蛋白聚糖和结构糖蛋白组成。

这个基础调节系统作为 Pischinger 首次发表的系统,包含了以下几个课题:

- 有力的细胞供应
- 细胞和细胞产物组成部分的供应
- 细胞产物(如激素)和细胞碎屑的移除和代谢物的吞噬
- 通过巨噬细胞(抗原)接受和传播免疫刺激
- 受伤或疾病后细胞的修复或再生

- 通过毛细血管(缓慢的,例如通过激素、神经肽)传递信息
- 通过自主神经(快速的,例如通过神经递质)传递信息
- 按纤维细胞所需进行自我调节的基质的产生
- 基础调节系统的再生

基础调节系统为机体提供了一种结构,通过这种结构,身体的每个细胞最终都能够与其他所有剩余细胞进行有效的信息联系。这种系统的统一结构很容易让我们相信,发生在有机体上的刺激与整个有机体的局部化无关。这种想法会通过间质细胞系统以及特定组织(器官)作为第二步进行详细说明。再反馈性地以器官组织为出发点,用各个组成部分来影响基础调节系统,以便将器官的功能状态在植物性传导曲线中封锁,从而进行更改。通过这个反馈系统学,不同的器官在同种动力下相互协调。

**❗ 注意**

基础调节系统的有规律的、不受干扰的功能为有机体的再生和健康创造了基础。暂时而有限的干扰就意味着暂时性的疾病,慢性的干扰意味着慢性病。

根据目前的认知,是基础调节系统的一些单独组成部分超出了规定承受限度后,就会产生慢性干扰因素。例如化学的、物理的、病毒的、细菌的伤口愈合,以及内源性的有害因素,它们被间质细胞和特定的薄壁组织细胞释放到间质中。

## 3.3　植物性末端形成的意义

对神经疗法来说,间质中的自主神经系统末端的形成是基础调节系统中最基本的部分。信息的有效传递通过细胞间隙中的以下神经递质发生:

- 乙酰胆碱
- 血管活性肠肽(VIP,副交感神经)
- 三磷酸腺苷
- 去甲肾上腺素
- 神经肽-γ(交感神经)

间质细胞和薄壁组织细胞的相应的细胞受体会抑制或促进细胞功能,这取决于哪些受体可以接受刺激。在理想的情况下,这种脉冲传出能够平衡特定组织的刺激。这种生理状态可能是内部和外部刺激的持续平衡,因为有机体能长期永久地对环境中的波动作出反应。

这种状态用振荡的物理概念来描述再好不过,只有植物性末端形成以中心为基点、反馈性的信息时,并以传出方式状态的改变来触发,才会出现平衡状态。但是只有在植物性末端形成后才能确保这种状态的出现。间质中传出和传入自主神经纤维是无法区分的,但是已经捆绑的传入信息入口(例如在神经节水平)可以被局部麻醉药中断其进一步的集中,从而通过植物性末端形成提供附属器官来改变临床症状。植物性刺激传导系统的生理功能在于电刺激传播(0.5～2m/s)和与之连接的神经分泌(去甲肾上腺素/乙酰胆碱)。在生理功能状态下有一个输入输出连接,这使整体动力有了保障。但如果过度刺激或交感神经系统易激惹性而该系统长时间超出耐受范围,电刺激特征和神经递质特征将随之改变。最后的结果是微循环改变,间质和随后的实质细胞/器官的代

谢率也因此改变:

- 氧气和营养素缺乏
- pH 变化
- 释放炎症介质(炎症)
- 激活伤害感受器(如疼痛)

随着微循环障碍会出现间质失调,最终导致器官功能障碍(例如沉默炎症作为疼痛的基础)以及慢性疾病中的结构改变(如退化)。总之,慢性疾病过程可以解释为交感神经系统慢性病理性刺激的结果。

## 3.4　基础调节系统和植物性细胞

植物性输出平衡的生理刺激力量保证了生理上的能量物质交换所需的生理微循环。同时,巨噬细胞的活性被调节,免疫过程被激活或抑制,并且由于大约30%的纤维细胞通过细胞突起在组织中彼此相关,它们的功能在其间质功能和细胞分裂、基质、胶原蛋白、弹性蛋白和特定细胞系统的"修复"中被适应性地调节。这些生理过程确保了整体动力,从而确保了所有系统而平衡的需求功能。

突出的网状连接、高再生能力和自主神经系统的可塑性使调节功能得以在其环境中正常运行[428,478,513,514]。内部和外部的刺激是通过自主神经系统进行的(见第 2 章),并基于需求以支持或抑制的方式传递到具体的工作器官系统。在这种形式中,原则上,一个有机体在其环境中也是能生存的。然而,每个系统的性能范围有限,所以用一个基本功能和一个有限度的耐受范围来描述会更好。

每个个体耐受程度不同,通常从生物本身和其环境会传递出不同强度的刺激,却没有在生物体中发生干扰。简单地说,机体是健康的。然而,自主神经系统在长期刺激下,例如由于各种潜意识的输入的刺激的添加,可能导致其负担过重。然后,通过控制可以看出,实际和设定点之间是不断变化的。

**❗ 注意**

长期超出耐受范围会导致疾病。如果超出耐受范围的刺激强度无法降低,就会导致慢性病的产生。

因此,在治疗方面,植物性末端形成的刺激传导通路,使得刺激传导和由局部麻醉药引起的病理性刺激的消除似乎是合理的,就像它在神经疗法的情况下发生的那样。病理性刺激的医疗中断可以使植物的刺激传导正常化,从而恢复基础调节系统的正常功能。这对于超出麻醉时间的治疗效果将产生决定性影响,否则当局部麻醉药的药效作用结束时,病理性刺激将再次开始。局部麻醉药,特别是普鲁卡因的短暂作用,不仅影响到周围植物性末端形成的对植物性反射性刺激传导的所有效用,也反映在基础调节系统的其他部分。除了毛细血管的密封,它还用于基础调节系统(纤维细胞,巨噬细胞,肥大细胞)的细胞部分的膜稳定以及用于中断这些细胞的肽灌注障碍的病理性传播。

最为关键的治疗效果是在药物诱导下产生的突然的毛细血管灌注以及相关的微循环改善。由此产生的正常化的基础调节系统各部分(包括间质环境)可以清除由该系统控制的特定器官细胞功能正常化的结果,这就表示了神经治疗的实

际效果。

## 3.5　总结

生物体的神经治疗通路是由自主神经系统产生的,尤其是由交感神经及其在间质中的末端形成。基础调节系统其他部分的调整是通过基础调节系统的植物肢体进行的:

- 毛细血管
- 间质细胞系统
- 细胞输入的末端形成

这可以用来治疗当地的疾病(节段性疾病)和干扰场疾病。这只有通过自主神经系统,尤其是无所不在的交感神经系统,以及与生物体的所有其他系统(血管系统,免疫系统,激素系统)的深度网络联系才有可能实现。通过非特异性工作的基础调节系统的各个部分,具有特定功能的器官系统利用自动调节产生治疗通路。

# 第 4 章　Ricker 的关系病理学

## 4.1　引言

"关系病理学"一词来自于 Ricker（1870—1948），他在 1906 至 1933 年间担任马格德堡病理研究所的负责人。他成功地在各种疾病的病因系统化方面迈出了重要的一步，并发现了血管周围交感神经的病理性刺激中的常见原因。Virchow 的细胞病理学认为每种疾病都从细胞本身出现，Ricker 注意到 Virchow 逻辑上的不足，他认为，Virchow 将细胞的静态概念等同于细胞功能的动态概念，忽略了细胞对其在不同的生理性和病理性事件中的功能的依赖。

Ricker 强调："细胞理论的原理（作者 Virchow）认为，接受刺激的细胞是自给自足的，它滋养和繁殖，但这一原理忽略了血液和神经系统的行为。我们反对仅由观察支撑并进一步夸张的看法，各种类型的所有细胞、组织、血液、血管和其余部分的神经系统之间都存在因果关系。其中从时间上来说，神经是第一个根据细胞和组织过程的性质而变化的，这也会产生宏观和微观上的解剖变化"[425]。这与 Virchow 对病理学的定义，即疾病学说，有所不同，尤其是它们的起源以及它们引起的器官解剖学变化的区别。虽然 Virchow 强调了细胞的发现，并从中推断了它的病因，但 Ricker 认为病理学的发现比病理学上的疾病过程领域早一个阶段。他长期在显微镜下观察动物实验中的血管周围交感神经病理性刺激后血管系统的行为，认识到了组织的病理变化，包括病理性器官变化。

Ricker 建立了的实验证实的细胞病理学发现了与负责供血的血液和血管系统之间的关系，它由交感神经控制。因此，他的观点应该被理解为，描述性病理学一定与生理学有着不可分割的联系，以便提供一种自足的，可验证的自然科学，它不仅可以用于人类医学，也可以用于整个生物学。

关系病理学证明，病理性刺激是细胞病理发现的必要条件，主要不是在于细胞本身，而是刺激传导系统，即交感神经。值得注意的是，几十年后，Ricker 在基本调节系统（见第 3 章）中记录到，他也同 Pischinger 一样观察了相同的组织结构的功能。根据功能将非特异性结缔组织细分为毛细管末端路径、植物性末端形成、间质细胞系统和他称之为"基质"的细胞外液。这个基础调节系统在生理性和病理性事件中与所有器官和器官系统串联在一起，并且涉及各种疾病。Ricker 的调查在 Marvar 和 Harrison 的研究中得到了详细的证实，并对神经免疫学有了进一步的细节补充[428]。

## 4.2　实验、刺激、刺激后果的基础

Ricker 的优势在于对活体动物独一无二的微观调查。他和他的同事们向我们展示了肉眼看不到的生理性和病态生理性事件，揭示了之前我们未曾发现的影响生物体的规律。正因为只有观察功能过程才可以了解有关疾病的病因信息，就

此应运而生。这与显微镜下组织学标本的"快照"不同，镜下观察仅能推测病理性事件的发展历程。活体动物实验则在病理刺激下，血管周围交感神经向微小动脉和毛细血管的传递、间质出现变化直至产生病理性细胞等方面提供了可重现的结果。

他在他的教科书"病理学作为科学，关系病理学"中，辩证性研究了其他科学家关于自己的结论进行的批判性审查，精确描述了病态生理学过程，并以此来反对 Virchow 的细胞病理学。由于细胞病理学和关系病理学之间存在差异，我们可以在显微镜下看到，血管周围交感神经刺激后的反应显示了从基础调节系统的生理状态到病态生理状态的方式以及器官细胞和器官系统的反应。

Ricker 的实验设计是根据间质中毛细血管脉管系统的血管反应的需要来确定的，由此组织细胞群体的任何特定功能的供应和清除。在该控制领域中，可以研究血管系统对交感神经系统的刺激的反应、毛细血管血流的运行、间质的变化和所被供应的细胞群体的反应。显微镜下观察的价值在于，有可能会观察到明显的功能关系，这是肉眼无法看到的，也很难通过显微镜在组织学标本上获得。这种实验设计证明，引起细胞病理学发现的刺激并不直接传递到细胞，它只作为此反应的刺激传导系统，即血管周围交感神经。

在实验中证实的有关刺激的条件揭示了：

- 导致血管周围交感神经刺激的实验性刺激可以是物理的（机械的，热的，电的），也可以是由化学物质（神经递质，细胞因子，细胞代谢物，间质 pH，毒素，激素，病毒和细菌或它们的毒素）产生的。任何导致交感神经刺激的影响都被认为是一种刺激。
- 刺激产生于刺激轴突的脉冲功率增加或减弱。
- 由物理或化学刺激产生或两者共同产生的刺激质量仅由交感神经系统以不同的脉冲频率和脉冲强度定量地应答。
- 如果刺激可以被机体分解或运走，或刺激供应中断，刺激仍然是暂时的。如果这种刺激既没有被分解，也没有被运走或者被外部打断，这种刺激仍然是慢性的。

### 4.2.1　实验中的交感神经系统

由于脉冲能力增加或减少，刺激传播或兴奋性仅在由其提供的血管系统的反应中变得可见，因此，在显微镜下，血管周围交感神经对刺激的反应只能被间接评估。它表现为在最轻微的刺激下血管扩张，在强烈的刺激下血管收缩。Ricker 的显微镜观察显示，血管系统的"双"交感神经支配显然存在。众所周知，交感神经的主要部分和第二交感神经部分，主要产生作为神经递质的去甲肾上腺素，导致血管收缩，第二交感神经部分就像皮肤中的神经递质——乙酰胆碱一样促使血管舒张。Ricker 证实，在这个过程中，血管扩张并不是像我们通常认为的那样，而是血管收缩时交感神经冲动的减弱或失

败导致的被动事件,同时也是交感神经系统引起的积极过程。Ricker 观察到,根据刺激强度情况,出现了积极的血管收缩(更强的刺激)和积极的血管舒张(弱刺激),这已经超越了交感神经扩张。

Ricker 将这种第一眼看上去自相矛盾的交感功能描述为显微镜下的可见的相互作用,因此可以通过不同的刺激或医疗中断来增强或取消交感神经收缩以及扩张作用。掌控血管扩张运作的交感神经核心区域位于下丘脑的前部。皮肤血管的调节,特别是面部的调节通过颈部交感神经进行,对于来自边缘的胸腰部的肌肉组织的血管以及腹腔脏器则通过斯普兰克尼克(Nn. Splanchnici)进行。

血管扩张剂对器官的灌注很重要[349]。如果伴有充血,会增加系统的微循环,例如:

- 减轻炎症
- 减轻疼痛
- 减少过敏反应
- 中断退行性组织变化
- 启动再生

### 4.2.2　交感神经的特点

Ricker 还记录了另一个刺激后果:对血管周围交感神经进行持续强烈的刺激后,血管会向近侧(朝向心脏)收缩,直到血管闭塞。此时可观察到,周围血管出现舒张,尤其是毛细血管边的血管舒张更为明显,两种现象同时出现,使血流减速至停滞。通过交感神经输入的反射通路有可能激活脊髓核心区域,例如苏台克病(Morbus Sudeck)和 CRPS(复杂性区域疼痛综合征)。此外,血管周围交感神经的兴奋性从中央到外围逐渐增加。这意味着相同的刺激强度下,大血管周围交感神经接收到的刺激比边缘小血管周围交感神经接收到的刺激弱。

血管周围交感神经的进一步反应会导致交感神经兴奋性的持久性(精确的)改变。如果病理性刺激仅一次,当刺激中断后,血管、血液和组织反应就会逐渐正常化,但是在相同或较远位置的再次刺激会产生比前一次更明显更强的刺激回应,完全不受两次刺激之间的时间间隔的影响。由于不清楚出现这种反应的原因,所以将这种病理性刺激后的皮肤交感神经的敏化作用视为一种独立现象。这一现象与 Speransky 的另一个实验性联系,一起称为"二次击中现象"[467]。

显微镜观察显示,受刺激后的血管周围交感神经会对血管系统有拮抗作用,这是交感神经系统的一种非常不同的操作模式,这对于血管系统、血流、间质和所提供的细胞系统是至关重要的,并且代表了是节段性疾病以及干扰场疾病的理论基础。

### 4.2.3　由药物造成的刺激中断

目前,交感神经系统在(病理学)实验中受到刺激后的反应已有相关说明。切断交感神经或使用药物使刺激中断后,可在显微镜下观察到该反应,Ricker 对这些反应作了进一步的说明:

- 在刺激部位使用局部麻醉药,使神经传导在药物作用下中断。如果药物在刺激行为之前产生中断作用,就会阻止刺激效果;而如果中断作用是在刺激之后,就只会弱化刺激效果。
- 如果位于刺激部位近端的血管交感神经系统在刺激之前被中断,那么通过脊柱传入神经传入刺激,刺激传出的反射途径被阻断,血管系统和间质中的刺激效果就不会太强烈。
- 如果在切断脊神经末梢和其覆盖范围内的交感神经纤维后施加刺激,刺激效果会显著增强。在刺激之前进行的神经横切可以看作是对整个神经支配节段的预先刺激,因为交感传入神经和传出神经是一直受影响的。从总体效应看来,局部刺激效果增强就可以理解了。

### 4.2.4　血管系统的刺激反应

如上所述,在刺激性交感神经系统非常微弱的刺激下,血管系统进行主动扩张,在更强的刺激下进行血管收缩。经对活体动物的血管系统的观察,Ricker 描述了静息期间血管轻微收缩和扩张状态的永久性交替。根据刺激强度和持续时间的不同,在非常微弱的刺激下,血管会出现长时间的主动扩张,而在更强的刺激下,则使从刺激点到边缘的整个血管段收缩。随着进一步刺激的加强,最终刺激部位近端血管静止,远端扩张。在组织供给直接依赖的,通过血管系统的血液流速的调节机制中,这种血管应激反应体现了:血流越快,微循环越好,流速越慢,组织间隙的交换越少。

显微镜下的研究显示,即使在没有平滑肌的毛细血管分支处,也存在刺激依赖性的收缩和扩长调节。Ricker 观察到一个依赖于交感神经功能的运动过程,该过程经由毛细神经来控制,以毛细血管周边的毛细神经鼓起呈纽扣状时结束。整个过程没有涉及单个的神经突触。显微镜下可以清晰看到毛细血管收缩扩张状态的交替变化。在毛细血管扩张和血流减慢的情况下,血浆和红细胞从毛细血管腔渗透进入细胞间质。

此外,Ricker 还提到了"Stomat"("气孔"),它开放于单个毛细细胞之间,可以通过血浆和红细胞的渗透来观察到。血管腔内白细胞的渗透不会在毛细血管分支处进行,而是从紧挨着毛细血管系统中最小的静脉处发生,出现血流减缓的反应。

### 4.2.5　血液及其组分的运动

对毛细血管区域中血流进行详细观察可发现非细胞和细胞组分运动,这种运动与交感神经诱使血管收缩和扩大相一致。根据这些描述,Ricker 基本断定,血管系统内外的病理变化是直接取决于血流速度的。这个病理发现与被 Ricker 称为"Prästase"的情况不谋而合,在此情况下,由刺激部位近侧延伸开的血管收缩和刺激部位的血管膨胀会引起毛细管血流的明显减缓。

应该注意的是,肉眼看到的血液丰富的充血不等同于组织供应良好。充血既可以发生在收缩近端动脉分支下,为毛细血管膨胀所引起的血流减速,也就是不良的供应情况,也可以出现在伴有快速血流的扩张的血管处,只有在这种情况下,充血才意味着供应情况的改善。

血流减慢到一定速度时会造成物质从血浆到组织间质的

渗漏,前提是在黏合细胞膜的区域,毛细细胞间没有不密封性(毛细血管壁张力的下降),这样造成的结果就是间质水肿和空腔(如关节、胸腔、腹腔)中出现积液。正常的血流流速时,是无法看到血浆从毛细血管渗漏出来的。此外,红细胞,白细胞和血小板还会出现粘连附着,最终出现毛细血管中的血液静止(血停滞),Ricker 把这种状态描述为"红瘀"。血流缓慢时,红细胞基于上文描述的毛细血管的非密封性而渗入间质,此时红细胞穿透血管壁的运动在血流速度减缓时要比流速变快时更明显。紧邻毛细血管的最小静脉中也有少量白细胞在进行血管壁穿透运动。在血流静止状态,我们可以观测到没有其他的细胞从血管系统渗透到组织间质。血流恢复供应后,从刺激结束到血管状态恢复正常期间(恢复正常化的前期),白细胞开始从最小的静脉向细胞间质大量渗透。血流静止时间越长,白细胞血管壁穿透能力越强,血流静止时间越短,则白细胞渗透得就会少。但人们并没有观察到细胞从血管系统到间质的进一步渗透。

当结束刺激,恢复血流,使血管状况(静止后状态)正常化时,白细胞会从最小的静脉逃逸到间质中。血流停滞时间越长,白细胞受阻越严重,血流越短,白细胞渗漏越少。

在交感神经系统的血管应激反应下,血液会出现一种极端的应激形式,即红白血栓。红白血栓是在血液长时间静止时,由血纤维蛋白分离产生。由红细胞和血纤维蛋白产生的固体称为"红血栓",由白细胞和血纤维蛋白组成的固体称为"白血栓",白血栓主要存在于被红细胞强烈穿透血管壁后的毛细血管和小静脉中。血栓发生的前提都是血流的长时间停止。在功能正常的血管系统以及正常的血凝固状态下,流动的血液是不会形成血栓的。

## 4.2.6　病理性交感神经刺激的后果

*炎症、变性、坏死和增生*

除了上述的血浆,红细胞和白细胞漏入间质,这里还涉及一些属于间质的细胞性组分(纤维细胞,巨噬细胞)的进一步的反应。Ricker 没有提及额外的细胞液的反应。

在毛细血管血流减慢和伴随的缺氧下,会出现纤维细胞增殖和毛细血管的重建。同时也产生间质中纤维构成成分的增殖,特别是胶原纤维,是作为增殖的纤维细胞活动表现。关于新形成的毛细血管 Ricker 报道称,它们显示出了与旧的毛细血管一样的交感神经依赖性的收缩与扩张反应,而且这里的血流减慢也会导致血浆渗漏到间质的增加。对此,他强调新形成的毛细血管同样也会受到交感神经系统的控制。

至今为止所描述的间质反应不是完全可逆的。随着交感神经功能,血管功能和血流的正常化,刺激停止会导致纤维细胞数量和毛细血管的减少,以及稍后开始的胶原蛋白的一部分的裂解。之后到结束状态时,与正常的间质相比,在纤维组织丰富的、细胞和血管少的间质中会形成伤疤。

与此同时在间质中会发生来自毛细血管系统的细胞(白细胞、淋巴细胞、浆细胞和肥大细胞等)侵入和来自多功能干细胞性的成纤维细胞的细胞再生,对此,Ricker 并不赞同。这种细胞反应虽然是依赖刺激的,但也展现了一种免疫性的,巨噬细胞的细胞功效,是作为环管交感神经系统刺激的次级结果。

在交感神经系统的病理刺激之后,改变了间质中毛细血管的灌注和微循环过符合临床的程修改后的毛细管灌注和微循环操作在由交感神经系统的刺激病理间质对应于临床上的发炎过程。Ricker 证明得出,诱导炎症的刺激最初会传到交感神经,不管它是否是外伤、物理、化学、细菌或病毒起源的炎症反应。追溯到到 Celsus 的 4 种炎症特征都是可以归因于血流减缓引起的局部充血(发红),而血流减缓同样是的强烈的交感神经刺激的结果。3 个附加的特征 Calor、Dolor 和肿瘤只是第一步的后果,并且可能部分不会产生。因此,Ricker 认为,在严格的自然科学的层面上,在临床学中的常用的概念"炎症"是站不住脚的。

为了得到一个明确的自然科学证据,它更多的是关于炎症过程的不做任何评价的单纯的描述。因此,发炎的特征要与消化过程中和传染病痢疾下的肠黏膜炎症,与经期前后子宫黏膜的发炎特征如子宫内膜炎,与像肺栓塞一样的肺炎,与肾炎或心脏衰竭下皮下脂肪组织的水肿,如蜂窝织炎等的发炎特征相符合。这种所描述的过程不仅可以在健康状态下,也可以在患病状态下区域性和扩散性的发生;无论怎样,这种过程都有在交感神经系统下定量可变刺激的相同的背景。

## 4.2.7　对特定组织的影响

基于主要依赖于交感神经功能的微循环的增加和减少,Ricker 把持续增加的微循环下的组织反应和血流中断下的坏死描述为组织反应的基石[425]。在实验中,器官的刺激顺序取决于刺激的强度和作用的持续时间。

持久性局部血停滞导致组织切片的坏死,其血管供应区中是受此停滞影响的血管部位。根据血管系统,间质和器官之间由血停滞引起的新陈代谢停顿的程度,一小部分组织、部分器官或整个器官可能会坏死。根据坏死的组织部分的功能,接下来会有或多或少的副作用。肝脏的小组织切片中的持久性血停滞的功能性后果比大组织切片中的血停滞的功能性后果少。新皮层、脑干、小脑、脊髓或心脏肌肉部分的脑部分中的血停滞在临床上具有显著作用。

Ricker 用实验证明,胰腺自溶性坏死不是由于胰腺分泌物对胰腺组织的基本破坏而造成的,而是主要在血管周围交感神经上的分泌刺激引起刺激,导致在血管系统中发生持续性血停滞,随后胰腺组织坏死。只有在这种情况下,胰腺组织才容易受胰腺分泌物攻击。

在胃中证实了相同的病理生理机制。胃黏膜或胃壁坏死的主要原因不是胃酸度,而是血管系统的持续的区域性血停滞。随后是胃黏膜的坏死,在此胃分泌物仅在该组织情况下才有效并且扩散到胃血管(出血)或胃肌肉(穿孔)。类似的事件在肾,肾上腺,肺和脑中也被证实了。

在动物实验和相应的组织发生学的切片的快照中,在由于血停滞与血液循环分离的薄壁组织的边缘区域中的血管、间质和薄壁组织均有一定的反应,这是由于血停滞前后(血停滞的改变和受限的灌注)引起的。它包括:

- 血流减慢
- 红细胞和白细胞泄漏
- 由纤维细胞引发的胶原纤维的增加
- 薄壁组织细胞发育不全

其基础,在毛细血管血流量减缓及由此引发新陈代谢减少的情况下,是间质和薄壁组织的刺激依赖性反应。比较导致组织坏死的过程与组织发育不良的原因揭示了相同的机制,仅在强度上不同。如果人们比较导致组织坏死的过程与组织发育不良的原因,会揭示相同的,仅在强度上不同的机制。

不同组织中依赖于血停滞前后的进一步变化是:

- 肉芽组织的形成(如损伤后)
- 非薄壁组织上皮的增生(如胃肠道的腺管和泌尿生殖道)
- 皮肤浅表上皮的增生(如慢性炎症)

微循环中还可以发现这种病因,其在微弱的充血和高血压之间的血停滞前后(慢性缺氧)中波动。持续性充血导致增生(如腺瘤),而高血压导致组织发育不全(萎缩)。

## 4.3　分阶段规律

在由 Ricker 观察到的间质和连接组织的反应中,由交感神经刺激导致的变化从坏死到增生,从变性到再生,从轻度的到化脓的、坏死的炎症。在下面所示的分阶段规律中,他描述了所提供的组织的反应的系统性,其起始于血管周围交感神经的病理性刺激,并且穿过血管系统、血液和间质。

该分阶段规律起源于在对毛细血管末端区域之前和之内的血管系统在其周围交感神经系统受到不同的、更强、长时间的刺激之后的显微观察。它们由 3 个阶段组成:

- 第一阶段:通过刺激扩张器,微弱的刺激导致一般血管扩张到毛细血管区域,血液流速增加,从而增加微循环。在维持血管收缩功能下的主动脉血管扩张机制是未知的。在静止的生理状态中,血管运动处于扩张和轻微收缩之间的相互作用中,通过血管扩张器的轻微刺激后,则会单方面改变以利于扩张。Ricker 将这种血管反应的结果称为"流畅的波动"(高灌注)。
- 第二阶段:通过血管收缩剂的刺激引起外周动脉和毛细血管变窄。因此,在该血管部位中的动脉、毛细血管和静脉的血流减慢;当加强刺激时,动脉和毛细血管阻塞,动静脉血流停滞。组织呈低灌注状态,直至缺血,而细胞或血浆渗漏不会增加。
- 第三阶段:血管周围交感神经受到强烈的刺激,保留了刺激部位的血管收缩剂在其周围的活性,以确保不被肾上腺素所影响。

血管扩张剂在较长时间内保持刺激状态,导致血管的扩张,即使通过强烈的刺激也做不到。持续性强刺激导致血管收缩剂释放,最终引起刺激部位向近侧持续诱发血管收缩(通过传入弧的反射性刺激程序)。在最初的血流加速之后,在扩张的毛细血管中,血流持续减速至静止。血流停止前的状态

称为"血流停滞前"(prästase),血流停止为"血流停滞"(stase)。在刺激减弱或消失之后出现的且让血液再次流动的状态称为"血流停滞后"(poststase)。Ricker 将血流停滞之前和之后的状态描述为"血流停滞前后"(peristase)。

在血流停滞前,白细胞渗出,其次是来自毛细血管中红细胞的渗漏。血流停滞前的状态是与血流停滞后的相对比;然而在血流停滞后,这一现象更为明显。血流停滞时间越长,白细胞渗出就越明显,这与临床上的诊断"化脓"相对应。持续性血流停滞导致的结果是组织坏死。在血流停滞后,也会出现第一,二阶段,即缺血和再灌注,引起局部不稳定甚至更严重的后果,这取决于导致血流停滞及再灌注的程度。以第三阶段作为刺激的后续阶段,可引起交感神经系统中刺激阈值的变化。

**❗ 注意**

在一阵强烈刺激之后,尽管刺激终止,但也不会使交感神经兴奋度立即趋于正常。

这种血管周围交感神经持续性兴奋[刺激下限"镌刻"(engrammierung)],在血管系统、间质和周围组织中产生的所有结果,甚至在接受生理性刺激强度时均可引起病理反应。

## 4.4　关系病理学和神经治疗

实验证据表明,自主神经系统(见第 2 章)特别是交感神经,在每一个病理生理过程中作为刺激的传导、调节活跃度,它是第一个参与,也是病理学的基础。因此,Ricker 成功地发布了临床应用的科学声明,分阶段规律由此而产生。他对活体动物的高清显微镜检查后,同时对交感神经系统受到刺激后的动态过程进行了清晰描述,自从属结构到组织或器官,其病理变化可导致疾病的多种症状。在体内检查的基础上,可以确定交感神经的功能及其应对不同刺激的特殊行为的模式。在大多数情况下,明确病理生理过程能弄清疾病的因果关系。

总结 Ricker 科学实验结果并试图寻找与药物应用相同的治疗理念,这将使局部麻醉药达到治疗目的。这在 Huneke 设计的新疗法中被证实,其基本原理在于阻断交感神经的病理性刺激,保证其功能正常化,消除刺激带来的病理后果,也可减少病理生理过程启动所带来的刺激。

神经疗法是一种纯粹的经验性疗法,在局部麻醉药的处理中仅通过彻底的观察,也随着在临床试验逐渐发展,然而这在最初是没有任何科学依据的。Ricker 不顾神经疗法的发展,提出了关系病理学理论。局部麻醉药用于治疗与实验结果在细节上几乎完全一致。在临床上证实关系病理学,并将神经治疗的理念成为科学基础。

# 第 5 章　自主神经系统的功能

## 5.1　引言

两个本质不同的观察开启了局部麻醉和神经治疗的方式。起初在局部麻醉药渗透后,达到局部镇痛的效果,这可用于外科手术。其次,在局部麻醉药浸润疼痛组织区域后,通常未在麻醉时间内发生止痛,止痛效果随着重复注射而逐渐显效,直到疼痛完全消失。这一方面奠定当前的局部麻醉药形式,另一方面也推进了神经治疗的发展。

下文中,考虑到自主神经系统参与的情况下,临床和实验的检查结果是神经疗法的基础。如果试图将第一次神经治疗的观察归入现有的经验,那么与老的治疗方法则存在一定的相似之处。"节段性治疗"的第一次神经治疗的观察与局部应用物理治疗的结果可能非常相似,例如按摩、热/冷敷,以及整骨疗法或其他兴奋剂治疗。因此,通过重复使用所有不同的理疗方法以及神经疗法,可治疗疼痛引起局部紧张的背部肌肉。当肌肉组织再次达到正常的紧张状态,功能可恢复正常,疼痛感也消失。尽管过程不同,但在生命体中产生了统一的反应,必须对这些现象进行分析,以确定共同点和功能关系。与此同时,也可以解答神经疗法是如何治疗多种不同的疾病的。显然,不同的疾病是基于一个基本的且相近的病理机制。

神经系统冲动的传入传出的反馈体系是躯体和自主神经系统之间复杂关系的理论基础,在这个过程中会引起疼痛(特别是慢性)、炎症、退行性疾病和"过敏"。所涉及不同的组织,会产生不同的具有不同主观(如疼痛)和客观症状(肌肉紧张,炎症,变性,化生,增生)。这些疾病的共性在于植物性的病理刺激后所导致微循环的紊乱。

Jänig 等展示了病理性交感神经刺激的多重作用,特别是在疼痛生理学上[243]。疼痛记忆伴有刺激的传导和传导途径的变化。通过突触和不同神经元互相传递神经递质。重复性刺激信号的存储是 Ricker 的区域性观察的延伸,这也存在于炎症或退行性疾病的发病机制中[425]。

免疫组织化学的分析和基于示踪剂显示出植物性末梢的形成,这些表型不仅体现临床结果"疼痛"的神经元组织上,还体现在纤维细胞、单核-巨噬细胞和肥大细胞等自主神经系统的免疫系统(神经免疫学)的活性调节上。交感神经的病理性刺激引起具有免疫活性细胞释放免疫调节物质的改变。这些关系可见于:皮肤和黏膜[朗格汉斯细胞(Langerhans-Zellen),树突状细胞],肝脏的星状细胞,肺泡巨噬细胞,滑膜成纤维细胞,破骨细胞和脑部的小神经胶质细胞。在改善微循环的同时,通过交感神经和副交感神经系统的调节,可以发现免疫系统的神经治疗的通路。

通过这些与神经分布的联系,展示出各种疾病的病因均有自主神经系统的参与。植物性神经的复杂功能在现有知识基础上足以将神经疗法的临床应用变为现实的。不但提供科学理论基础,同时也解答了神经疗法是如何治疗许多不同的疾病。

经过对患者的详细观察发展而来的神经治疗理念至今已被许多医生采用,在不同医学专业领域得到了持续的证实和延伸。神经生理学基础与神经治疗可在大学医学教育中传授。

## 5.2　交感神经的反应和功能

Ricker 在体内的微观研究揭示了末端毛细血管中一系列病理学变化,在静态病理学上现有基础调节系统领域中,这些并不是致病的成分。因此,水肿、白细胞和红细胞渗漏,即"炎症",是由局部缺血和血流停滞引起的,在临床工作中由显微镜诊断出来的。这只能通过血管周围交感神经的逐步刺激而单独或重复产生。血管系统通过收缩和扩张产生不同作用并引起毛细血管灌注压发生变化。终末端血管中的这些病理反应是前提条件,最终导致组织器官的病理学改变,并引起相应的临床病症。Ricker 强调了交感神经系统在疾病发生发展中的作用,特别是在炎症和变性中,也在疼痛或过敏[425]中。

> **❗ 注意**
>
> 在刺激传导和递质分泌的唯一功能中,病理性刺激状态中的交感神经能(取决于刺激强度)通过调节毛细血管灌注情况来诱发和维持不同的"疾病"。

刺激既可以是内在的,也可以来自外在因素。交感神经刺激的严重程度取决于刺激的强度,还有个体不同的敏感程度和刺激位置。同样的刺激强度从中央到周围引起越来越强的刺激。

刺激和刺激后果的过程如下:

1. 首先,刺激发生。

2. 其次,交感神经的刺激产生,刺激直接传入传出。

3. 再次,毛细血管受到的刺激后果的表现形式是增加或减少组织的灌注和微循环。

4. 最后,在持续病理性刺激下,通过间质,连接组织发生病理反应,同时传入反馈不断地发生变化。

这 4 个一般过程构成了 Ricker 的分阶段规律的基础。根据所涉及的组织,出现例如疼痛(头痛,关节疼痛,腰腿痛)、伴有组织变性的慢性炎症(如慢性肝炎伴肝硬化)、慢性黏膜炎症、骨关节病等病症。Ricker 在末稍血管中观察到病理生理变化提供了一个对"健康"和"疾病"状态更好的解释。

通过关系病理学,Ricker 创造了间质的病理生理学的基础,奠定了神经治疗的科学基础。局部麻醉药的学科交叉的、关系诊断的和治疗的用途,这都在关系病理学中找到了与之相对应的理论基础,该用途是针对自主神经系统的性质的阐述。经实验证明,是间质的病理生理学的知识基础。30 年后,Pischinger 在基础调节系统中阐明了它。

## 5.3　交感神经的治疗性使用

结合 Ricker 的病理学和 Pischinger 的基本调节系统可以认识到自主神经系统的一些新的,诊断上和治疗上相关的功能方面。

由于交感神经系统无处不在,交感神经系统是贯穿整个生物体的唯一信息传递系统。借此,通过控制回路,生物体及其器官的供给和功能以及适合情况的性能调整获得了确保。副交感神经系统是头部,颈部和躯干器官区域的拮抗剂,刺激时会引起由 ACH 和 VIP 诱导的血管舒张,即微循环增加[428]。因此,通过在生物体的任何一处局部应用局部麻醉药可以合理地进行诊断和治疗。

**注意**

局部麻醉药的应用减弱了病理性增加的交感神经张力,从而促进了自身调节的机制。

交感神经主要执行两项任务:控制血液循环和通过间质间接影响器官功能。因此局部麻醉药的治疗用途是为了:

- 血液循环正常化
- 基础调节系统功能的正常化
- 间接地影响器官功能正常化

末稍血管正常状态表现为血管的微收缩和微扩张。微循环波动于轻微增加或减少,在负荷状态下可改变状态以保持微循环稳态。

末稍血管中的多种变化是血管周围交感神经刺激后的结果。刺激后所产生的反应不依赖于刺激性质(物理刺激或化学刺激),而是依赖于刺激的程度和刺激的持续时间。局部麻醉药局部应用可引起刺激部位暂时中断交感神经的兴奋,这与刺激的程度和刺激的持续时间无关。其结果是受影响的组织超过局部麻醉作用时间,而微循环得以改善(复位,治疗效果)。无论刺激的程度和时间,在刺激之前使用局部麻醉药都能达到预防效果。因此临床结果是中断了间质和组织器官的刺激后果或阻止了刺激的远处传导,这其中包括炎症、疼痛、变性直到坏死、增生和发育不全。

根据临床发现,局部麻醉药的效果是,例如:

- 抗炎
- 镇痛
- 抗浮肿
- 抗过敏
- 抗组胺
- 解热
- 抗心律失常
- 解痉
- 再生

在一定时间的刺激后,血管周围交感神经可持续接受刺激。刺激消除后,神经传导逐渐正常化,直到恢复原状。刺激会导致血管周围交感神经系统的"敏化",同时刺激阈值降低以及再次刺激时的反应表现的更强烈[425]。强烈的理化刺激以及病理性刺激的多次重复,可以导致血管周围交感神经的

刺激阈值的大幅度降低,其中的自动调节可阻止恢复原状。

另一方面,这种影响可以通过局部麻醉药在刺激部位的重复应用而中断。类似这类反复刺激极大地改变机体对刺激的反应或敏化交感神经系统。相同的刺激强度在对应的交感神经节的下游区域产生相同程度的刺激响应。所以,周围的刺激比相对中心的刺激可引起更强的刺激响应。

**实践提示**

局部麻醉药的应用对局部治疗至关重要。它应尽可能应用到病变部位,以达到治疗效果(注意阶段性疾病或干扰场疾病)。如果没有成功,那么可用局部麻醉药的持续作用来暂时麻痹交感神经,这可能导致治疗的失败,或许能成功。

在干扰场疾病下,药物治疗结束后,药物的应用像额外的刺激一样可累积刺激效果。临床症状可暂时恶化,然而额外"医源性"刺激减少后便可恢复到原状。详细情况请参阅 Hopfer 的反应现象章节。最后指出的是,血管周围交感神经刺激从刺激点经过传出及传入途径进入中心。传入传导途径引起刺激部位附近的传出交感神经的兴奋。因此,在长时间刺激下,这可导致刺激部位附近血管系统、间质和组织器官产生类似反应,例如 CRPS 和交感神经传导途径所经部位可出现持续性疼痛和象限综合征。

通过交感神经传入神经引起的刺激可抵达交感神经的核心区域。它可以刺激植物性神经信号传出,并引起同侧的植物性"负荷"[34,36,400,473,475]。在被刺激的同侧区域中附加的或现有的刺激可以在任一处叠加引起交感神经、间质以及器官的不成比例的反应,正如在临床中的心脏病[34]。这种慢性病的形式被称为"炉灶"或"干扰场疾病"。其中,通过传入交感神经(干扰:例如牙齿,扁桃体)的慢性病理性刺激,同侧的传出交感神经处于一个慢性病理性刺激状态中。在第一次刺激部位(干扰场),有目的、规律地重复应用局部麻醉药会中断慢性疾病过程并导致"半侧负荷"正常化。

在干扰场疾病中,当局部交感神经刺激被中断时,病理性交感神经功能会变得特别重要。干扰场的神经的渗入导致交感神经的病理性传入的局部治疗过程的中断,而对其他器官或器官系统产生病理性传出作用。此外,局部传出的交感神经改善了干扰场区域的微循环,因此经常持续减少刺激。随着干扰场渗入的重复,干扰场对整个生物体的影响可被永久消除。

鉴于交感神经活动,借助神经治疗可提供跨学科或相对专业的诊断和治疗,这削减了高度专业化医学分歧趋势和跨学科交流的困难。借助 Ricker[425] 和 Jänig 等[243] 的基础研究,可以理解术语"调节医学"。如果关系病理学成为共识,它可丰富人类对疾病的知识,并在工作中提供参考。

**结论**

总而言之,神经疗法几乎代表所有医学的专业领域都可以应用。神经疗法不仅适用于特定的专业诊断,且适用于分析更复杂疾病的一般神经生理学机制,包括炎症、变性、变态反应、疼痛和功能性疾病等领域。通过植物性自动调节,生物体的疾病可以自己缓解。神经疗法只能诱导"愈合过程"。

# 第 6 章 神经治疗中节段的概念

## 6.1 定义

节段的概念是以躯体神经系统中的传统层面为参照。比如说,将皮肤特定区域的分类用脊髓的弓形分段来进行临床上的运用,以此来辨别皮肤对应所属的脊髓段。然而,这只是考虑了段的一部分概念。如果人们想象着把脊髓切成片,再按照它的系统归属来观察这种神经从里到外,从外到里,以及边缘的结构,那就把段真正的概念给放在次要位置了。从功能上看,这个段不只包含感觉运动系统,感觉运动系统又被总结为随意神经系统;从脊髓层面上看,同时又包含为植物性系统组分,自主神经系统显示在交感神经段 $C_8$-$L_2$ 和一小部分副交感神经段 $S_2$-$S_4$ 上。尤其是鉴于到处分布的比整个随意神经系统都要广泛的交感神经系统,以及包含输出输入和部分经过到达若干脊髓段的供应系统,节段的概念会彻底地随之改变。真正的弓形系统丢失了,而通过脑,躯干和四肢这种非严格界定的器官领域得到延伸。交感神经的这种在传入的脊髓层面上的分布是节段导向性的,因为交感神经系统同它的神经弧系统与 oikotropen 神经系统的神经弧键式紧密相连。

在英国神经学家 Head 系统性观察时发现交感神经与躯体神经节段性神经元连接的临床相关例子,他发现人体痛觉过敏的患处皮肤区域,这块皮肤区域有对应相关脊髓节段的皮节,而皮节会通过由"内部疾病"引起的交感传入神经的兴奋,引起躯体感觉系统在高位节段上的兴奋,而高位节段则负责与相对应的内部器官的交感神经进行信息传递。借助这种内脏的反射,器官的脊髓节段性信息传递可以通过交感神经得到更准确的定义。

苏格兰外科医生 Mackenzie 对疾病状态下肌肉节段相应的防御张力的观察与这相同的神经学背景,在他的观察中,展现了交感神经和躯体感觉运动系统之间存在着临床联系。

理论上一条神经弧包括一条传入和传出神经元通过神经键相互连接组成,所以一个神经元的刺激会同时引起其他神经元的兴奋。因此,一个受到刺激的神经元对整个神经回路产生影响是可能的。神经兴奋的传导一般不会受干扰。从控制论的角度看,这就构成了回路的基础。兴奋刺激由特定的接收器接收,再经过传入神经元引至传出神经元,由这再到达靶器官。靶器官功能的变化会再一次由传入神经元经过特定接收器导向至传出神经元。为了维持神经兴奋度在正常范围,这种回路式的信息传输总是调整变化中。

## 6.2 治疗结果

在神经元传导的条件下,通过躯体以及自主神经系统下不同的传入神经与传出神经间的连接,Head 和 Mackenzie 系统性的观察结论是可以被理解的。他们阐述了躯体感觉系统在自主神经系统的刺激后的反应,这不仅有诊断性的价值,还能通过直接或间接的反射路径以逆向方式用于治疗。

!注意

对皮肤一定量的刺激,对内脏有治疗效果也会有同样效果,就像通过自主神经系统的器官治疗能排除躯体感觉系统的病理性诊断结果一样。

物理治疗方法有机械和电热皮肤刺激,它可以用来治疗混合的电弧,不仅是作为外周神经系统特别是自主神经系统知识而存在的。因此这种方法就产生了比如说皮肤内脏反射的概念。治疗上可用的反射路径的延伸产生了骨、内脏或者肌肉内脏反射的概念,或者说通过筋膜上自主神经来决定骨病的治疗路径。神经治疗包含了针对躯体性反射弧和植物性反射弧。但是,治疗部分却是根据现今的自主反射弧的理论,因为皮肤、骨膜、筋膜和肌肉组织会像内脏器官一样信息的传导受到交感神经的支配。节段在神经治疗的意义上首先是基于交感神经的分布模式。通过与躯体感觉神经和运动神经的键式连接,从而发展出了脊髓节段的分类规则。

在对 $L_5$ 节段上的脊髓根刺激后,整个神经节段和交感神经系统也会受到刺激,这可能造成属于这个节段上的组织成分以及躯体感觉神经和运动神经兴奋的变化。由躯体神经刺激的临床症状特征来鉴别刺激的节段。如果在脊髓神经节高位进行局部麻醉,除了会引起因交感神经刺激阻断造成的躯体神经传入(脊髓神经节)和运动神经传出(前根)的中断之外,还会引起一种改善,或者说是神经节灌注和节段传出神经的常态化。临床上,以交感神经刺激中断和灌注常态化为前提,通过局部麻醉的影响,这种常态化就会表现为疼痛停止。当交感神经系统刺激首先出现在相应节段上时,这种神经心理过程就会停止,比如椎间盘衰退的情况。如果刺激点没有首先出现在脊髓节段高位上而是在节段外,那交感神经刺激就会发生在别处(干扰区域),比如牙齿区域,这对脊髓节段高位的局部麻醉就只能带来麻醉期间短暂的疼痛停止。为消除节段上交感神经产生的疼痛,在牙齿区域的交感神经阻断是有必要的(干扰治疗)。

当使用局部麻醉药(如 1% 的普鲁卡因)时,由于它的效果弱,其对躯体神经系统只有很小的作用,但在药物刺激下也能中断这种因较少被隔离而敏感的交感神经系统,这种形式提供了最初通过交感神经刺激而引起阻碍的证据。临床显示,在局麻起效初期,在 $L_5$ 节段上无麻醉感或者运动功能的麻痹,仅仅出现局部充血的温暖感。

神经诊断不仅使用了容易理解的躯体感觉系统科学,也使用了脊髓层面的交感神经系统分类,以确定出假想的与器官相关的交感神经功能性阻断。在治疗的应用中,使用所有具有交感神经供应的结构。这些包括:

- 皮肤
- 皮下组织

- 肌肉系统
- 肌腱
- 结缔组织
- 囊组织
- 骨膜
- 胸膜
- 腹膜
- 硬膜外腔
- 外周神经
- 血管
- 交感神经和副交感神经节

通过这些结构组织的反射途径可以直接或间接地到达器官。

神经治疗的节段概念此外还包含了经典的负责所有组织供给调节的自主神经组分,包含有外周神经(营养神经血管)、神经节(Vasa ganglionares)和脊髓。

必须强调的是不同脑神经核心区域的相互联合,并且在颈椎上部的脊髓层面与感觉运动系统三叉神经和副神经的脊髓核心区域的结合。由此产生了节段性疾病关联,这种关联通过"混合"节段反射在临床上得以重新发现,并且可能会产生多样的症状,这些症状同交感神经功能共同解释了"干扰区域疾病"。属于此类的有,三叉神经核心区域与面神经,舌咽神经,副神经和膈神经的结合,以及迷走神经与三叉神经脊髓核心区域的传入性结合,结合又与上部的 3 个感觉运动颈部节段连接。这样一来,由所提到的神经的供给区域中的孤立的疾病而产生的节段反射性症状的多样性就可以解释了。所有提及的通过交感神经系统的组织结构同时供给把干扰场概念解释为更高一级的节段反射场所。

# 第7章 干扰场的理论与基本原理

## 7.1 引言

干扰场的历史概念源于其对生物体的影响,并且被已发生现象所证实。其中,在用局部麻醉药渗透干扰场后,远处的病症首先暂时完全消失[14,102,107,173,236,238,272,383,458,461,509]。在疾病症状再次出现时,随着干扰场的重复渗透,无症状时间延长,直到病症永远消失,从而摆脱疾病。在下文中,将展示神经解剖学和神经生理学基础。在可理解的联系中,其表示干扰场的存在。

### 7.1.1 刺激和交感神经

根据使这种"第二现象"发生的速度,交感神经系统主要被认为是疾病传播的载体,因为它是唯一分布且无处不在的神经系统,并且其功能是传入或传出性地分布到各个组织中。从生理和病理生理学角度考虑,这使得整个生物体中都具有密切的信息联系。

▶ 定义
干扰场
干扰场是具有交感神经分布的任意组织切面,该组织切面的传入处于病理性慢性刺激状态中,并且通过交感神经系统的分布系统,通常在别处引发或维持慢性疾病。

干扰场中的交感神经传入的区域性病理性刺激随着血管和脊髓神经传递着,部分通过脊椎神经节,部分通过边界神经节,最终通过后脑的转换到达交感神经和躯体的传出。通过交感神经传出,持续的病理组织反应通过灌注干扰而被反射回周围(节段性反射)。交感神经系统的传入集中和传出发散的分布可以诱发远距离的"跨节段性"的疾病。脊柱系统上方的菱形脑和中脑的网状结构的参与一定可以影响器官、器官系统及其功能[429]。最后,对中脑区域,即下丘脑区域的病理影响是可以预料的,也就是关于联锁系统。例,它可以控制体内水分平衡或调节激素平衡。它也可能病理性影响脑干、下丘脑、丘脑和大脑。

干扰场的交感神经传入受到的病态刺激,一方面可能是通过在之前的创伤或疾病(事故、手术、感染等)以及随后的局部"沉默炎症"(伴随和不伴有异物)之后的持续性刺激产生的,另一方面可以通过持续增加的传入的刺激性,没有上述的持续性刺激,强烈的刺激后交感神经的特殊属性。因此,每一种生理性的自身传出的刺激都会导致病理性的传入反馈。

❗ 注意
干扰往往在临床上表现出无症状,这说明了交感神经的潜在刺激,也意味着干扰的较重要的标准不是强度而是慢性刺激。

在天气变化时、压力情况下或通过有针对性的刺激时,无

其他症状的瘢痕可能会变得疼痛、发痒、变红或肿胀。感染后的牙齿,通常不一定会引起症状,在受寒时、突然受到机械性负荷时或在治疗另一颗牙齿后会感到疼痛。这些情况下,额外刺激的叠加会引起干扰场的超阈值刺激而出现相应的症状。这个过程适用于潜在的和明显的干扰场。越来越好地理解神经解剖学上的复杂的躯体神经系统和交感神经的跨节段连接,并且获得详细的自主神经系统中神经生理学知识,可以越来越"神秘地"、科学地解释干扰场。

从临床观察发现,相当大部分的干扰场位于三叉神经和迷走神经的神经支配区(牙齿,扁桃体,鼻旁窦,胃肠道,内生殖器)中,这考说明了干扰场对神经支配具有决定性作用。

三叉神经的中央区域在颈髓中延伸至脊髓节段 $C_3$,以致于在交感神经三叉神经供给的组织(例如牙周炎,移位的牙齿,慢性鼻窦炎)的慢性传出刺激下,也可以期待感觉运动节 $C_1$-$C_3$ 中的反射反应。上颈椎的肌肉张力同样可能引起头颈部疼痛,就像在肌肉链上,整个脊柱上的错误运行负荷,并且在远处有相应的临床症状(例如腰椎,骶髂关节)。

由于鼻窦或牙齿齿骨(牙周病,慢性鼻窦炎)引起的咀嚼肌(咀嚼系统的肌病)障碍是完全可以解释的,因为在病理刺激状态下三叉神经的信号传入导致三叉神经所支配得咀嚼肌的张力变化。虽然通过咬合夹板矫正咬伤,从牙齿矫正角度是可以理解的,但这不属于因果疗法。

三叉神经核心区域与面神经相连接(三叉神经是面神经的传入神经),舌咽神经和副神经($C_1$-$C_{5/6}$)通过"节段反射器技术"大大增加了临床上显示的干扰场疾病,并且在相互对应的脑神经区域显示了大部分慢性病的大量症状。

例如可能由食物不耐受、生态失调或胃肠道感染引起的肠的慢性刺激状态,通过迷走神经传入,同样有助于颈髓中的三叉神经核心区域的传入刺激,然后会出现相应的临床上相关的三叉神经供应区的(例如牙齿和颌面部症状、鼻窦炎症状、非典型面部疼痛、头痛)、舌咽神经的(例如 Waldeyer 咽环和咽部肌肉的慢性不适、舌咽神经的神经痛)、副神经的(斜方肌和胸锁乳突肌的张力)慢性症状。

位于所述的神经供应区域的交感神经支配在任何情况下都参与并构成兴奋传入,其通过交感神经传导导至组织相应部位,包括躯体神经组织(例如神经节,脊髓)微循环的上述变化。从交感神经系统发出的躯体神经系统的反射症状也是干扰场疾病。根据干扰场的位置,在仔细观察神经支配关系时,干扰场疾病在许多情况下被证明是节段反射事件,总是伴随着从阶段术语中脱颖而出的"跨节段"交感神经的参与。

来自临床经验的干扰场理论的实验基础在 Ricker 的广泛的动物实验中。其中可以证明,交感神经的单一刺激可以永久导致传出(血管舒张)刺激活性的增加(例如慢性鼻窦炎、肠易激综合征)。任何生理刺激都会导致病理性刺激反应。在实验中观察到的这种现象可很好地适合于干扰场性质的临

床观察。

## 7.1.2　慢性刺激的成因

引起干扰场交感神经传入的慢性区域性刺激是非特异性的并且可能由多种因素引起。临床表明：任何疾病、任意类型的损伤或者由任何生理刺激引起的传入交感神经的慢性刺激都可能产生干扰场效应。Kellner 通过显微镜检查了瘢痕组织，经过一种局部麻醉药的神经治疗性渗透，它在被确定为另一种疾病的干扰场后被切除[268]。除了改变了胶原纤维的含量之外，他发现在有机或无机夹杂物以及部分异物（例如：滑石晶体）周围的非特异性炎性综合征。所以这里可能有一个慢性刺激的底物。

当考虑到吞咽疼痛的可能性，也就是不同轴突之间的引起创伤性病理刺激的传递时，就像它们在周围神经系统参与的损伤那样，病理刺激变得更加具体。同样的关系在严重的炎症、细菌、病毒或通过其他病因引起的疾病之后会形成，它与部分组织的破坏、反应性炎症和瘢痕相关。无论如何，基础调节系统以及交感神经末端形成区域的血管都有一个缓慢的变化。当然，交感神经的轻微的活性起着重要作用，它在其末端形成中由没有髓鞘的，即差分离的 C 纤维组成。

## 7.1.3　刺激中断—干扰场—断开

在瞬间现象下，主要是中断了传入交感神经的刺激，以及越来越深刻地中断了临床上的各种各样的长期的症状。然而与此同时，干扰场的底物变化必然自发，这会减弱刺激。如果情况并非如此，则干扰场诱导的疾病将不会长期中断。

> **！注意**
> 如果刺激是不可减弱的，就像由异物或慢性细菌性引起发炎的牙齿，反复的神经治疗渗透不能持续中断干扰场诱导的疾病症状。

除了细胞膜稳定化等，随着普鲁卡因（Procain）反复渗透入干扰场，"过度灌注"（由二乙氨基乙醇介导）的发生。这个过程导致超出麻醉时间的"干扰场断开"效应。中断炎症介质的产生、引发再生过程（通过成纤维细胞等）以及增加的微循环改善了干扰场组织的整体营养和功能。这中断了从干扰场发出的交感神经传入。

例如，干扰场组织的变化表明瘢痕具有临床上证实的干扰场功能，它经局部麻醉药反复渗透后，变为无刺激性的瘢痕。瘢痕增加使得皮肤抵抗能力达到正常值[268,474]。由慢性肝炎中作为干扰场的肝脏引起的转氨酶增加在对腹腔神经节的反复注射后变为正常化。相同的过程在没有干扰场功能的病理组织变化中。在局部麻醉药治疗应用中，发炎组织的是否存在正常化的干扰场尚不清楚，这也是急需的观察点，[470] 只有手术切除干扰场（瘢痕，牙齿，扁桃体，阑尾等）后才能永远消除远处的慢性疾病症状，神经治疗的渗透仅导致短期缓解，这些情况指出了干扰场组织的神经生理学价值。

## 7.2　干扰场的发病机制

考虑到干扰场的起源与迄今所说的内容，可以解释进一步的临床观察，这将在下面描述。

## 7.2.1　时间关系

> **！注意**
> 干扰场的形成与由此产生的疾病之间的时间关系是非常不同的。

一名患者的病史可以表明，在牙齿治疗后，立即产生肩关节的不适。然而，另一个具有相同症状的患者的病史表明，与另一种损伤或疾病没有直接的时间关系。例如，在这例患者中，扁桃体切除术的瘢痕通过瞬间现象作为干扰场出现，扁桃体切除术发生在肩关节不适的 40 年前。

在第一种情况下，可以容易地解释干扰场的起源：由牙齿治疗引起的刺激经传入交感神经引起传出交感神经的节段性病态刺激，从而导致肩关节的营养失调，这在临床上表现为疼痛性肩关节疾病。

在第二种情况下，干扰场效应可能已经存在了很长一段时间，但是被有机体所忍受。因此，在扁桃体切除术瘢痕领域中交感神经的病理性冲动得到了长期的代偿。因此，扁桃体切除术的瘢痕领域中的传入交感神经的病理性冲动得到了长期的代偿。可以想象，随着年龄的增加，交感神经的病理性冲动的代偿逐渐减少，从而干扰场在病理学上变得有效，类似于随着年龄的增加，所有器官系统的能力被限制。

> **！注意**
> 生物体的"负荷"（重金属污染，营养化学压力，缺乏疾病，精神压力）会诱导干扰场疾病[134]。

这里也是当然预先规定了一个独立的非同寻常的且与年龄有关的代偿发展。

## 7.2.2　干扰场的产生

在伤害或疾病之后，干扰场的产生在任何情况下都不是强制性的。大多数伤害或疾病不会对交感神经功能产生任何后果。然而，临床观察表明，一些疾病或损伤的历史引起了干扰场的产生。

> **！注意**
> 特别长期的或剧烈的具有并发症的疾病发展常常留下一个干扰场作为温和的发展。

复杂的伤口愈合过程，特别是在伤口、脓肿、疖、粉刺和蜂窝织炎导致的细菌感染往往会在病理上产生局部病理传入交感神经刺激，即潜在的干扰场。由此任何情况下都不能推断，"亚临床疾病"或"轻微损伤"不能离开干扰领域。根据以前对交感神经的认识，可以认为这种临床证实的事实是由交感神经系统持续不断的刺激所引起的，在此，显然的刺激强度和持续时间取决于既往的损伤或疾病的程度以及机体的"愈合能力"。

此外，在仅考虑自主神经系统下，负责头部的颈上神经和副交感神经的神经末梢神经节与通过颈静脉神经的舌咽神经的颅外神经节直接连接。交感神经与迷走神经，即舌咽神经之间是否存在神经节内的突触联系，这可能还没有被证实。脊髓节段 $C_8$-$Th_{6/7}$ 的颈交感神经神经节主要负责头部，通过其交感核心区域,突触连接到相应的胸腹交感神经丛,以及严格节段性固定的感觉运动神经系统[69]。无论交感神经的供应如何,通过提及的器官区域的脑神经供应以及通过与免疫系统的连接(例如通过扁桃体),额外的干扰场可能性会增加。在任何情况下,干扰场检测和依赖于它的疾病都必须与"第二现象"相关联,也就是说,与疾病症状衰退的可复制的临床证据相联系。

干扰场迄今可能只凭借少数事实被定义,例如通过 Ricker[425] 的实验,这些实验说明了交感神经及其性质(能力)的功能操作模式,并能够在实验中理论性证明干扰场效应。还可以借助 Pischinger、Kellner、Stacher、Siegen 和 Bergsmann 等的实验[34,267,399,461,473],这些实验提供了干扰场及干扰场效应的组织学上的、生理学上的和临床的客观结果。必须提到的是,Ricker 缺乏神经治疗知识,却没有受其影响而进行了实验。干扰场的直接证明尚需研究,其揭示了从干扰场到参与器官的交感神经理论上所需的病态刺激功效。但是,干扰场的临床意义并没改变。通过局部麻醉药中断病理刺激功率以及干扰场诱导的疾病症状的可重复衰退,目前仅在临床上是可能进行干扰场检测的。

## 7.3    干扰场的临床证明

Huneke 强调每个慢性疾病都可能由干扰场引起。因此,在慢性疾病中,干扰诊断通常进行在不成功的节段治疗后,节段治疗不一定只由神经治疗组成。基于 70 多年来积累的记忆性数据、临床检查和经验值,会对每位患者单独指导进行干扰场检查。局部麻醉药渗透进被检测的干扰场。当一个完整的可以在相同的渗透下再现的瞬间现象被触发时以及当无症状时间延长时,病因是清楚的。这一瞬间现象可以由这一个干扰场完全触发。其他被检测的干扰场的渗透不会产生瞬间现象,就像其他治疗形式没有考虑到应负责的干扰场,没有成功。干扰场和"参与器官"中理论上所需要的病理性交感刺激功率的测量以及干扰场渗透后的永久正常化将是干扰场及其对生物体的影响的神经生理学证明。但是,这是不可能通过目前可用的技术实现的。

关于控制清除病症的临床证据对治疗来说是重要的。临床上的参数可以证明既往的干扰场诱发的疾病的正常化。它们是:

- 永久免于痛苦
- 宏观上和实验室化学上衰退和正常化发炎的组织过程
- 持续正常化血清中组织特异性的酶水平
- 摆脱对测试的过敏原的过敏反应
- 暂停放射学上可控的、持续退行性的关节疾病并改善其功能
- 继续正常化以前超标准的激素水平

## 7.4    干扰场疾病和节段性疾病

### 7.4.1    流畅的过渡

正如干扰场的理论和基础这一章所述,缺乏有关交感神

经及其功能的形式特征的知识时,干扰场和由其诱发的疾病是难以被接受的。这一点曾遭受到无数的批评,这些批评要求科学的证明,但尽管有无数临床上可重现的证据,也不接受把干扰场发生的事件当作一种现象。干扰场距离次级疾病点越远,其存在就越少被接收。同时,令人困惑的是,一方面,相同的慢性病可以由完全不同的干扰场引发,另一方面,相同的干扰场可以在不同的患者中引发并维持不同的疾病。这种缺乏系统性以及这种普遍的可能性似乎令人难以置信,这种可能性是指所有医学领域的各种慢性疾病都可能是被干扰场诱导的。

在特别注意交感神经下,现在试图展示从普遍接受的节段反射的疾病到干扰场疾病的几乎无缝过渡。牙齿疾病与三叉神经痛、枕骨神经痛或颈椎的前三段的功能障碍之间的节段性相关关系是可以理解的[69]。考虑到支配到牙齿的三叉神经,其核心区域延伸至颈段 $C_3$,牙齿与三叉神经之间的疾病关联,也就是来源于脊椎节段 $C_1$-$C_3$ 的枕骨神经初次看上去是可以理解的(分段反射器)。

然而,如果所描述的疾病症状来自手术毁损的牙齿(根部治疗,根尖切除),它与三叉神经无关系,交感神经是唯一可能的神经连接。这支配了牙齿和牙周组织,与三叉神经、枕骨神经、伴随着这些神经的血管以及负责供应神经元的神经滋养血管一起运行。现在负责牙齿的交感神经的传入路径开启了可能的疾病关系的全新方面。交感神经供应通路通过颈部颈部和相应的交感神经节(颈部高位神经节,星状神经节)发生,其核心区位于 $C_8$-$Th_7$ 区。交感神经纤维部分来自相同的核心区域,它与三叉神经、枕骨神经以及供应这些结构的血管一起运行。因此,通过受感染的牙齿传入刺激时的交感神经传导,使伴有相应的灌注障碍的上颈髓的交感神经传出刺激,以及三叉神经、副神经、舌咽神经、面神经、迷走神经和枕骨神经的核心区域的参与成为可能。

如果在追踪病理性传出交感神经炎时,颅内、颈部和胸腔的血管供应以及交感边界神经的神经节内联系也被关注,则最初描述的节段性反射的疾病关系会变得更加清楚,并会深刻显示出牙齿下颌区域的区域传入交感神经刺激的潜在影响。

这里无需考虑面部颅骨的脑血管和动脉血管为了从翼腭神经节退出的血管扩张的副交感神经供应[74,490,491]。交感神经系统和副交感神经系统之间的神经支配连接当然可以起到作用,例如,在三叉自主神经性头痛或脑循环障碍时,在鼻窦慢性病已存在时。

如果考虑到 $C_8$ 与 $Th_7$ 之间上交感神经核心区的广阔供应范围,传出交感神经系统可能从感染的牙齿开始蔓延至头部、颈部、上肢、胸部、腹部和下肢区域。供应腹部的内脏神经的核心区域主要开始于 $Th5$,并且在通往腹腔神经节的路上向主动脉丛发出许多分支,此外,还供应下肢的血管[69]。在这方面,即使三叉神经和第二颈段之间的节段反射路径被中断,受损的牙齿也可能成为干扰场。

总之,第一眼看上去,从神经坏死的牙齿开始,节段相关的三叉神经或枕叶刺激是干扰场疾病。因为如果渗透不会使神经痛持续停止,在患病牙齿的反复神经治疗渗透中或在手术除去牙齿的过程中应用消除神经痛的因果疗法。在这种情

况下,三叉神经或枕骨神经区域的渗透不会导致疾病症状持续变化。

另一个众所周知的临床实例应将这些神经支配联系描述为纯粹的节段反射程序。左心室区域的急性心肌缺血常常不仅在左 $1\sim4/5$ 水平上表现出胸前疼痛,而且疼痛通过左下颌的左侧肩部的传导到 $C_8$ 段,直到左小指,还常常伴有左臂沉重和虚弱感。在这种情况下,传入交感神经的刺激从缺血性心肌区经由交感神经传导开始,引起 $C_8$-$Th_{4/5}$ 部分的传出交感神经的刺激。然后,通过血管传出,其交感神经供应源自颈部高位神经节和星状神经节。供应心脏的传出交感神经的核心区域开始于 $C_8$ 节段,即在向上肢部分感觉运动性和交感神经性供应的节段中。在供应上肢的 $C_7$ 或 $C_6$ 段通常不会发生疼痛,因为在脊髓的中间双侧的中部的交感神经核心区才开始于 $C_8$。

这个过程被认为是一种节段性疾病,这证明了通过对星状神经节的注射阻断了 $C_8$ 节段的交感神经。结果,在超过所使用的局部麻醉药的作用持续时间时,引起整体疾病症状的 $C_8$ 和 $T_{4/5}$ 之间的交感神经传导可被中断。因为交感神经溶解断开了星状神经节,这不仅中断了引起疼痛的感觉敏感的心脏纤维,而且改善了心肌的灌注,从而消除了缺血性疼痛。

因此,干扰场疾病与节段性疾病的严格区分只是在教学上必要,它只符合脊髓神经系统的脊髓节段系统。形式上没有孤立的"体细胞的"神经支配,但在任意节段性疾病中,交感神经系统及其分布系统传入或传出性地参与。因此,从节段性疾病到干扰场疾病的步骤明显更小,更容易理解。理论上主要源于临床观察的疾病关联和疾病症状清楚地表明干扰场疾病中交感神经介入的因果趋势。

**目 结论**

综上所述,有必要在评估节段性疾病和干扰场疾病时,从解剖学角度和临床上考虑干扰场的完整的神经支配关系,为了了解多层临床症状中干扰场的交感神经依赖性神经调节特性,从而能够相应地进行必要的神经治疗干预。

## 7.5　病例报告和解释

接下来,在临床和动物实验观察的基础上,将清楚地展示干扰场疾病如何发生,以及同一干扰场为何会在不同患者中引起不同的疾病。

两名患者出现颈部扭伤,并伴有后遗症:

- 在第一例患者中,颈椎局部治疗可以使症状恢复正常。大约 6 周后,治疗顺利完成。
- 第二个患者有相同的创伤和相似的临床症状,以物理措施的形式进行相同的保守治疗。由于在各种治疗措施下,症状持续存在,甚至有时导致症状加重,最终停止治疗。由于在损伤之前在上颌骨中已经反复发生疼痛,在颈椎损伤 1 年后,拔除智齿。此后不久,颈椎损伤的症状不用进一步的治疗而慢慢减轻。

在第一种情况下,进行了保守治疗,通过利用节段性反射关系来减轻创伤。在第二种情况下,在事故发生前,已经有一个移动智齿形式的干扰场。无论这是一个明显的还是潜在的

干扰场,都不能再被确定下来。根据第二例患者的历史资料,他在颈椎损伤前至少没有颈椎病。可以肯定的是,在事故发生之前,颈椎的亚临床病理情况一定已经通过作为干扰场的牙齿存在,它导致了创伤的持续存在。因此,就交感功能而言,事故发生前,该区域已经出现了病态的刺激状态,而具有额外刺激的事故使其加重。因此,尽管采取分段治疗措施,交感功能未能通过现有的第一刺激正常化。根据 Speransky 的学说,这就是所谓的二次击中的典型例子[467]。

**▶ 定义**

**二次击中**

这是有机体由于持续的第一刺激不能完全消除或补偿的刺激总和。

这种二次击中现象在日常临床实践中经常被发现。比如:

- 胆囊结石症的胆囊切除术后综合征,无法检测出胆结石
- "活化"关节,其在事故发生前没有症状,之后,在轻微损伤后会引起持续性症状
- 在任何形式的压力下或在服用特殊食物或饮料后的头痛
- 单纯疱疹感染,其始终处于感冒或心理压力下发病在同一个地方
- 发生在初潮,第一次分娩后,绝经后或妇科干预后的偏头痛

这种二次击中现象的基础是所谓的第一次击中,以预有的自我补偿的交感神经刺激为形式,临床上无症状,或以预有的无交感神经刺激的压力为形式,其源于先天性的"器官弱点"、来自微生物的压力或毒性压力。

在任何非特定刺激下,无论是天气变化还是创伤,只有一般性或区域性的额外刺激会导致慢性疾病形式的不可补偿的病理刺激反应。

**❗ 注意**

如果可以使用局部麻醉药消除主要刺激或次级刺激,则病理性刺激会降低,使交感神经功能恢复到生理功率范围内,从而回到自我调节的生理区域内。

通过局部麻醉药渗透干扰场来减少刺激,其中的持续作用是通过上述"医疗刺激再开发"的重复渗透或干扰场的手术治疗来实现的。

## 7.6　干扰场的神经病理学标准

考虑到交感神经系统的形式,来源于动物实验观察和临床观察的干扰场功能理论可以进一步稳定和推广。交感功能在不同的层面运行。根据 Rohen 理论,交感神经的传导分为 3 个功能区[429]:

- 脑桥脊髓功能为最低功能级别
- 更高一层是菱形和中脑的网状结构
- 最高水平是与间脑相关的下丘脑

不同器官系统的相互作用从这个地方开始;与中枢神经系统的连接使植物性功能被认知。所有的三个级别是相互依赖的,当然不是每个刺激都能达到这三个级别。不是刺激的程度而是刺激的频率决定着自主神经系统的功能,基于这样

的认识，可以假设，这三个植物性级别的功能和反应性受同样的标准影响。简单来说，主要是通过脑桥脊髓传导达到一定的刺激强度，并随着刺激强度的增加，通过更高一层的级别，直到到达下丘脑功能区，继续传导到中枢神经系统，从而到意识。这使得二次击中现象成为神经生理学基础。一般而言，刺激总和会导致病理性刺激通过所有 3 个植物性功能级别，最终引起疾病病症。这个理论也有助于澄清这一问题，相同的干扰场为什么在机体的不同部位引发或维持个体不同的疾病，以及同一种疾病为什么可能由不同的干扰领域引起。干扰场引起的疾病的定位取决于定量最大的病理冲击功率从周围传递到相应的器官区域或身体区域的水平。

干扰场引起的疾病的定位取决于这样的级别，从其出发，数量最大的病理性刺激功率传递到周围，到相应的器官区域或身体区域。遗传性或获得性器官衰弱，少数族裔的耐药性或支配，这些术语来源于临床经验，被认为是神经病理学上的第一次冲击，是可以被解释的。

遗传性或获得性器官，少数族群耐药性或处置。在这个理论基础上，将可以继续理解干扰场形成和干扰场诱导疾病之间非常不同的时间间隔。根据 Speransky 理论，也可以想象，干扰场发出的传入刺激到达更高的植物性核心区域，作为二次击中在菱形和中脑，即下丘脑中产生影响[467]：刺激的传入会引起刺激传出，之后这种刺激不再仅会在脊柱水平上导致节段性的完全不同位置上的干扰场疾病。此外，交感神经的传出反应，从高于脊柱水平的中心开始，可以定位干扰场疾病。在相当不明确的刺激下，这一器官或组织部分可能作为疾病部位反应，其反应性和先天或后天的补偿能力是有限的。

## 7.7    总结

干扰场是区域性交感神经供应的组织切片或器官，其传入弧一开始在间质中显示为慢性病理性刺激，通过不能被身体本身的机制分解的持续的非特异性刺激，或者通过创伤或疾病后急剧增加的交感神经系统（Ricker）的刺激性产生。因此，尽管刺激衰退，持续的病理性刺激持续存在。任何类型的已消退或持续的疾病或损伤都可能是这种慢性非特异性刺激的成因。从干扰场开始，在传入路径上，病理性刺激传递到脊柱以及后脑和下丘脑区域的交感神经的核心区域。从这三个功能层面来看，病理性刺激会传出到外围，这会在另一个组织切片或器官上引起干扰场诱导的疾病。微循环和器官和组织能力的干扰可以使直到引起器官变化的调节干扰成为可能，其由交感神经控制并影响基础调节系统。

通过干扰场的直接神经治疗渗透可以诊断并因果治疗干扰场疾病，或者如果不可能直接渗透，间接通过干扰场的"节段疗法"，包括主管的自主神经节（例如在腹部器官疾病中的神经节丛）或通过手术上的干扰场修复（例如牙齿、阑尾和胆囊）。

# 第 8 章　局部麻醉在神经疗法中的应用

## 8.1　引言

用于神经治疗药物的选择首先要以治疗方法及作用方式设为前提。尽管需要药物，但这并不仅仅关于传统意义上的药物治疗。在这种药物治疗中，必须到达的一般药物疗效水平才能达到一定的治疗效果。通过对病理的交感神经刺激的短时间中断，达到更持久的生理脉冲功率的恢复，来达到神经治疗的效果。

> 🔖 **实践提示**
>
> 使用药物中断得越久，所需的自动调节状态被中断的时间越长，这样拥有尽可能短的作用时间和尽可能低的毒性的局部麻醉就是最优的。

## 8.2　用于神经治疗的局部麻醉药

即便没有药物，针刺进入皮肤也首先表现为一种不特定形式的刺激，这种刺激是由迅速传导的感觉神经和对皮肤进行集中供应的交感神经传入传出上来反应的。药物的使用能加强刺激。据此观察到，这种更强的刺激显示了更佳的治疗效果，但这并不意味着，在任何情况下，这种刺激反应在治疗上也是有利的。

应用提纯的蒸馏水，食盐或其他药物，甚至是空气的注射都证明了，药物选择在神经治疗中是次要的。当附加的或多次重复区域的、有无注射的针刺刺激，或者推揉、用热用冷的皮肤表面刺激，都会导致节段反射性反应。因此不管是感觉运动神经还是自主性神经都会进行兴奋传递。

这种神经治疗的治疗办法不仅由组织刺激组成，还由经注射局部麻醉药来中断刺激组成。因为在针刺中，神经组织经由机械伤害受到刺激，并且没有传导功能的组织受到刺激，除了立即的节段反射性反应外，还有基于组织损伤部位而产生的刺激传导系统的附加反应。由于药用刺激使得两种影响得以加强，除非使用的是一种稳定生物膜的，限制刺激传导和组织刺激的局部麻醉药物。

因此，神经治疗注射由两个因素确定：

- 针刺方式的刺激
- 通过局部麻醉药的刺激消除

一方面，由于刺激单独地以间接方式经由交感神经节段反射引发治疗反应（像是灌注的改善等）；另一方面，通过局部麻醉药注射，交感神经会通过交感神经弧传导的中断以恢复形式进入生理的刺激状态。第二部分神经治疗注射过程与直接的刺激过程有着本质上的区别，特别对干扰区域的神经传导中断来说，它是一个绝对必要的前提条件。

一种适用神经治疗的药物必须能中断现存的交感神经病理性的刺激。基于此这种情况，每种在自主神经系统，特别是交感神经系统控制下的疾病，并根据 Ricker 实验性研究中证明出的传递疾病的病理性交感神经刺激，神经治疗有关的局部麻醉药的选择是有其现实意义的。这事关由交感神经功能的常态化所伴随的后续治疗效果的刺激中断，这种刺激中断要比由药物产生的刺激中断更持久。通过直接的针刺（如针灸），或通过缓解疼痛的所用额外的局部药物，针对的治疗性刺激以节段反射方式利用抑制性神经元来间接地对被干扰的交感神经功能施加影响。

> ⚠ **注意**
>
> 用刺激治疗只能影响涉及节段的疾病，而不影响那些实际的交感神经功能干扰处于患病的脊髓节段之外所产生干扰的疾病。

严格来说，与局部麻醉相关的局部麻醉药概念就与神经治疗的关联是容易被误解的，因为无论如何，神经治疗都并不致力于局部麻醉。即使宏观上试图用治疗性局部麻醉药的阐述来解释神经治疗这个概念，但对解释局部麻醉药在神经治疗中的效用也没什么贡献[179]。局部麻醉药在神经治疗中的效用只能通过对作为替代的麻醉剂的观察，以及由弗雷肯斯坦持有等人所提出的众所周知的生物膜稳固来描述的它的效果。尽管它已经被实验和临床证实了，但这个过程是如何实现的，至今还没有被完全弄清楚。

生物膜稳固并不意味着在神经细胞和神经突出的细胞膜上刺激传导的中断。刺激传导的中断是由于局部麻醉药对钠离子信道的堵塞引起的。这适用于传入传导性感觉神经纤维和任何其他类似神经细胞的神经纤维。在对神经治疗重要的交感神经纤维刺激传导中断的情况下，交感传导弧也将中断。接下来，通过氨基苯甲酸的裂解产物，就会产生普鲁卡因所达到的所有组织结构生物膜的稳定化。

至关重要的神经治疗过程是在局部麻醉药的药效期间增加的扩大的微循环，它伴随着间质环境（pH 值，毛细血管的通透性，纤维细胞，巨噬细胞，肥大细胞等）的常态化，以及随后的自主神经弧刺激传导的常态化（恢复状态）。因为交感神经系统拥有传入传出神经分支，所以在刺激双向传导的中断后，能观察到这种神经系统的反应。传出神经分支传导的中断意味着传统意义上的交感神经阻断，它减缓传入神经分支对刺激向交感神经弧中心的传导。这样同时就产生了混合的反射路径，也就是感觉运动系统。这里要回顾起对交感神经来说典型的现象，即病理性刺激要比单纯的刺激持续得更久。此外，通过局部麻醉药引起的病理性刺激的中断会致使超过药物效用时间的持续的交感神经功能的常态化，这种常态化能在反复中断下不加限制地持续着。这种临床发现表现为症状的减轻。

**ℹ️ 小知识**

就局部麻醉和神经治疗上来看,局部麻醉药药效上的原则性区别在于,用于预防的止痛的局部麻醉首先针对的是躯体感觉系统,然而神经治疗诊断和治疗上却针对的是早已被干扰的交感系统功能。

在局部麻醉的区域下,由于躯体和自主神经系统的形态而产生的交感神经的同时中断被看做是副作用,并不具有决定性作用。相反的,在神经治疗的区域下,躯体敏感性和躯体运动活性的中断并不具有治疗相关性。

## 8.2.1 普鲁卡因神经治疗

考虑到用于局部麻醉的局部麻醉药,那致力于使药物拥有尽可能长的效用时间就合乎逻辑了。因此,在过去几十年间,局部麻醉药经合成达到长至 3 小时或更长的效用时间。在普鲁卡因合成 40 年后,也就是 1945 年,Löfgren 对麻醉剂进行了发展,生产出第一种酰胺结构局部麻醉药,并取名叫做"利多卡因"。

于此相比,如果发现在病理性刺激和局部麻醉药引起的刺激中断下,任何与治疗相关的自主神经系统的反应,那推荐使用短时效的局部麻醉药,因为治疗上能达到的自主神经刺激传导的常态化只依赖于病理刺激传导中断,而不是它的持续时间。

**❗ 注意**

对于神经治疗而言,极短时效的酯类普鲁卡因是第一选择。同样也可以使用长时效的局部麻醉药,但对治疗效果却没有任何的改善。

从神经治疗的角度来看,它们对自主神经系统进行的不受期望的长期影响,并延长了神经治疗中所致自动调节的中断时间。

如果比较各种局部麻醉药的药效,并根据对局部麻醉和神经治疗都重要的标准进行评估得出,用于神经治疗的最佳局部麻醉药是不含添加剂的 1% 普鲁卡因,特别是没有加入血管收缩剂和防腐剂。例如,可以把酯类局部麻醉药普鲁卡因和选为所有酰胺类局部麻醉药代表的利多卡因进行比较。

## 8.2.2 普鲁卡因和利多卡因的比较

**作用持续时间**

根据应用地方,作为基本临床重要标准的刺激传导中断时间分别为:
- 普鲁卡因:持续大约 20 分钟
- 利多卡因:持续 60 分钟

对于神经治疗来说,普鲁卡因的作用时间比利多卡因的更有利,因为更短的作用持续时间意味着更好的药物可控性。此外,涉及躯体神经系统的所有副作用(S.127)的持续时间,在普鲁卡因下比利多卡因下明显要短得多。在实践中意味着更短的运动和感觉中断,这样在普鲁卡因下患者的神经系统功能会更快恢复。

**病理学**

就组织内的扩散能力、分布和渗透能力这些方面而言,利多卡因普遍优于普鲁卡因。因为神经治疗相关的神经结构首先是由薄的,拥有较差隔离性或没有髓鞘的 C 纤维组成的,所以普鲁卡因弥散性较差,但即便这样渗透能力的对神经治疗来说已足够。此外,在引起刺激传导中断的类别中,存在有利于自主神经系统和不利于躯体神经系统的相对选择。普鲁卡因相比利多卡因效果较弱的特性反而更受青睐。为了到达受干扰的自主神经组织结构,普鲁卡因的注射需要比利多卡因更精确,在这一方面,普鲁卡因较弱的渗透能力是一个缺点。

**分解**

普鲁卡因基本上立马会通过存在于整个组织中非特定的丁酰胆碱酯酶分解为对氨基苯甲酸和二乙氨基乙醇,而利多卡因会直接由注射部位转移扩散,在肝脏氧化分解为乙醛和乙基甘氨酸二甲苯胺。

普鲁卡因的分解产物负责注射部位的血管肌作用(二乙胺乙醇),以及毛细血管密封(对氨基苯甲酸)。但利多卡因没有这些特征。两种局部麻醉药的分解产物主要由肾脏排出。普鲁卡因的分解产物另一个治疗的重要特性不会带来像利多卡因造成的器官负担。因此,在组织相容性层面上,普鲁卡因比利多卡因对神经治疗更有利。

**毒性**

普鲁卡因的药物毒性约为利多卡因的一半。因为利多卡因的分解主要发生在肝脏中,当肝功能受限时,临床上这种差异在就特别重要了。比如说丁酰胆碱酯酶的缺少,这种酶的浓度经常被假定为 1:2 500,这是在普鲁卡因使用时要考虑的,因为之后必需要使普鲁卡因延时分解。丁酰胆碱酯酶的尽量缺少便获得了临床上的重要性。这种情况是极其少的,丁酰胆碱酯酶将采用 1:250 000 的等级浓度。由于这种毒性差别,对应一个神经治疗单位的普鲁卡因用量比利多卡因要多两倍。在平均体重为 70kg,未受限的肝脏功能和组织内相同的胆碱酯酶含量的条件下,相同浓度下的普鲁卡因用量达 500mg,而利多卡因用量达 250mg。

如果考虑到组织毒性,普鲁卡因再次优于利多卡因。每种局部麻醉药的注射剂量和浓度一定的情况下,使用范围内对组织都是有毒性的。普鲁卡因的神经毒素相比利多卡因的要低,这是由神经损伤以及神经纤维水肿的数量和强度得知的。酰胺类的局部麻醉药的特定毒性是来自在注射位置的小毛细管密封和血管舒张作用的缺失和不同的神经、肌肉和心脏毒性。相比普鲁卡因,利多卡因引起的缺失的血管舒张作用在宏观上通过丘疹症状表现了出来。普鲁卡因型丘疹在注射区域显示出明显的浅红色充血,而利多卡因型丘疹则表现为贫血性白色的充血(▶图 8.1)。

特别应注意的是降低毒性和遗传性损害可能性(遗传畸形)。Godeffroy 在查阅了大量著作后指出,对处于妊娠第一期的孕妇用普鲁卡因或利卡多因进行治疗,都不存在新生儿畸形形成风险的增加[192,193]。确定的是,普鲁卡因和利卡多因都是胎盘流动性的。这表示,孕妇治疗中两种替代药都必须被婴儿的组织所分解,普鲁卡因在丁酰胆碱酯酶下被分解,利卡多因在肝脏中被分解。如果单单考虑到利卡多因相比普

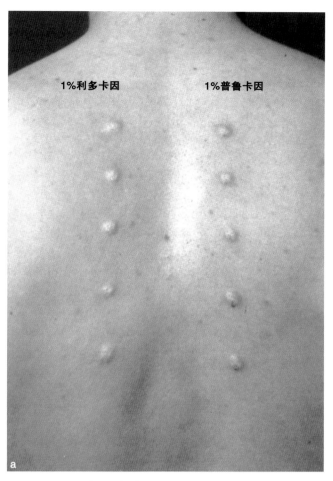
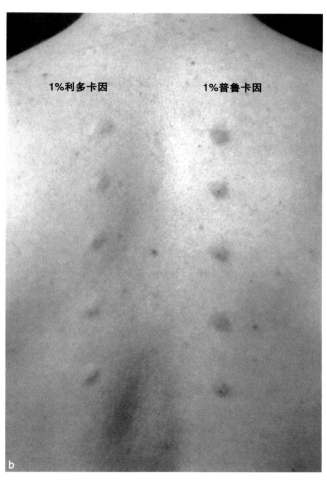

1%利多卡因　　　　1%普鲁卡因　　　　　　1%利多卡因　　　　1%普鲁卡因

a　　　　　　　　　　　　　b

▶ 图 8.1　脊椎椎体旁丘疹。左图为注射 1%利多卡因半分钟后的图像;右图为注射 1%普鲁卡因 3 分钟后的图像。在利多卡因四环素的情况下,注射部位的普鲁卡因四环(二乙基氨基乙醇)引起血管扩张而显现出变红。注射部位的血管舒张表现为普鲁卡因型发红的丘疹,而利多卡因型丘疹中未表现出来红色

鲁卡因高两倍的毒性,普鲁卡因无疑是在妊娠期和产科应用中神经治疗的最好药剂。Mink[346]、Funk[155,156] 和 Goecke[170],这几位长期在妊娠期护理和产科任职的医生,发表了关于普鲁卡因和利卡多因应用于妊娠期的相同结果。

在神经治疗的范围下使用普鲁卡因,可能会出现的普遍症状是根据不同情况而不同的。然而这并不会导致任何治疗后果。最常见的症状是轻微头痛,它只会持续几分钟,不会产生可测量的血压变化。同时还经常会产生普遍的发热现象,轻微出汗和金属味觉。患者有时还描述了一种内在的震颤感,但却看不到震颤现象。短时间的注意力减弱或只持续几秒钟的口语、视觉或听觉障碍却被患者很少说到,它们会自动消退。值得注意的是,所有这些由药物产生的副反应在患者之间存在差异的。很明显这些差异依赖于自主神经初始的状态。一些患者在使用普鲁卡因的治疗后描述了一种舒适感。交感神经阻碍患者描述为一种平静的状态,而副交感神经阻碍患者则呈现为相反的状态。这种普鲁卡因带来的有益作用显示出了一种附加的积极效果。在严格考量普鲁卡因用量和正确注射技术下,所有的反应都将被观测到。

超剂量的后果分为兴奋阶段和瘫痪阶段(▶ 表8.1)[274,565,566]。

▶ 表 8.1　普鲁卡因中毒的症状

| 第一阶段:兴奋阶段 | 第二阶段:瘫痪阶段 |
| --- | --- |
| ● 发红或苍白<br>● 冒冷汗<br>● 说话欲望,内心不安<br>● 焦虑,言语障碍<br>● 瞳孔扩大,最终眼球震颤<br>● 困惑,有侵略性<br>● 轻度困倦<br>● 失去知觉<br>● 呼吸不畅,呼吸急促<br>● 心搏过速,心悸<br>● 脉搏和血压升高<br>● 恶心,呕吐<br>● 震颤,抽搐(例如面部痉挛)<br>● 舞蹈样动作<br>● 惊厥<br>● 强直阵挛性惊厥<br>● 体温上升 | ● 听觉障碍,耳聋<br>● 丧失语言能力<br>● 神志不清<br>● 血管收缩性麻痹(苍白,无力,崩溃的现象)<br>● 感觉和运动完全麻痹<br>● 呼吸困难,发绀增加,呼吸暂停<br>● 心速过缓(偶尔心动过速)<br>● 血压下降<br>● 心脏传导障碍<br>● 心律失常<br>● 所有括约肌瘫痪<br>● 昏迷<br>● 心搏骤停/窒息 |

所有的局部麻醉药都显露出相同的临床中毒现象。然而，这两个阶段并不一定出现。中毒现象取决于中毒程度和麻醉剂到达脑部的速度。所以，在缓慢的中毒阶段中，通过血管注射毒性药剂的吸收，就会产生从第一阶段到第二阶段时间在 5~20 分钟的中毒过程。

---案例---

当超过局部麻醉药的最大剂量时，或当无毒有效剂量通过静脉或特别是通过动脉注射到向上牵引的血管时，预期会引起涉及整个生物组织的毒性反应，结果引起重要的脑组分的断路。

在快速中毒情况下，如将局部麻醉药无意地注射到由静脉到通往大脑的血管内（颈总动脉，椎动脉），就会跳过了中毒过程的第一阶段，并因此预计发生几秒钟的心脏或者呼吸骤停[274]。

---

与此同时，一般要进行全身扩散的痉挛，其作为临床上区分中毒症状和非痉挛性过敏反应的标准，也会消失。特别在局麻效果更强的酰胺类局部麻醉药的应用中，第一阶段的"Prodromi"可能会消失，所以立马会达到一种近似昏迷的状态。

### 8.2.3　普鲁卡因的功能

#### 血管的反应

所有局部麻醉药都有减弱交感神经的作用。然而，在直接作用部位的血管反应是完全不同的，取决于局部麻醉药。因此，皮内注射普鲁卡因会导致注射部位皮肤明显的供血增加；皮内注射利多卡因导致了初始血管舒张后的血管收缩[96]。毛细血管对普鲁卡因注射的反应是取决于普鲁卡因的裂解产物，作为血管扩张刺激物的二乙基氨基乙醇，而利多卡因注射后的，通过注射部位交感神经的"毒性"刺激产生了明显的局部血液循环减少进而导致了血管收缩。这种不同的作用方式有神经治疗的相关性。

#### ❗ 注意

禁止将利多卡因用于细菌感染的局部注射治疗，而注射普鲁卡因却非常合适。

在使用普鲁卡因后，感染伤口能更快愈合的经验显示了普鲁卡因有益治疗的特性，致使将细菌感染性伤口的局部治疗收录到用普鲁卡因来进行神经治疗的适应证目录中。由于注射部位改善的微循环，感染性整体缺氧和 pH 恶化得以消除，从而使机体的更新和免疫反应（成纤维细胞，巨噬细胞）得以更快开始。这个情况特别值得一提，因为从外科角度看，局麻通常用于感染性组织片段是被禁止的，是被列入医疗失误的，这不仅是从病菌传播角度，还考虑到现今常用于局麻的酰胺类利多卡因引起的局部组织供给的恶化。

相比酰胺类局部麻醉药，普鲁卡因较低的神经毒性的原因可能是通过"高灌注"使机体组织供给代谢的改善，其结果是感染经由机体免疫系统可以被更快地清除，就像普鲁卡因相比利多卡因拥有普遍适用的组织友好的特性一样[104]。

对于普鲁卡因的动物实验，在皮下给药后，Kilian 指出了

这种利多卡因缺乏的毛细血管封闭作用[274]。普鲁卡因的裂解产物对氨基苯甲酸是这种作用因素，因为相同影响也出现在对氨基苯甲酸的直接给药后，而没有出现在第二裂解产物二乙基氨基乙醇直接给药后。同样重要的还有普鲁卡因的快速分解和与之相关的对氨基苯甲酸的大量的血液渗入。更稳定的酯类局部麻醉药，例如分解较慢的图托卡因，就没有表现出毛细血管封闭作用。

这种普鲁卡因有但利多卡因没有的毛细血管封闭作用的临床意义在于炎性疾病下普鲁卡因的局部应用领域，与产生炎症的病原体或特征无关。因此，普鲁卡因有着卓越显著的"抗炎"作用。

#### 膜电位的影响

"局部麻醉药是非特定性的 Lytika，它通过阴性带电粒子流排出阳离子或者通过与生物膜上蛋白质或脂质的疏水基团相互作用而产生效果。通过这两种可能的主要方式，可以实现不仅在神经细胞上，而在生物体的所有细胞上膜的稳定化。"[274]

疼痛知觉产生（皮质，丘脑痛）需要相关传入神经元的刺激。除了外来的物理和化学性刺激之外，还存在通过身体本身产生的物质的内源性刺激。这些包括：

- 组胺
- 五羟色胺
- 缓激肽
- 激肽释放酶
- 胰激肽
- 寡核苷酸和多肽，如 P 物质
- 血管紧张素
- 催产素
- 加压素

据 Fleckensteins 的实验研究，不同疼痛起因的作用原理在于，通过神经系统膜的不稳定所造成的神经系统的敏感性增加[141,142]：由于静息电位减少，神经膜电位由通常下意识停留的刺激而去极化。如果局部麻醉药在施加疼痛触发之前给予，则可以通过阻断钠离子通道来阻碍膜电位的降低；如果在施加疼痛触发后给予局部麻醉药，则它会使膜电位降低正常化，致使得刺激成为潜意识的。

不同的局部麻醉药对膜稳定作用的影响是不同的，不仅取决于药物单纯的局麻效力。一般而言，由于这种性质而产生能用于治疗的不同效应。这种纯粹作为一种用于临床特性的局部麻醉药因此仅代表这些众多作用中的一种，膜稳定化以及其由此产生的影响可以从细胞或器官性能的临床结果中得出是哪种细胞膜被局部麻醉药稳定。这种特性以不同的形式既适用于普鲁卡因也适用于利多卡因。因为普鲁卡因和利多卡因的作用在临床运用中是不同的，所以酯类普鲁卡因膜稳定作用不同于酰胺类的利多卡因。

细胞膜的稳定化意味着神经细胞刺激传导的中断和神经递质的传递。如果观察其他细胞，例如释放组胺的肥大细胞，将会通过肥大细胞膜的稳定，局部麻醉药将会变成抗组胺药。在动物实验中，静脉内注射乙酰胆碱，组胺或血清素所产生的支气管痉挛通过附加的向静脉注射普鲁卡因而得到减轻或终

止。静脉注射利多卡因则对药物引起的支气管痉挛没有解痉作用。

### 圣阿雷利-施瓦茨曼现象的抑制

用途的多面性也已经在更复杂的组织过程中得到证实[210]。Siegen 针对圣阿雷利-施瓦茨曼现象写道："如果向家兔皮内注射 0.5ml 特定大肠杆菌浸润液到腹部皮肤（丘疹），之后表现在外的现象不过是与注射中性生理盐水时所观察到的一样。但是，当 24 个小时后再次注射相同的渗透液到耳朵静脉时，它引发了激烈的进行性坏死过程，与第一次皮内注射区域完全区别开来。整个剥落的皮肤和皮下细胞组织在几个小时内被排斥，对整体状况造成相当大的损害。30 多年来，药理学家们用这种经典的过敏反应模型来检测他们大多根据体液角度合成的抗过敏药，中枢性镇痛药和抗组胺药等。但是借助针对初次皮内设置的干扰区内注射普鲁卡因，由其他一支我感兴趣的团队早已在初步试验中成功地完全阻止了第二次皮内注射所引发的反复过程。这些动物毫发未损。"[461]

因此，圣阿雷利-施瓦茨曼现象可以由普鲁卡因得到抑制。如果在第二次注射之前渗透普鲁卡因，则对外源蛋白注射过敏的重要组织中就不会产生"过敏"或坏死反应。如果第二次注射蛋白之前给静脉注射普鲁卡因，时间上延迟静脉内施用外源蛋白质，在实验中也显示出相同的观察结果。在临床上应用中，被昆虫蜇伤或咬伤后，如果立即渗透普鲁卡因，就不会出现本质上的局部炎症反应或过敏反应。作为另一个普鲁卡因的药用因素可能是"无声的炎症"的抑制，其通过阻断炎性传导的膜受体来中断炎症循环，或者让炎症循环甚至不出现。影响深刻的是，Siege 的实验显示了在过敏发生时交感神经系统的参与以及其在"免疫"致敏中的参与，还有交感神经系统的"Engrammierbarkeit"和对整个机体器官组织的干扰场的影响。

组织缺氧的后果因普鲁卡因对细胞膜稳定的作用而显著降低甚至不影响。因此可以证明[274]，在普鲁卡因灌注下，视神经在缺氧 1 小时后不会发生不可逆性损伤。

使用了普鲁卡因的、所谓的"埃彭多夫心脏停搏液"利用普鲁卡因的保氧和毛细血管封闭效应，可以这么说，作为针对心脏手术稳定特定预防剂，可以用该溶液灌注心脏。

### 供氧的改善

在普鲁卡因作用下，由于膜的稳定作用，组织中的缺氧程度显著降低或不发生。灌注普鲁卡因后对视神经的不可逆缺氧性损伤 1 小时后并未出现明显的神经损伤。含有普鲁卡因的所谓 Eppendorf 停搏液，利用普鲁卡因血管收缩的特性，在手术中可"保护"镇静后患者的心脏。

除此之外，普鲁卡因的保氧作用一般用于所有炎性或退行性组织疾病，这些疾病估计有供养恶化等情况。其借助于由局麻性交感神经刺激中断和二乙基氨基乙醇所造成的脉管舒张，由普鲁卡因和它的分解产物对氨基苯甲酸造成的毛细管封闭，以及每个保持和稳定细胞内外环境中生理性电解质平衡的躯干细胞的"膜封闭"，通过这种结合效应，针对炎性或退行性组织疾病治疗的普鲁卡因将通过脉管系统改善氧气灌注，中断或减弱细胞缺氧带来的后果。这种结合效应在利

多卡因上是没有的。

### 用普鲁卡因进行椎管内麻醉

膜稳定的功能终究会继续反映在内部影响，这样一来让局部麻醉和神经治疗以外的治疗性和预防性局部麻醉药的运用变为可能。以 Zipf 为特征的椎管内麻醉概念描述了局部麻醉药的这些作用。静脉内使用普鲁卡因作用于肺泡扩张受体，这种受体服务于自我感知的迷走神经反射性呼吸控制，并且其消除意味着呼吸的改善。在椎管内麻醉范围下普鲁卡因到达的脉管感受器，与颈动脉窦的机械感受器和化学感受器一样会减低敏感性。普鲁卡因的影响特别明显地表现在对心脏肌肉及其由交感和副交感神经性调节的刺激传导系统上。交感神经或副交感神经的功能亢进由普鲁卡因得到平衡，比如说，根据自主神经的初始状态而减少心脏的功能[274]。

Hahn-Godeffroy 多年来一直从事于普鲁卡因不同的"作用"的研究，并把它们与利多卡因相比[192,194,195]。一般来讲，普鲁卡因在静脉内使用上有麻醉性，神经兴奋性和促进血液循环的作用。在脑干和中枢神经系统中的作用可以通过对多巴胺，血清素和去甲肾上腺素再摄取上抑制来解释，以及单胺氧化酶（MAO）的抑制[1]，而使用利多卡因不能实现这些中枢神经的作用。

在药用治疗的意图上，普鲁卡因作用具有平衡性，因为通过所有细胞状结构的膜稳定可以使细胞功能常态化，因此普鲁卡因在器官系统的功能亢进和缺失中均可加以使用。近些年来日益增加的普鲁卡因输液治疗成功地利用了它的药用性质来对抗炎症，疼痛，退化性和精神性疾病（例如抑郁症）所施加非特异性影响。最新成果显示出一种依赖时间和剂量的积极效应（如 250ml 氯化钠溶液里溶解 300mg 的普鲁卡因进行 30 分钟的输液治疗）。

这种普遍的"恢复操作方法"利用了类似神经疗法的普鲁卡因及其分解产物的作用通过自主神经系统和中枢神经系统来进行治疗。然而，与神经疗法相媲美的成果还未出现。

### 局部麻醉药和过敏

目前暂无药物能让生物体对他们的摄入产生过敏直至过敏性休克。当然，这也适用于局部麻醉药。除了过敏症状外，对局部麻醉药的选择起决定性作用的首先主要是发病频率。Hahn-Godeffroy 研究了普鲁卡因性过敏以及与之相关联的反复描述的并发性过敏的主题，普鲁卡因的并发性过敏理论上有高过敏的风险[7,194,195]。在参阅了国际文献和询问使用了几十年普鲁卡因的医生们后，Hahn-Godeffroy 发现，普鲁卡因过敏率明显低于其他有关的麻醉剂和药物，远低于不同抗生素，磺胺类药物，非甾体抗炎药或抗高血压药的过敏率。就普鲁卡因和利多卡因的过敏率来说没有什么区别，这种区别可以证明对一种或另一种药物的偏好。

## 8.3　总结

普鲁卡因作为一种神经治疗剂比利多卡因更受欢迎，因为它相比利多卡因显露了更多临床相关的有利特性。特别有价值的是，普鲁卡因的分解产物，对氨基苯甲酸和二乙氨基乙

醇也代表在神经治疗中占据特殊地位的治疗有效物质。与之相反的是,利多卡因的分解产物在治疗上是没有价值的。

普鲁卡因的活性和不同组织结构对普鲁卡因施用的反应阐明了该药物的治疗价值。术语"局部麻醉药"仅仅展现了部分方面,普鲁卡因单纯的局部麻醉效果比利多卡因差很多。

比较酯类的普鲁卡因和酰胺类的利多卡因,明显的普鲁卡因引起的过敏只是利多卡因用于神经治疗的适应征。

其他酯类或酰胺类的局部麻醉药当然也可以作为神经治疗的药物。然而,特别是酰胺类局部麻醉药恶化在应用的部位的微循环,从而限制了神经治疗的部分效果并且通过自主神经系统不必要地延长了自动调节中断的持续时间,旨在防止微生物污染的预防剂必定会降低普鲁卡因的药物活性,比如通过增加的组织毒性和增加的过敏风险。

**❗ 注意**

可延长普鲁卡因局麻作用持续时间的添加剂,例如血管收缩剂,禁止用于治疗神经系统中。

鉴于上述原因,普鲁卡因仍然是最理想的神经治疗剂。

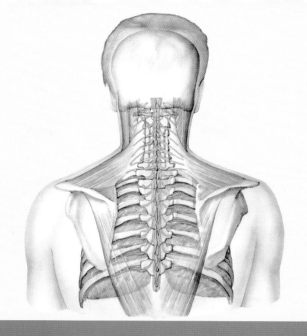

# 第二部分　神经治疗的实践

# 第 9 章　临床检查

## 9.1　神经治疗病史

　　病史是诊断和治疗疾病的决定性因素。神经治疗中尤其如此，因为疾病症状的历史数据比通常的经典病史更广泛地使用。下面将对此进行解释。

　　神经治疗史从描述待治疗的症状开始。集中倾听患者以及尤其是让其把话讲完，对于实现因果治疗的目标往往是至关重要的。在任何情况下，患者应该能够描述症状的每个细节，因为常常乍一看无关的消息是决定性的治疗方法。患者的主观病因学观点以及个别非常不同的症状感觉是非常有价值的。患者观察到在手术、妊娠、事故或其他疾病之后不久病症出现，以及在完全不同的位置一起出现病症，例如，在下颌特殊部位的反复压力感和慢性复发性腰痛。如果这些信息不是由患者自主提供的，那么应该有针对性的询问这些可能的联系。有些患者在集中注意力后才会意识到这些关系，应尽可能精确地定义疾病的发作时间，这在急性症状比慢性疾病更容易。

　　病史的开始阶段还包括到目前为止对这个病症的处理问题。特别是在慢性疾病的情况下所采取的治疗措施和其所取得的成果在神经治疗标准下实完全可用的。在反复的理疗措施下的慢性腰痛没有持久地改善，甚至暂时发生显著恶化，这提示了干扰场疾病的潜伏阶段已经在病史时间中。如果在神经治疗之前已经进行了药物、外科手术或理疗性质的其他治疗，则应该将其记录在实验结果中。

　　如果考虑到可能存在干扰场导致疾病产生，那么除了现有症状之外的病史，也会对现病史具有诊断意义。这超越了经典的医学观念。在经典的医学观念中，如果患者当前的症状是髋关节病或慢性鼻窦炎，那么其在儿童时期是否经历过阑尾切除术并不重要。此外，20 岁发生的肝炎与 40 岁以后发生头疼，并于 50 岁接受治疗，没有任何关系。

> **实践提示**
> 　　目前待治疗的病症以外的神经外科治疗史，必须尽可能完整地包括患者的所有疾病和创伤，因为在神经治疗的概念下，每一种慢性疾病都是干扰场诱导的，每一种疾病和创伤都可以遗留一个干扰场。因此，远远超出目前要治疗的病症的疾病前或创伤的病史特别重要，必须在干扰现场诊断的背景下进行解决。

　　在上述例子中，髋关节病或用局部麻醉药渗入阑尾切除术后的慢性鼻窦炎持续消失，或者在注射到右侧神经节细胞后，作为对肝炎的神经治疗反应，头痛症状停止。这时，病史的重要性在临床上证实了。

　　因此，更详细的病史对于神经治疗整体来说，比不考虑潜在的干扰性疾病的治疗过程更为重要。许多患者在第一次建立病史时并没有完全意识到自己的疾病历史，因此一些病史数据不会在神经治疗的过程中传递下去。通过有针对性的询问记忆中的轻伤或疾病史是值得的。在检查过程中经常发现皮肤损伤或瘢痕，借此提醒患者长期以来被遗忘的童年创伤。

　　在进一步的病史开始时是典型的儿童疾病，如麻疹（可能是耳炎或脑炎后的干扰场）、腮腺炎（可能是睾丸炎或胰腺炎后的干扰场）、水痘（可能的干扰场：皮肤瘢痕）和百日咳（可能的干扰场：肺）。猩红热、白喉和中耳复发性传染病、鼻旁窦和扁桃体往往遗留下一个干扰场，肚脐也是如此，这可能作为第一个瘢痕显示出干扰场特征。

　　在对患者的进一步询问中，证明有用的一般不是询问疾病，而是从"头到脚"询问身体和器官的各个部位潜在的疾病。患者不能自发回忆起的疾病历史，这通常是无法猜测的。有针对性地列举出个别器官的疾病史时应尽可能详细，在一次又一次地回忆中，只有在疾病病症被患者感知为正常后，这一问题才得到解释，因为这些症状已经存在了很长时间，是日常生活的一部分。

　　所以鼻窦疾病的问题往往被否定，如鼻腔呼吸的改变、鼻咽部早晨咳痰、上颌窦上的压力感、反复发作的额窦痛和慢性支气管炎症状作为主要从鼻旁窦开始的窦旁综合征的征兆被患者所想起。

　　通常情况下，患者完全回答出了手术的问题，显然是因为手术的创伤在记忆中更为深刻。然而，小手术后对手术干预的针对性询问同样是值得的。因为例如在儿童时期，疣、痣的切除或疖的切除会被遗忘。与手术相关联下，伤口愈合的过程也是重要的，因为二次治愈或者一般的感染伤口常常遗留下一个干扰场。持续的瘢痕症状在天气变化中引起瘙痒，即使轻微触摸也会引起感觉异常，这是强烈的潜在干扰场症状。尽管手术或手术后仍未完全解决的投诉也应记录为干扰场诱导疾病或手术引起的干扰场的记忆。尽管手术也不能完全解决的病症或术后发生的病症，也可以作为干扰场引起的疾病或由手术引起的干扰场的病史记录下来。这是神经治疗实践中在腹部干预之后被称为"腹痛"的症状的证据，因为这些病症中的大部分可以通过局部的治疗或干扰场得到治愈。手术的记录应该按照时间顺序进行，如果可能的话，以年份为指标，因为慢性病总是开始于手术后不久，但患者没有意识到这些关系。

　　这同样适用于任何类型的创伤，其必须作为病历中的下一个项目来提问。这应该继续通过举例来完成；一个简单的问题："你有没有受伤过？"会引起一个不完整的创伤史。应该提问裂缝、穿刺和切口创伤、挫伤和骨折以及扭曲、有血肿的瘀伤、儿童时期的牙齿损伤（例如门牙）和烧伤。根据身体部位或身体部分列举不同的创伤类型具有完全损伤病史的明显较高的概率。正如已经提到的那样，在诊断的下一个步骤中,皮肤损伤作为已发生的损伤的残留物,以皮肤损伤、瘢痕以及在指甲、脚趾、特别是背部身体部位上的缺陷形式为损伤后果足以被遗忘。

如果所有疾病、手术和患者在医生的积极帮助下记得的创伤都记录在案,则应该询问尚未明确诊断的一般症状,因为,特别是在慢性疾病中,单一的弱症状作为患者日常生活的一部分,仅仅可以成为诊断的关键,并具有相应的神经治疗后果。为了保持清醒并尽可能充分利用病历的所有可能性,再次适当的针对身体部位,列举可能出现的症状(▶表 9.1)。

▶ 表 9.1　根据身体部位,可能会出现不同的症状

| 身体部位 | 症状 |
| --- | --- |
| 头 | • 疼痛<br>• 头晕<br>• 压迫感<br>• 疲劳<br>• 注意力不集中<br>• 视力,嗅觉,味觉和听觉的变化<br>• 言语障碍 |
| 颈 | • 压力或肿块感<br>• 偶发性吞咽困难<br>• 耳朵或肩臂区域不舒服 |
| 胸部及其器官 | • 呼吸<br>• 反复咳嗽<br>• 痰<br>• 呼吸阻塞<br>• 心热<br>• 压迫感<br>• 心律失常 |
| 腹部及其器官 | • 食物不耐症<br>• 腹胀<br>• 胀气<br>• 消化不良<br>• 在同一地点反复压力感 |

牙齿下颚区域的病史在神经治疗史上占据特殊的地位。以下可以预期患者最不准确和不完整的信息。在这里,患者对自己的牙齿和下颌的状况的认识与实际的神经诊断相关发现之间的差异是最大的。

这当然是由于神经病理学发现通常不会引发或容易被忽略的症状,可以理解的是,由于对牙齿和下颚的状况进行不同的神经诊断和牙齿评估,牙医比"非牙医"更可信。

在神经治疗意义上牙科病史不足的患者上更为罕见;因此,即使治疗牙医没有收集到病理发现,颌骨或个别牙齿中的限定位置偶尔会反复出现,是患者的提示,是牙齿下颚病症的紧急指示。无法单独通过口头的病史解释牙齿错位、牙根治疗、冠状牙齿、牙齿填充或拔牙的问题。在牙科医生教育中,由于牙齿下颚区域的脱离,牙齿和颌骨同时从一般医疗区域脱离。

由于牙颌部慢性炎症性疾病以及由此引起的干扰场疾病

的频发,神经治疗师与牙医之间的合作至关重要,因为牙齿下颚的病史、检查、X 线片的评估、牙医和可能的口腔医生的完整报告以及如牙科全景或更详细的数字体层析成像的检查程序有助于评估牙齿和下颚。

神经病学治疗史的收集是可以决定治疗和进一步进行深入的专科医学检查的第一个诊断步骤。

**!** 注意

在神经治疗的日常实践中,大部分患者已经被广泛研究并用其他治疗方法治疗。但是,每次都应该决定是否需要专家扩展的诊断来明确诊断。

这个一般的建议不仅是为了自身安全,而且最重要的是为了患者,因此同时也有助于对神经疗法治疗方法的性能进行正确的分类。

**E** 结论

总之,神经治疗史对治疗成功至关重要。不同于经典的病理学,这种病理学有限地提到了明显的直接关系,例如关节的长期压迫和几年后发生的创伤后关节炎,在神经疗法的情况下,从潜在的干扰场的角度来看,任何预先存在的疾病或损伤可以被认为与当前待治疗的疾病有关。

## 9.2　检查

在口头诊断之后,检查是当前疾病治疗的另一个重要的诊断步骤。检查通常会产生额外的结果,然后可以在治疗中发挥关键作用。由于具有附件和腺体的皮肤通过交感神经系统而延长,也可以通过节段反射器路径预期器官疾病与临床上有用的肉眼可见的皮肤变化。唯一考虑身体表面、姿势和运动过程,检查可以得出关于许多疾病和功能紊乱的结论,例如,关节、脊柱或肌肉组织。

### 9.2.1　皮肤

对于痊愈的患者,首先要考虑到各种伤疤,并且必须询问伤口的起因、治疗过程和任何症状。被感染的伤口、疖、粉刺或持续或间歇引起不适的瘢痕尤其是潜在的干扰场。人的第一个瘢痕,即脐,特别是作为一个在儿童早期的疾病下的可能的干扰场不应被忽略。儿童时期的四肢周围从擦伤或直到二级的烧伤的瘢痕在成年期不再出现,或者表现出不连续的色素变化,并且由于长度增长而明显改变其定位。也必须考虑疫苗瘢痕。局部的和起源地的瘢痕的提示性文件应该尽可能完整,因为它们在干扰现场测试领域都应该被考虑到。这样,小的、无刺激的和无症状的疫苗瘢痕就可能成为干扰场,像表面的、偶尔会在一些地方的发痒的烧伤瘢痕。

皮肤的营养障碍作为肉眼无法接近的身体部位的疾病的节段反射器的反应并不罕见。在上颌窦或上颚的慢性疾病中,可以经常观察到脸颊和下眼睑的交替轻微水肿肿胀。在筛骨细胞或额窦的慢性炎症中,出现上下眼睑的离散的,大部分是单侧的水肿,在下颌骨分支上的皮肤的下颌骨牙齿的疾病中。与此同时,这个地区偶尔会出现持续的散在发红。

蜘蛛静脉与皮内病变经常发现在腰骶痛或脊髓神经的根部刺激中,也与在病变节段的棘突之上的皮肤中的椎间盘疾

病有关。同样地,在小骨盆器官的疾病中,这些病变在骶骨上方的 $S_2$-$S_4$ 水平。Sahli 描述了肺气肿时的第 6 和第 7 肋骨处的系列连环病变。在慢性或过去的肝脏疾病中,这些情况经常被观察到,包括腹侧和胸外的下胸部,无论是由于肝炎还是剧烈的毒性负荷,所以即使患者无病史,也必须考虑肝病。如果还有眼皮或黄疸的褐色色素沉着,眼皮内的皮内胆固醇沉积,则该假设成立。手掌红斑、足底红斑和鼻咽部的红斑痤疮是肝脏疾病的其他征象。

### 9.2.2 肌肉骨骼系统

肌肉骨骼系统,尤其是脊柱的检查,通常能够发现关节功能异常和疾病的早期迹象。进一步的动作功能筛查和运动范围检查,才能诊断疾病的严重程度。如果颈椎和腰椎的生理前凸或胸椎的生理后凸畸形表现为偏斜的椎骨切面,则可以诊断为脊柱功能性障碍。此外,由于椎旁肌肉的单侧高血压,可见的肌肉凸起可占据脊柱的大部分,并导致脊柱畸形侧弯、骨盆倾斜和功能性腿长缩短。这可能是由于脊柱承受的压力不当,也可能是由于内部器官疾病所致。这些器官通过交感神经系统进行节段性反射神经支配,会导致轴向脊柱器官及其所有功能单元的功能异常以及其他干扰场。例如扁桃体,牙齿和鼻窦。压力降低可导致运动神经元死亡,例如因为关节部分退化或麻痹,运动神经单元功能失常导致肌肉萎缩。

### 9.2.3 口腔和牙齿

检查口腔和牙齿时,需要特别注意。通过检查牙齿的位置、数量、日常护理、颜色、形状以及检查牙龈,可以知晓牙齿疾病或可能的病灶,从而得出神经疗法的重要指征。米色变色的牙齿,即使没有进行根部治疗也暗示会失去活力,牙釉质的机械性裂痕可能表明随后的没有任何疼痛症状的牙髓炎,并且暴露的变黑的牙冠可能是牙本质疾病的迹象。

具有牙龈炎性变化的牙龈组织同样可以被视为下颌的焦点部位:例如,当拔牙后产生的下颌瘢痕刺激牙龈时,可产生慢性颌骨炎的迹象。

面对无牙的颌骨,并不能将其排除是产生疾病的病灶。因为根部残留物,骨鳌合或未刺激的牙龈组织下的异物,不一定会引起牙龈疼痛或可见牙龈发炎的疾病,可能会位于腭骨内或腭骨上。

> **! 注意**
> 牙齿状态的准确记录是神经治疗检查的一部分,因为从神经治疗的角度来看,每个处理过的,移位的或过度受力的牙齿,以及拔牙导致的每个空颚,都可能需要重点关注。

在第 12 章中,介绍了有关于牙齿的干扰场诊断和干扰场治疗的内容。除了从病史中确认陈述外,作为临床检查的一部分另还提供了许多其他发现,有助于巩固疑似诊断,并且可能是疾病相关性的第一个潜在指标。

## 9.3 触诊

手动检查对于神经治疗也非常重要,因为获得的发现可以直接应用于治疗。除抵抗力外,选择性压力性疼痛通常是随后注射的定位。用手"简单"检查的信息能力需要漫长的训练。通过触诊,进行区分的机会是有价值的诊断工具。通过节段反射路径,触诊发现可以提供有关疾病相关性的诊断有价值的信息。因此,通常可以避免进行更复杂的检查,例如 X 线、MRI 和 CT 扫描。

> **! 注意**
> 触诊通常会发现病史或检查中漏掉的发现,但对治疗最重要。

同样,脊椎和肌肉以及关节不能经常检查,因为它们通过触诊提供因果关系疗法的决定性发现。通常,触诊时会暴露出上下肢以及头部的关节疾病,因为病史中没有提供有关关节疾病的信息,或者在其他方面检查时这些区域没有刺激迹象。只有针对性的手动检查才能为关节或先前临床上不明显的器官疾病区域的疼痛症状提供神经治疗有用的发现。

> **! 注意**
> 触诊可及的神经通道或出口点及其与相应的脊柱节段或相应的脑神经的相关性知识对于诊断非常重要。

由预先存在的刺激引起的受刺激的神经,它不一定会自发地引起主观症状,而是通过施加额外的压力来证明其存在外界刺激。例如,脊髓神经 $S_1$,通常难以在 $S_1$ 节神经中证明其相应的神经过敏或感觉异常。只有在椎孔处施加压力,孤立的手指才会做出反应。同样,三叉神经在其颅面骨分支部位受到刺激后,会产生慢性无症状性鼻窦炎或牙齿病变。

> **! 注意**
> 横向比较中可以确认的神经压力敏感性并非神经刺激的唯一证据,但同时也可能是器官疾病的证据或干扰场疾病的初步证据。

由于交感神经系统的传入和传出纤维部分一直延伸到所有脊髓神经末梢,并且由于还有伴随这些神经的动脉和静脉,作为其血管周围交感神经丛的神经血管束的一部分,因此脊神经作为定向注射所要达到的神经治疗相关交感神经系统的方向。注射通常指定如下:例如在脊神经 L5 处注射,即脊髓神经 LS 的交感纤维部分注射,脑神经也一样。为了说明在与神经治疗有关的陈述中的触诊及意义,应该举一个强调手动检查价值的例子。

在检查脊椎时,在右侧(横向比较)中存在 $T_8$-$T_1$ 棘突敏感和椎旁肌组织高血压,伴有孤立的压迫性疼痛,在棘突外侧两个手指宽度处更为明显。在病史中,没有关于胸椎症状的信息。最初的发现导致触诊前肋弓,尖锐的选择性压力会在乳头处引发疼痛。这涉及 Vogler 压力点,该压力点表示前肋间神经分支 8 为解剖基底,在肋弓下方的神经束。在左肋弓下方相同位置的横向相对不会在此处造成压迫性疼痛。肋间神经 8 与肝脏节段相关联。在横向比较中,此后进行的三叉神经神经出口点的孤立触诊显示出眶上神经以及越来越多的眶下神经的右侧压痛。临床相关发现还表明肝脏区域存在疾病。神经解剖学基底由迷走神经(肝脏的供应)与脊柱三叉神经核区域的传入连接组成。

进一步触诊颈椎会导致 $C_3$-$C_5$ 棘突的压力性疼痛,同时出现压力性疼痛和右侧椎旁肌肉组织的轻微张力。神经解剖学背景是由 supplies 神经的传入通路形成的，神经供应肝脏的内脏腹膜等。在神经疗法方面，这一触诊怀疑肝脏中的神经刺激，尤其是在病史中否认肝炎，胆管疾病，有毒的肝负荷或损伤，并且通过实验室化学检查没有病理发现的情况下，亦或在每种情况下，都应记录触诊检查的结果，因为就神经治疗而言，例如怀疑肝功能异常，必须将其包括在干扰场诊断中。

因此，有必要通过直接或间接的神经支配途径将触诊结果与相应的脊柱节段或脑神经区相关联，以便进行针对性的神经诊断方法。触诊结果可能牵涉到身体多部位，例如右侧头部的压力点，颈椎右侧的肌肉张力、右肩的功能受限，右侧胸椎和腰椎旁肌肉的张力、右下肢的压痛和疼痛。重点部位最常见于牙齿，扁桃体，鼻窦或腹部器官区域。

触诊包括：

- 手动诊断
  - 评估关节
  - 确定关节周围水肿或积液的形成
- 通过敲击检查主要体腔
  - 确定器官边界
  - 评估胸腔和腹腔中空气或液体的填充
  - 触摸在肌肉撕裂，腱断裂或疝气中发现的肿块，肿瘤和组织间隙
  - 评估血管搏动
  - 评估皮肤温度，表面水分和皮肤张力
- 手动检查
  - 评估运动范围，韧带稳定性和囊的稳定性
  - 在并排比较中检查肌肉群

以上包括手和手指在神经疗法中的研究用途，并且在多数情况下足以进行临床检查。

## 9.4 进一步的检查可能

迄今为止所描述的临床诊断在大多数情况下完全适用于神经诊断，无论是通过节段还是干扰场来进行诊断的。神经诊断学是从病历、检查和触诊中得到的注射或注射系列，从而得出实际治疗的结果。上述诊断可以在没有任何辅助的情况下在任何时候进行，并可以在许多其他测试不确定的情况下完成和确保。

在临床检查的可能性包括听诊、血压和温度的测量以及口腔和咽、鼻子和外耳道的照明。

> **实践提示**
>
> 即使对自身设置的诊断只有一点犹豫，也应该广泛使用专科检查，不仅要控制自己的诊断，而且最重要的是要保护患者，以及记录神经治疗的有效性。

实验室化学和细菌学的检查有助于客观化临床诊断并记录神经治疗全过程。因此，例如短期控制甲亢、胰腺炎和肺炎对评估疗程是必要的。

除了许多其他技术检查选项外，诊断性诊断程序（如ECG、超声、X 线、磁共振成像或内镜检查）也可以使诊断更为精确，但始终可以对患者造成的任何可能的压力或损伤。在这里，与相关专家的密切合作是非常有价值的，要权衡检查的风险和部分侵入性检查技术的诊断价值。

最后，我们将讨论神经诊断。在这里，在定义的组织结构中和定义的组织结构上进行单独的定向注射，由此从注射的临床结果中读取诊断结果。这是交感神经系统的功能性诊断，其局部受损功能被局部麻醉药中断，并且可以通过自动调节过程远超过局部麻醉药的作用时间而正常化。可用节段诊断和干扰场诊断）；这两个神经诊断选项分别详细处理。这里值得注意的是简单的实施，在很短的时间内具有高度的诊断价值，并且在积极的测试失败的情况下继续进行相同的注射治疗。用相同的技术在神经治疗中进行诊断和治疗，无需支出大量的设备费用。

## 9.5 记录

对于神经治疗，详细记录病史、发现以及诊断和治疗过程对于治疗结果特别重要，因为每一种新的治疗都需要考虑所有的细节。这主要是由于标准化程度差的治疗策略，对于类似的诊断需要非常不同的治疗步骤。在这种情况下在很大程度上回忆的工作带来了失去诊断和治疗的线索的风险，从而阻碍可实现的积极治疗结果。

> **注意**
>
> 除了对症状的准确记录之外，在每次新的治疗之前对发生的预处理的反应进行深入的质疑是必要的，因为每一项新的治疗都必须直接针对这些反应进行调整。

通常仅仅要求询问待治疗的疾病症状的改善或恶化是不够的，而是应该询问新的症状的持续时间或初始症状的改变。根据记录的注射，必须能够了解已经发生的变化，并从中确定下一次注射。因此，神经治疗的过程控制是可能的，从中可以发现疾病关联，即实际病因。通常情况下，诊断性和治疗性注射是平行进行的，如果为了能够成功治疗患者的第二张疾病症状而需要首先治疗一个疾病的症状，那么新增加的症状会放弃已经存在的治疗计划。如果这个决定神经治疗日常规律的途径主要来自治疗师和患者的记忆，而不是记录，那么成功率将显著降低。

记录必须以这样的方式进行：即使对于未培训神经治疗医生来说，诊断、基于注射的治疗途径和所获得的结果始终易于理解。这使得可以对个体疾病症状进行统计评估并正确分类该方法的有效性。对于个体治疗师来说，这与治疗方法本身的介绍同样重要。从个人琐事的明确记录中，可以认识到，例如：

- 干扰场疾病的百分比是多少？
- 大多数干扰场在哪儿？
- 尽管干扰场相同，干扰场引发的疾病又有多大差异？
- 与其他治疗方法相比，哪些成本是由神经治疗引起的？

为了更好的概述，选择专门针对神经治疗史和检查结果以及以疾病表为准过程可能会有帮助。这里展示了其中一种可能性（▶ 图 9.1）。

| 神经治疗 | | | | | |
|---|---|---|---|---|---|

**姓名:**　　　　　　　　　　　　　　　　　　　　　　　　**出生日期:**

**地址:**

**医疗保险:**　　　　　　　　　　　　　　　　　　　　　　**手机电话:**　　　　/

**医疗记录:**

**发现:**

**药物:**　　　　　　　　　　　　　　　　　　　**过敏:**

**诊断:**

| 儿童疾病: | 手术或损伤 | 其他疾病 |
|---|---|---|
| | | |
| **妇科病史:** | | |

**牙齿状态:**　　**X:拔牙**　　**F:补牙**　　　**K:牙冠**　　**P:牙桥/假牙**　　**S:牙痛**
　　　　　　　　**K:蛀牙**　　**D:牙齿坏死**　　**Pd:牙周炎**　　**V:阻生牙**

| 8 | 7 | 6 | 5 | 4 | 3 | 2 | 1 | 1 | 2 | 3 | 4 | 5 | 6 | 7 | 8 |
|---|---|---|---|---|---|---|---|---|---|---|---|---|---|---|---|
| 8 | 7 | 6 | 5 | 4 | 3 | 2 | 1 | 1 | 2 | 3 | 4 | 5 | 6 | 7 | 8 |

| 日期 | 医疗 | 注射部位 | 反应和发现 | 数量 |
|---|---|---|---|---|
| | | | | |

▶ **图 9.1**　一个神经治疗疾病表和过程表格的例子

## 9.6  神经治疗实践设施

神经治疗中的诊断和治疗的物质支出非常低,因为使用同一种技术来诊断和治疗它。它需要不同长度的注射针头,这些注射针头应尽可能地薄且尖锐。为了进行不同深度的注射,针头应标注 2~12cm,刻度差为 2cm。在选择插管时,注射器的锋利度和良好的滑动性以及锥体上的密封性比价格更重要,因为注射过程中钝针会造成更大的疼痛,不良的滑动可能会危及注射的正确配合,并且将注射针从注射器上脱落会造成不必要的伤害。

5ml 一次性注射器已被证明是一种有价值的仪器。更小或更大的注射器在手上是不利的。很少需要在单次注射中需要 5ml 以上的局部麻醉药,因此在注射过程中几乎不需要更换注射器。对牙齿的注射需要用药筒注射器,就像用于牙科中局部麻醉药。螺旋式牙科插管防止插管在口腔中逸出,由此插管长度不应超过 2cm,因为后部的口腔空间有时非常狭窄且插管过长、体积过大和弯曲。

缺点是向所需的玻璃瓶小瓶中的局部麻醉药添加防腐剂。使用酰胺结构的局部麻醉药,由于在注射部位存在轻微的血管收缩,使组织灌注恶化,所以在浸润区域现有细菌感染的恶化风险非常低。使用酰胺结构的局部麻醉药使浸润区域的现有细菌感染恶化的风险非常低,因为在注射部位存在轻微的血管收缩,这使组织灌注恶化。在酯结构普鲁卡因的情况下,裂变产物二乙基氨基乙醇引起血管舒张并改善组织灌注。

为了照亮口腔和鼻腔以及外耳,需要明亮的光源。特别适合于此目的是可用各种附件的可充电灯,例如刮刀灯,耳镜或鼻镜。

> **⚡ 实践提示**
>
> 重要的是患者的存储;为了能够进行不同的注射,放松肌肉组织是非常重要的。首先,建议使用检查床,患者可以舒适地坐在上面或以背部或侧面躺下。

所有可能的位置应该减少到最简单的形式,如活动性差的患者或患有严重疼痛疾病的患者,如肌肉骨骼系统的疾病,都很难进行特殊的"体操练习"。另一方面,一致地使用躺着和坐着,从中可以进行所有的注射,对于主治医生是非常有益的,因为形式解剖的思想是最不受干扰的,特别是对于脊柱深处的注射或注射。如果只是出于固定和注射安全的原因,应该避免静置或不稳定头部注射("自由坐姿")。

对于皮肤消毒,通常的消毒剂就足够了,对于关节注射,需要无菌一次性手套、口罩和头罩以及足以进行关节注射所需的无菌条件的空间。最后,必须提到标准化的紧急情况箱,这属于每种实践设施。

## 9.7  神经治疗的选择

正如本书第一部分所述,神经治疗的最佳药物是普鲁卡因,浓度为 1%,不含任何添加剂。

> **案例**
>
> 在非常罕见的对普鲁卡因过敏的情况下,有必要切换到另一种药物,如利多卡因。

患者偶尔描述的症状,如长时间的恶心或一般的不适感,几乎总是归因于干扰场现象,并在消除干扰场效应后消失。有关干扰场现象的更多信息,请参阅"逆行现象"(第 14 章)。

普鲁卡因在 5ml 的玻璃安瓿瓶中被证明是最有效的,因为安瓿瓶中的"配给"量可以更好地反映注射普鲁卡因的总量。普罗卡因被细菌污染的可能性或使用患者的血液和血清对注射器进行多次再填充的感染可能性肯定高于使用注射瓶时的感染可能性;此外,根据德国《药品法》,防腐剂被添加到玻璃瓶中的普鲁卡因中,这对于用新药治疗是不理想的,并且也意味着增加了过敏风险。当药物被吸取时,细玻璃粉可能被玻璃安瓿瓶吸收的提示在今天的粉碎安瓿中几乎没有关系;制药业提供的塑料安瓿没有玻璃粉或碎片混合物的风险提示当然是正确的。但是,必须考虑塑料安瓿(增塑剂)的有毒产品。

其他没有局部麻醉性质的制剂当然也可以用于神经治疗,但是仅作为神经疗法中的"刺激性药物"。预计效果会更好。

> **❗ 注意**
>
> 重要的是要注意混合制剂的使用,因为一个很大的优点是普鲁卡因的良好的组织相容性,这在大多数其他制剂中是缺乏的,特别是在频繁注射外周神经方面。

其他局部麻醉药当然也适用于神经治疗。如已经详细解释的,对于神经治疗而言重要的酯结构的普鲁卡因的特性在该制剂中是最佳的。酰胺结构的局部麻醉药在施用部位和整个生物体中都更具毒性。这在治疗周期所需的总量以及注射部位本身的药物"过量"中是清楚的。在任何情况下,在注射部位都存在用局部麻醉药浸渍的组织结构上局部刺激的过量剂量,这一定会导致组织反应。这在普鲁卡因的情况下最不明显,因为它的半衰期极短。此外,普鲁卡因是唯一的局部麻醉药,其降解产物二乙氨基乙醇和对氨基苯甲酸具有积极的组织效应。

普鲁卡因的这两种性质可能也是导致在注射部位几乎从不引起感染的原因,或者普鲁卡因是唯一可以渗入细菌感染的组织的局部麻醉药,导致感染加速愈合。

对于酰胺结构的局部麻醉药,由于其与普鲁卡因相反的组织效应,它们不适合局部治疗细菌感染。用局部麻醉药不能渗透细菌组织炎症的手术禁忌反映了这一点,但仅适用于局部麻醉药酰胺化,不适用于普鲁卡因。

# 第 10 章　节段

## 10.1　节段诊断-节段治疗

　　关于神经治疗节段概念的阐述在第一部分中给出,目的是展现在神经诊断和神经治疗中必须考虑的多种多样的神经支配条件联。目的是要展现单纯在脊髓层面上进行的疾病关联,即使初看他们之间并没有什么关联,因为不同的疾病或功能障碍的位置相距太远。慢性头疼完全可能与肝脏疾病相关,就像慢性牙病与心脏疾病有关一样,这都反映出了这个现实情况。

　　神经诊断的第一步就是通过既往病历和触诊研究状况,对患病部位进行局部注射。患病区域的一系列神经检查是完成神经诊断的第一步。在运动系统疾病中,对经过在门诊和解剖性设想后可以部分鉴别出其组织归属的压痛点进行神经治疗剂注射,与此同时,应尽可能每次都使注射对准像以下的疼痛组织结构:

- 带囊组织
- 肌肉和肌腱接近
- 痛苦的肌肉压力点

　　少量的神经治疗剂量完全够减轻疼痛。流入流出脉管和传入传出脊髓和脑神经是其他结构,通过局部麻醉药在血管周围和神经周围来达到交感经纤维组分实现的。在附近区域的瘢痕,也就是在肩膀,肩颈部位以及侧臂上的瘢痕也同样受到浸润。诊断过程在于在接受治疗后必须使症状得到明显改善,从而达到无不适的情况,为了确保有这样的效果,注射在之前要正确进行。到目前为止所描述的过程都是围绕着神经治疗的节段诊断,为了证实假定的诊断结果首先必须等待可能的反应。这些反应将在接下来的神经治疗操作中询问到,之后对注射进行校准,对急性疾病最初是每天进行,对慢性疾病是隔周进行。

　　**1. 反应可能情况**　要治疗的症状是

- 超过一天或更长时间明显改善或消除,然后以强度减弱的形式出现
- 在使用局部麻醉药的麻醉期间就得到显著改善或消除,然后在 3 天内增强地出现,之后仅仅再次减弱
- 在治疗操作后立即持续性地得到明显改善或消除

　　在这些情况下,疑似诊断才被确认。治疗在于重复相同的注射直到持续性的不适消除。如果症状早在第一次治疗后就完全消退,那"预防性"的重复注射就是不必要的,只有当症状再次出现时才是必要的。

　　**2. 反应可能情况**　要治疗的症状

- 在诊断注射后有所改善或者在麻醉期间得到消除,但是之后却以未改变的强度重新出现或暂时恶化,来达到像第一次诊断性连续注射前时相同的强度
- 局部渗透不能改善
- 不能透过患者进行判断;患者不能提供有关症状变化的信息

> **⚡ 实践提示**
>
> 　　第一次治疗失败后,诊断性注射的重复是不适宜的,因为随后相同的注射不会致使症状现象发生变化。并且从治疗师的角度来说,为了能确保不会出现症状的改变,无论如何都要进行症状的临床检查,并同初始结果比较。如果能得出临床检测结果的改善,即便与患者提供的信息矛盾,重复注射依然是合适的。

　　如果通过简单重复的节段治疗没有产生完全的症状消除,则在扩展的节段诊断和节段治疗的范围内,注射到位于更中心位置的交感神经结构就是可行的。

　　根据患病区域,考虑到以下注射:

- 头
  - 颈上神经结
  - 椎动脉
  - 颈总动脉
  - 颈内动脉
- 眼睛
  - 颈上睫状等神经结
- 鼻旁窦和鼻咽包括上颌牙齿
  - 翼突腭神经节
  - 上颌动脉
- 耳朵、腮腺、口舌和口膈膜肌
  - 颈上耳等神经结
- 颈部、胸部及器官和上肢的扩展节段治疗
  - 横向星状神经节
- 腹腔内和腹膜外器官
  - 腹腔神经节(内脏神经两侧)
- 位于腹膜后腔的肾脏
  - 肾神经丛
- 下肢扩展性节段治疗
  - 在第三腰椎水平的腰部交界处

　　在神经治疗的应用中,以交替或者结合形式出现的直接的和扩展的节段治疗常常是必要的;在单个情况中,每个治疗师都必须根据其症状改变来决定治疗方式。在这里,治疗效果的详细询问是特别有价值的,单个节段治疗措施的结果之间的比较也是有意义的。

　　尽管有丰富的节段治疗,但受治疗的疼痛症状没有完全消除的情况却时常发生。在这些情况下,必须要考虑到未消除症状的干扰场感应,从而使节段治疗暂时中断,产生干扰场诊断。症状的个别征兆受到干扰场维护,并且只有通过干扰场消磁而消除,而节段上另一些相同症状的征兆却被成功治愈了,这是完全有可能的。

　　神经治疗层面下疾病症状诊断和以下治疗中,除了直接

的临床症状,还提出了其他诊断性的充满价值的研究结果,这些检验结果直接或间接地存在于反射路径上。通过脑神经或脊神经,与此同时还通过交感神经系统和副交感神经系统的神经支配,以及另外通过膈神经部分性的传入供给,从这些神经支配关联中得出了这些研究结果。经过这些神经支配关联得到了神经生理的基础前提,同时从阶段诊断到干扰场情况的过渡就变得明确了。借助临床例证可以阐述和证明关联。在例证中,慢性鼻窦炎被当作初始病,借助多种诊断和治疗过程可能产生的症状得到阐明。

根据慢性鼻窦炎的特点,在上颌骨(上颌窦),前额(额窦)和眼窝(筛窦)上方存在复发性压感和痛感。疼痛单侧的突出是可能的。交替性鼻子呼吸障碍,鼻音和交替性来自鼻子、更多来自鼻咽空间的分泌物是经常碰见的症状,然而部分微弱得习以为常,以致患者对此没必要提及。但有时浑身无力,患者必须是专门针对它。通常触诊表明眶上、眶下和一般少见的额肌神经的压痛神经出口点。

另外的症状,如扩散性前额头痛、牵引至耳的疼痛、枕部头痛、颈椎痛、肩-臂疼痛、腰部疼痛、坐骨神经痛、上肢或下肢关节疾病、过敏性鼻炎、慢性支气管炎和支气管哮喘再也不会如此单一的归为慢性鼻窦炎症状一列了,因为伴随症状的确定位置显然与鼻窦系统没有直接联系。当鼻窦疾病的主观症状在其伴随症状之后出现或者甚至没有出现,这就特别突出了。所列举的伴随症状已经暗示了慢性鼻窦炎具有疫源地或干扰功能的作用。

对于这些症状,神经支配关联确定了由鼻窦产生的伴随疾病的确切位置。因此,对鼻窦供养的神经结构以及其在脊髓或双侧大脑层面的联系极为重要:

- 三叉神经作为负责黏膜敏感性的传入神经显示了经其直至颈椎前路三段的脊柱核心区域与脊柱节段 $C_1$-$C_3$ 的连接。由此导致了颈节段 $C_1$-$C_3$ 上的症状。此外,三叉神经核心区域与舌咽神经、副神经、面神经和三叉神经的传出运动性组分的连接也能扩充临床的疾病症状。
- 交感神经系统,其传入神经汇同供养黏膜的血管流动,通过其节段 $C_8$-$Th_6$ 的转换位置(脊髓神经节,颈上神经节),交感神经导弧和神经键,同脊髓背根神经节及其节段范围内的感觉运动系统在传入路径上实现了刺激。
- 副交感神经系统,其传入神经部分地与三叉神经脊核区域相关联,可能经由副交感神经传导弧来影响迷走神经供应范围内的应答。例如,以鼻旁窦支气管综合征,支气管哮喘或对腹部器官产生病理影响的形式出现。
- 交感神经和副交感神经系统之间的联系通过颈神经节,迷走神经末梢神经节以及舌咽神经颅外神经节,通过颈静脉神经展现了一个在其功能上很少受到关注的结构性关联。在这种传导路径上,通过交感神经系统、副交感神经(迷走神经)和舌咽神经的刺激具有以上所列在其供应区域内的反应是可能的。同样重要的还有,对产生于翼腭神经节,伴随颅内和颅外血管流动的副交感神经血管扩张剂,要考虑其在鼻窦疾病中,影响脑(循环障碍)和面部颅骨(例如叉神经自主神经性头痛)中,在临床症状判断上。

通过这些神经支配关联,鼻窦出口的许多症状是可能的。相同的神经结构学关系也存在牙齿上,牙齿的传入性神经支配组分是由三叉神经和交感神经组成的。

总体来看,这些神经结构的关联早已在干扰场疾病的描述的中间做了介绍,干扰场疾病的临床特征在于,其初始疾病类别的症状特征出现很少或者缓慢,而在神经通路的其他位置产生的疾病却在临床上显现出了主要结果。

另外,应该理解起始于胸腔和腹腔的,有同样关联的模态,因为神经治疗层面下的节段诊断和其治疗在此也会得到一个明确且扩展的框架轮廓,同时到潜在干扰场疾病过渡也会得到神经生理上的展现。

## 10.2 肺部节段

### 10.2.1 诊断

和支气管和胸膜一样,肺受副交感神经(迷走神经)和交感神经的神经支配(▶图 10.1)。副交感神经的传出组分负责黏液产物以及支气管肌肉组织的强直性。迷走神经刺激致使黏液产生增加和支气管肌肉组织紧张增强;迷走神经刺激中断则会致使相反的情况。副交感传入神经作为适应快速和缓慢的肺扩张受体,调解肺泡和支气管的松弛状态。咳嗽也是通过副交感传入神经产生的。对于临床诊断重要的是迷走传入神经与三叉神经的脊髓核心区域以及颈椎前路三节段的神经键连接。因此,副交感传入神经的刺激能引起三叉神经和与颈椎前路三节段的刺激,并产生三叉神经和前三段颈部皮节在供应区域内的感觉迟钝和相应短颈部肌肉的失灵。

肺和支气管的交感神经供应调节其组织灌注和微循环,对黏膜和支气管肌肉产生对立与副交感神经的作用。交感传出神经病理刺激还会导致黏液产物的减少(更黏稠的分泌物)以及因灌注紊乱下黏膜和支气管肌肉的缺氧而增强的支气管肌肉强直性(肌肉组织中副交感神经肌肉强直性占上风)。

交感神经阻滞(星状浸润)产生相反作用,一种通过改善灌注方式所引起的支气管和肺部组织在交感神经和副交感神经之间的功能常态化。交感传入神经促使炎症或肺部损伤的疼痛等。交感神经系统对肺和支气管的核心区域位于胸椎上的节段 $Th_1$-$Th_4$。这里可以发现肺部疾病中,以肌肉的灵敏性和功能性障碍以及皮肤皮下营养状况变化为形式的节段反射的证据。临床上,常把指定的节段中出现的"蜘蛛静脉"(静脉曲张)作为皮肤神经支配紊乱的标志。

肺部疾病的区域中,胸膜参与下,除了植物传入神经的刺激外,还会出现膈神经传入神经的刺激(▶图 10.2),其感觉传递的供应区域涉及胸膜纵隔膜等。膈神经的节段性接口位于颈椎节段 $C_3$-$C_5$,通常也更低,因为来自脊椎节段 $C_6$-$C_8$ 的所谓副膈神经的部分也属于膈神经,所以这里预计能找到皮肤和肌肉的以灵敏性和肌肉功能性紊乱形式产生的临床证据。

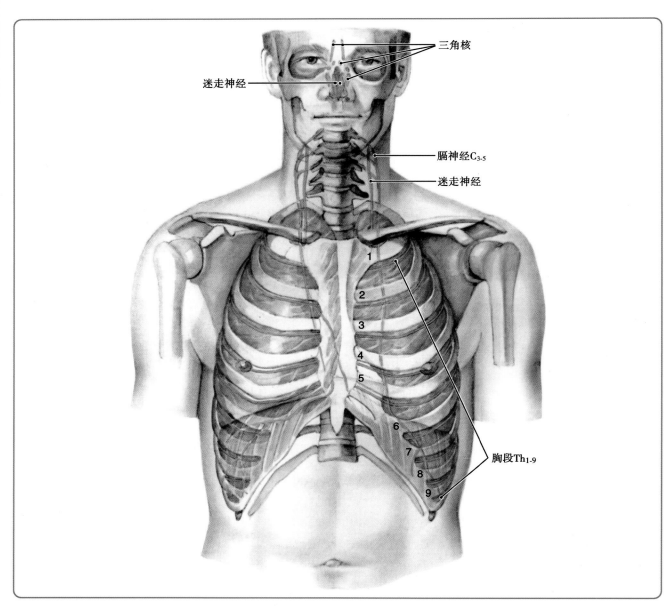

三角核

迷走神经

膈神经C$_{3-5}$

迷走神经

1
2
3
4
5
6
7
8
9

胸段Th$_{1-9}$

▶ **图 10.1**    肺、支气管和胸膜的神经支配及其相互关系

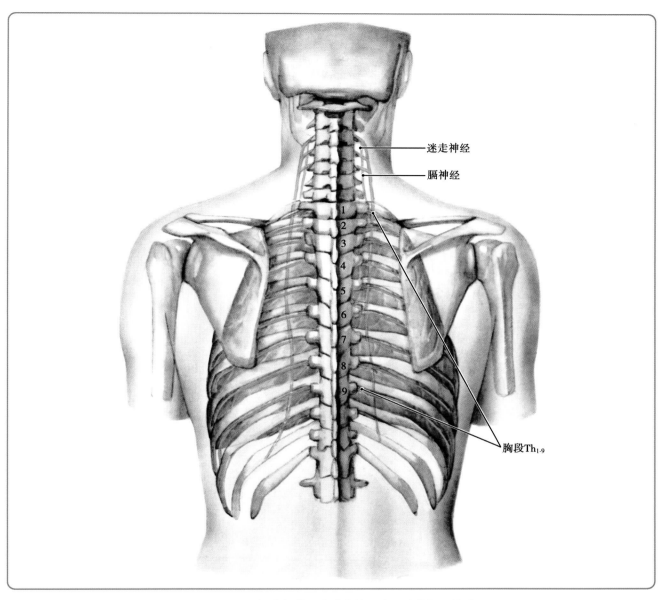

迷走神经

膈神经

胸段Th₁₋₉

▶ **图 10.2** 肺、支气管和胸膜的神经支配及其相互关系

肺和支气管系统疾病中,通过副交感神经和交感神经与三叉神经和膈神经的神经支配关联,可以找到纯肺部节段以外的可用于诊断的、必定涉及治疗的结果。因此,具有相应运动性障碍的慢性肩痛可能因亚临床的两侧相同运行的肺部疾病来维持。头痛情况如枕骨痛(C₂ 节段)或额前痛(三叉神经)又或在 C₁-C₅ 节段上的颈椎疾病都可能伴随进行。在这些情况下,只有肺部的初级神经治疗性处理才可能通过相应的传入神经消除伴随进行的症状;但伴随症状的治疗必定失败,因为干扰(干扰场)位于肺部。肺疾病范围内的交感传入神经刺激可能导致跨节段的交感传出神经紊乱,引发肺部和其他完全不同部位的营养失调。病理刺激的总效应使干扰场诱导产生疾病。

### 10.2.2 治疗

肺部疾病的标准治疗(也作为干扰场)存在于胸骨旁的肋间隙和椎旁高度 Th₁₋₉ 水平的丘疹上。肋骨的压痛部位,特别肋骨到肋软骨的连接处进行渗入,同样还有向皮下 Gelosen 皮下或高渗肌肉部位渗透。此外,胸廓的瘢痕(以前肋骨骨折部位)处也已进行渗透。

肺和支气管的后续标准化治疗是在星状神经节处左右交替渗透,在急性疾病中,因为可能复发的局部麻醉,连续注射应至少间隔一刻钟进行。当怀疑肺和支气管系统为干扰场时,相同的治疗会出现在干扰场诊断中。

### 10.2.3 总结

在肺和支气管以及胸膜疾病中,可能会有节段反射反应,起源于这些供应神经:
- 交感神经:节段 Th₁-Th₄ 的躯体神经系统的感觉运动反应
- 副交感神经系统:三叉神经和颈段 C₁-C₃ 的反射反应
- 膈神经:颈段 C₃-C₅ 的反射反应

慢性肺或支气管疾病的症状强度上可能比不上经过反射途径所发生的症状。

## 10.3　心脏节段

### 10.3.1　诊断

心脏的传入性神经支配是心脏疾病中可能发生的临床症状的基础。相应的症状特征不仅可能出现在靠近心脏的位置，还可能出乎意料地出现在那些第一反应不会考虑到心脏疾病的节段上。传入性神经供给出现经过交感神经，副交感神经（迷走神经）和起源于心包（▶图 10.3）的膈神经。而传出性神经供给出现只经过交感神经和副交感神经。从传出神经中产生了可能会导致由不同独立症状组成的心脏疾病的临床症状。

从交感神经系统中产生的症状，一方面直接在心脏区域以不同程度的疼痛的形式在心前区，在左脊背侧的来自交感神经脊核区域的节段 $C_8$-$Th_5$ 上产生。在触诊中，高渗肌肉和棘突也经常出现敲击敏感性。典型来说，特别是对于急性心肌缺血，其疼痛会扩散到左边第 8 个颈段，可能达到第五指。其路径是从心肌和心包的交感传入神经通过星状神经节到背根神经节的 $C_8$ 节段，由此在反射路径上通过躯体敏感性连接从而产生在通向节段 $C_8$ 过程中的疼痛，其痛觉通过其他到大脑的传导来产生。这种疼痛的中断是通过将局部麻醉药注射到星状神经节来实现的。疼痛也可以通过刺激相同的神经节产生。

从传入性副交感神经中产生的症状，例如有心源性哮喘，恶心，肠道或膀胱活动增加引起的腹部症状。此外，通过迷走

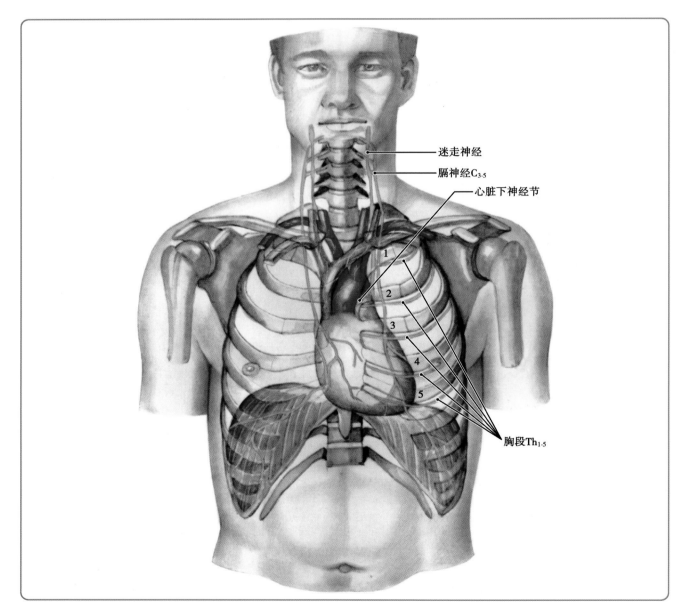

迷走神经

膈神经$C_{3-5}$

心脏下神经节

1
2
3
4
5

胸段$Th_{1-5}$

▶ 图 10.3　心脏节段及其神经支配关系

传入神经与三叉神经的脊核区的突触连接,三叉神经供给区左面的感觉障碍是可能。通过三叉神经的脊核区与前 3 个颈段的相同连接可能产生上部短的头颈肌肉,枕大神经及其低一点的枕小神经上的症状,其形式是枕骨头部压力或颈部不适,且大多数在左侧受压。

为心包等供给的膈神经传入神经,在脊柱节段 $C_3$-$C_5$ 上、膈神经核心区域内(▶图 10.4),实现了在脊椎中段的一种感觉运动反射性症状,这种症状可以体现在对颈部疼痛、节段 $C_3$-$C_5$ 上棘突的压痛和左侧肌硬结的研究中,以及临床发现是呼吸困难的横膈膜肌肉功能障碍的研究中。

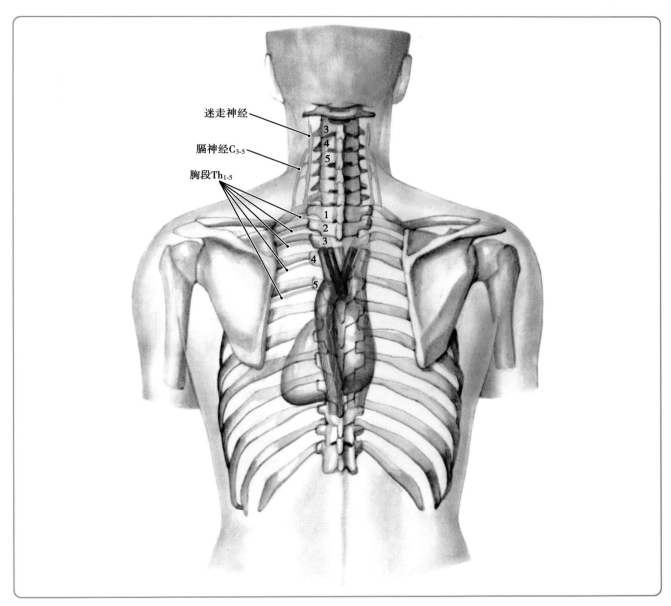

迷走神经

膈神经$C_{3-5}$

胸段$Th_{1-5}$

3
4
5

1
2
3
4
5

▶ 图 10.4　心脏节段及其神经支配连接

前面描述的所有症状都可能根据心脏疾病的刺激强度,以不同的细微差别出现,或者除去主观感觉是一样的,而这些结果随后在额外的手指试探压力刺激的研究中得到证明。另一方面,在缺失心脏症状以及三叉神经、后脑勺、脊椎 $C_1$-$C_5$ 节段和胸椎 $Th_1$-$Th_5$ 上左侧显现的慢性症状的情况中,也要考虑到以亚临床方式运行的慢性心脏疾病,或是要考虑早前得过的,如心肌炎、心内膜炎或心包炎等心脏疾病。在这种情况下,心脏具有干扰场的功能。

## 10.3.2　治疗

心脏病的神经治疗方法在于在 $Th_1$-$Th_5$ 节段椎旁左侧和相同节段胸骨旁左侧构建多个丘疹。触诊中总能发现最大压力痛点,患者通常早已从自身指明了这些压痛点,尤其是左前胸,大约是在肋软骨与肋骨分界的高度上,在乳头和腋前线之间的区域中。位于皮下和胸大肌的这些压痛点,将用少量的局部麻醉药进行浸润。左胸廓区域中的瘢痕,特别是在节段 $Th_1$-$Th_5$ 上,必须一同进行渗透,即使这些浸润已经形成干扰场诊断和干扰场治疗的一部分。在 $C_2$-$C_5$ 节段高度上的压痛性颈椎棘突，以及 $Th_1$-$Th_5$ 高度上的胸椎压痛性颈椎棘突也应该同时被浸润。如果在相同的高渗脊柱段上有椎旁肌肉组织，应向这个肌肉段的最大压痛点中渗透少剂量的局部麻醉药。

如果对心脏疾病的这种局部治疗，在 1~2 次的重复后依然没有使症状有明显的改善，作为扩大的节段治疗，对星状神经节的左右轮换渗透是适用的，同时，在心肌血流紊乱基础下的病状中，优先对右边星状神经节应用浸润，在心律失常的病症中，优先使用星状神经节渗透。如果这种每周应进行 1~2 次的扩大性节段治疗不能消除症状，则必须进行干扰场诊断。对于心脏疾病来说，最常见的干扰场出现在扁桃体，牙齿[173]和鼻窦中。

### 10.3.3　总结

心脏和心包疾病除了在部分反射路径上的心脏症状之外，还可以在其他完全不同的地方引发症状。其原因产生于交感神经，副交感神经和膈神经的传入神经支配情况中。交感传入神经引发了 $C_8$-$Th_5$ 节段上的伴随症状，副交感传入神经促进了三叉神经和颈段 $C_1$ 和 $C_3$ 的供给区域上的伴随症状。膈神经传入神经可能导致颈段 $C_3$-$C_5$ 上的节段负荷。

## 10.4　肝胆段

### 10.4.1　诊断

肝脏、胆管和胆囊疾病的临床症状受交感神经，副交感神经以及膈神经(▶图 10.5)的传入性神经支配影响的。交感传入神经引起的症状首先是有不同的细微疼痛，疼痛自发地在右边肋骨下面的器官区域被感知，少量地在上腹部或者对器官进行人工触压才被感觉到。因为负责器官供血调节等的

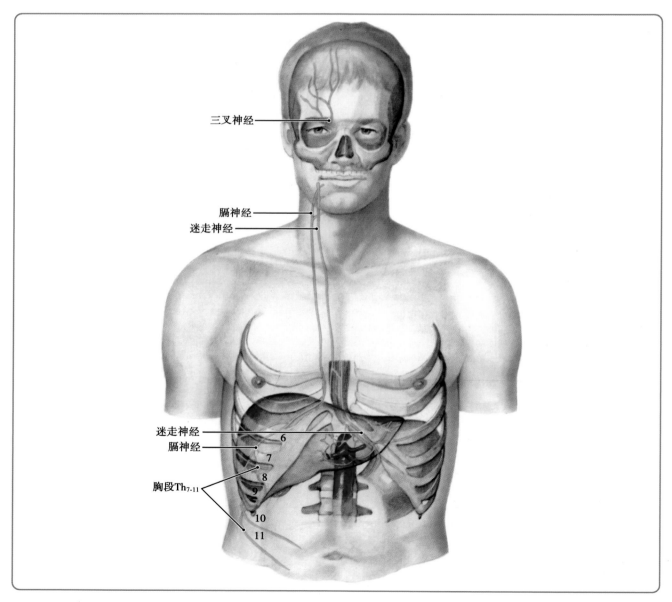

三叉神经

膈神经
迷走神经

迷走神经
膈神经

胸段$Th_{7-11}$

6
7
8
9
10
11

▶图 10.5　肝小叶段及其神经支配关系

交感传出神经,其核心区域在 $Th_7$-$Th_{11}$ 节段并且有与传入神经相同的直至神经节的相同的传导途径,所以经过交感传入神经的神经反射路径上也可能产生相同节段上躯体运动系统的临床症状。这种症状包括有 $Th_7$-$Th_{11}$ 节段上自发性疼痛的或压痛敏感的棘突,有椎旁右侧凸显的肌肉痉挛以及肋骨右侧肋间神经深入皮下的敏感性分支区域内的自发疼痛或压痛,其相应的压痛点在右前肋弓下,聚焦第八根肋间神经横穿面上;这个区域对应的是乳头高度的 Vogler 压力点。

由副交感神经介入的肝脏症状在疾病中表现为一种压迫感和一般性的恶心。迷走神经(► 图 10.6)与三叉神经的脊髓核心区域的连接此外还可能引起右三叉神经神经支配区域的刺激,这种刺激首先表现为自发性或由触压产生的痛眶上/眶下神经的疼痛感。

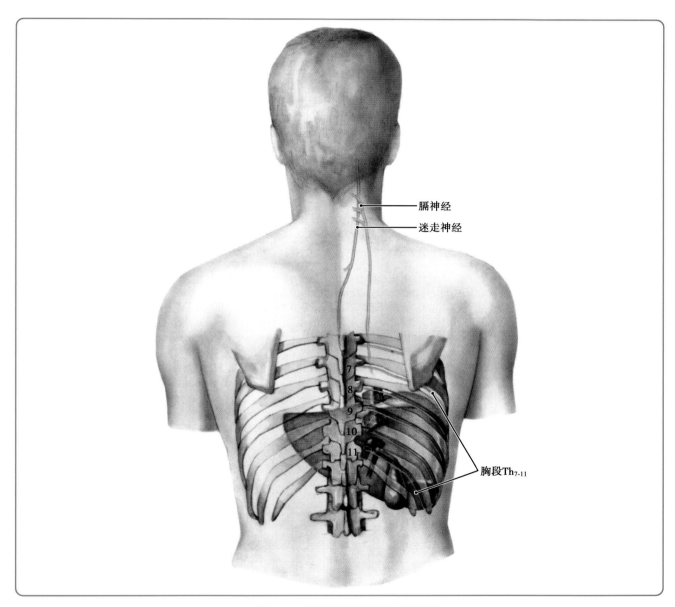

► **图 10.6**　肝胆段及其神经支配关联

膈神经

迷走神经

胸段$Th_{7-11}$

源于肝脏和胆囊疾病,通过三叉神经核心区域的突触连接到前三个颈段可能会产生右侧显现的颈椎枕部的症状。

由膈神经传入神经产生的症状,通过其从属的颈段 $C_3$-$C_6$,表现为右侧颈肩疼痛,相同节段高位的颈椎肌肉右侧张力过强,以及横膈膜肌肉功能干扰,在肝脏和胆管疾病区,这种干扰可以通过放射显现为右侧隔膜高位。

肝及胆道疾病以其症状的多样性,可以毫不费力地得到的症状特征。证明得出,一些症状可能会加重,另一些则可能只以较低程度显现。如果单单缺少既往的或临床的肝段检查结果,或者其反射结果,尤其是在颈椎和胸椎区域的,也只能偶然的作为个别结果提出,而在治疗上局部不受影响,则应该考虑一种停止的临床不显现的肝脏疾病。在此,肝脏具有干扰场功能。如果运用局部疗法没有改善右侧肩部症状,原因一定也是停止的或临床不显现的肝脏疾病,所以在这种干扰场疾病的猜想下,针对肩部症状的治疗,进行肝脏节段治疗就很有必要。

## 10.4.2    治疗

节段疗法包括胸椎 7~11 节段、肌肉刺痛点渗透以及相应的肋间神经在聚焦第八肋间神经和右肋弓下 Vogler 压力点的椎旁注射。随后是右边上腹部的多个丘疹,以及由触诊可测的相应节段上腹壁肌肉压力点浸润以及前腹膜浸润。在整个节段相关的神经支配区的瘢痕浸润最终完成了整个节段治疗。更高级别的节段疗法以及最常用于肝脏干扰场测试的注射是对神经节毛囊和主要与次要内脏神经的注射。

## 10.4.3    总结

肝脏或胆管疾病的临床症状来自于从器官区域发出的传

入神经。属于这些神经的有交感神经,副交感神经和膈神经。交感神经系统的传入神经引起了 $Th_7$-$Th_{11}$ 节段上感觉运动系统的临床症状。副交感神经传入神经介由三叉神经核心区域和前两个颈段引起传达右三叉神经和感觉运动节段 $C_1$-$C_3$ 上的症状。在胆管和胆管疾病,膈神经传入神经,传递刺激到颈段 $C_3$-$C_5$ 上,伴随相应的右显现的右侧胸带的临床结果。

## 10.5    胃段

### 10.5.1    诊断

疾病的症状不仅出现在上腹部和左肋下的 Head 区域内,还出现在来源于胃部传入神经的整体交感神经,副交感神经和膈神经的供给区域( ▶ 图 10.7)。

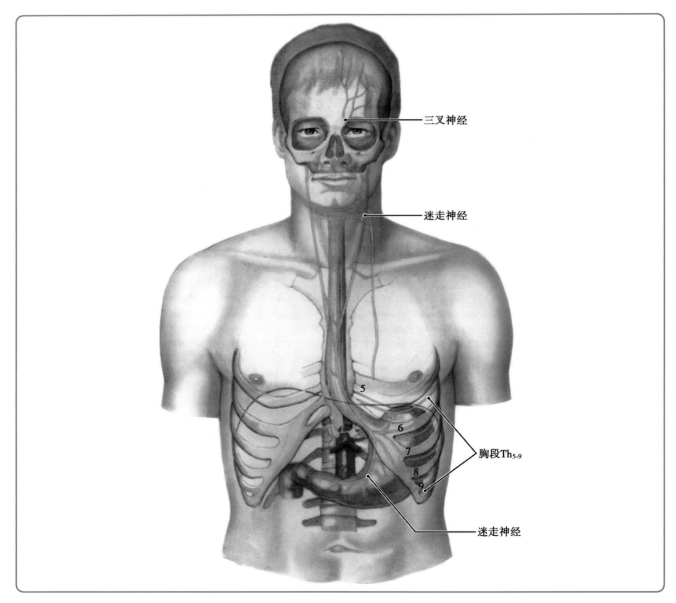

▶ 图 10.7    胃部神经支配和及其关系

胃的交感传入神经有经过胸段的 $Th_5$-$Th_9$ 的背根神经节左边的入口,从而这些节段上的主观症状或感觉运动系统的检查结果是可能产生的。皮节的感觉过敏,如同伴随着脊椎功能障碍和这些节段上胸部和肋间的呼吸运动的功能障碍的拉紧的左侧脊柱肌肉,也许将是胃病节段反射性应答的例子。

直接促成上腹部压力或恶心的临床症状的副交感传入神经,同时经由到三叉神经脊束核的突触连接和到前 3 颈段运动感觉核心区域的其他突触连接,可导致左侧眶上眶下神经症状和前 3 颈段的左侧感知功能紊乱,包括有左侧枕大枕小神经的压痛和自发触痛。

膈神经传入神经(▶图 10.8),通过其在颈段 $C_3$-$C_6$ 的入口,在胃部疾病中可能导致颈椎中部的伴随性功能紊乱和直至左边肩颈的疼痛,可与肝胆段疾病中的右侧肩部疼痛相比。膈神经传入神经起始于胃的腹膜内,并且会在涉及脏腑腹膜的胃疾病中受到刺激。

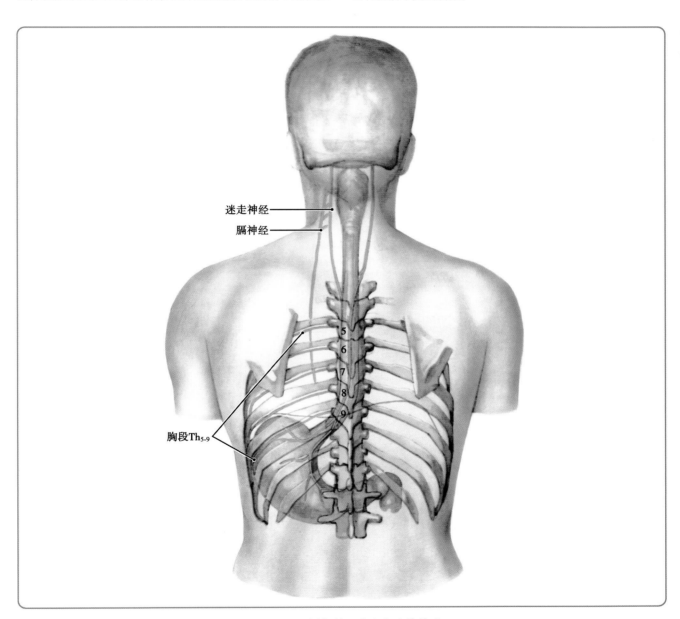

迷走神经

膈神经

5
6
7
8
9

胸段$Th_{5-9}$

▶ 图 10.8　胃部神经支配和及其关系

由于神经的反应依赖其刺激强度,所以伴随胃病的症状也受不同影响。他们可能主观上缺失,然后在触诊中表现为疼痛。不少有既往病史或首次在检查中的结果仍作为早前停止了的疾病的残余而存在,所以在神经治疗层面下只能从不完全"痊愈"的情况下产生。

❗ 注意
如果胸椎颈椎、肩部或左三叉神经症状占上风,这些身体部分的局部治疗就必然失败,因为其首要原因是少数症状是或无症状的胃疾病。

这就解释了其他涉及节段的疗法同样失败的原因。如上所述,同样存在着干扰场疾病,在这种情况下胃扮演的是干扰场的角色。

### 10.5.2    治疗

在 $Th_5$-$Th_9$ 椎旁左侧的丘疹附近有压痛肌肉的肋间神经进行浸润。同样,在腹部左肋弓下节段 $Th_8$ 上的 Vogler 压力点,也应该被渗透。在皮节 $Th_5$-$Th_9$ 段左侧特别是腹部的丘疹,以及对压痛点腹壁外侧到腹腔膜的渗透就完成了节段治疗。如果左眶上神经压痛的情况下,也可以进行渗透。更高一级的节段治疗包括有对左侧神经节毛囊和对 $L_1$ 高度上的主要与次要内脏神经的注射。上述交感神经节段中的瘢痕也要被浸润。在慢性胃病中,最常见的干扰场定位出现在鼻窦和上颌牙齿左侧的 2/4-7 的区域中。

### 10.5.3    总结

胃病的所有可能的症状直接依赖于来自胃部的交感、副交感和膈神经传入神经的刺激。源于交感神经的节段反射性症状涉及胸段 $Th_5$-$Th_9$ 左侧。源于副交感传入神经的症状出现在左侧三叉神经和节段 $C_1$-$C_3$ 的供给区域内。涉及腹腔膜壁的胃病的症状可以经由膈神经传入神经在颈段 $C_3$-$C_5$ 上得到维持。

## 10.6    胰腺段

### 10.6.1    诊断

单独源自器官的胰腺疾病症状,与由交感神经、副交感神经和膈神经(▶图 10.9)预先确定的传入性神经支配关联。

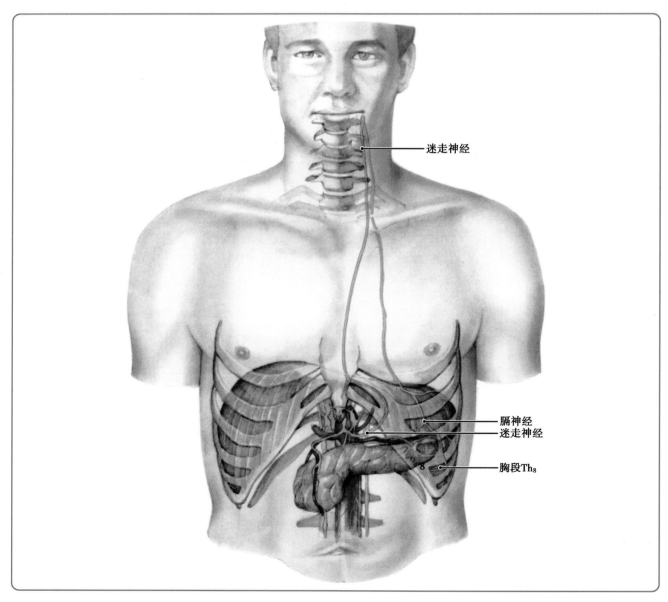

迷走神经

膈神经
迷走神经

胸段$Th_8$

▶图 10.9    胰腺神经支配及其关联

对于胰腺疾病,特别是急性炎症,典型的有较好定位的左侧背部疼痛,其触诊压痛点位于节段 $Th_8$ 左面(▶图 10.10)。从这个节段产生了交感传出神经性供给,交感传入神经在相同脊髓节段有其入口,这样就能解释经过植物性反射弧的感

觉运动性反应了。在这种有少数症状或无症状的慢性胰腺炎和早前已痊愈的临床隐匿性胰腺疾病中可能会产生触诊可证的胸段 $Th_8$ 的刺激,其形式一定有敏感的棘突 $Th_8$,左边椎旁肌肉压痛以及左肋下挤压敏感的 Vogler 压力点。

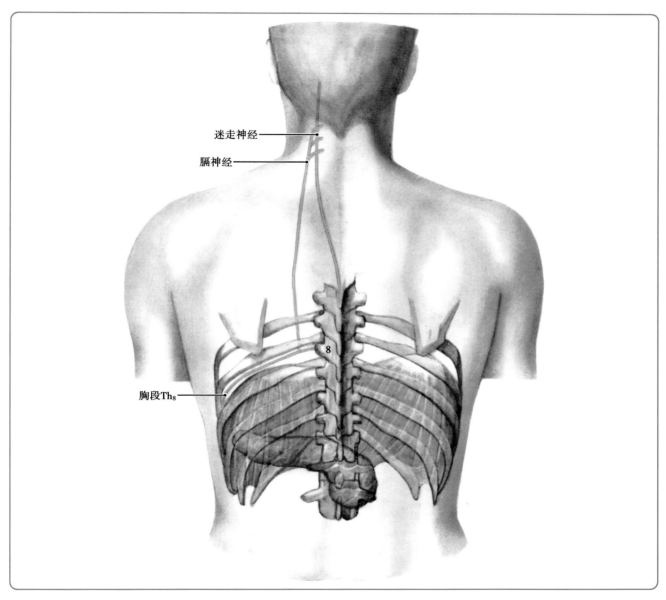

迷走神经

膈神经

8

胸段$Th_8$

▶图 10.10 胰腺和神经支配关系

从副交感神经导出的不适症状有像不适、恶心和通过刺激副交感神经引起的食欲恶化等一般性症状。左侧三叉神经和上颈段 3 段的供应区域的症状可能是通过副交感传入神经与三叉神经的脊髓核心区域以及经过脊核区的前 3 个颈段的连接而实现的。

如在前段的节段描述中所阐述的,膈神经传入神经在胰腺疾病中的参与表明,节段 $C_3$-$C_5$ 上症状,不仅可能表现为颈椎症状,还可能表现为左边肩部症状,类似的还有肺、心脏和胃上的疾病。

如果胰腺症状临床上不显现,随着病情潜在意识地进行,

出现慢性三叉神经、颈椎或胸椎的症状是可能的,特别是当有施加在节段上的其他刺激,来自其他器官或节段负荷。这里还有源于胰腺的干扰场情况,其只能由干扰场诊断和干扰场治疗来解释。

值得一提的是急性胰腺炎情况中的器官自溶,这导致了影响区域的急性的炎症反应。通过器官形态和邻近腹腔神经节,当这个神经节被坏死性炎症所破坏时,器官的形态及其与神经节的关联变得凶险,有时甚至是致命的休克状态是可以理解的。

### 10.6.2    治疗

胰腺疾病的节段治疗涉及皮区 Th$_8$ 节段,在其相应部位建立丘疹后,于椎旁肌肉刺痛点进行渗透,以及肋间神经 Th$_8$ 进行注射,特别是在脊背部分和肋弓下。相应的皮肤瘢痕也需要一同治疗。胰腺疾病的治疗主要基于交感神经预先决定的形态情况,因为器官供血受交感神经控制。在慢性、慢性复发性和急性胰腺炎治疗中,最有效的治疗是注射到腹腔神经节和主要及次要内脏神经。这种治疗在治疗效果上优于其他治疗方法。

### 10.6.3    总结

胰腺疾病的节段反射症状取决于该器官的传入神经供给。依赖于交感传入神经的症状涉及胸椎段 Th$_8$。依赖于副交感传入神经的症状特征只由副交感神经,左侧经过脊髓核心区域的三叉神经以及与其连接的颈段前三节而表现出来。经过颈段 C$_3$-C$_5$ 上可能的症状是由膈神经传入神经引起的。

## 10.7    肠段

### 10.7.1    诊断

肠段由十二指肠、空肠、回肠、结肠、乙状结肠和直肠组成。就像腹腔中的所有其他器官一样,肠道也存在(▶ 图 10.11)由交感神经和副交感神经的传入传出性神经支配。与上腹部器官不同的是,来自肠道腹膜壁的膈神经传入神经是未知的。

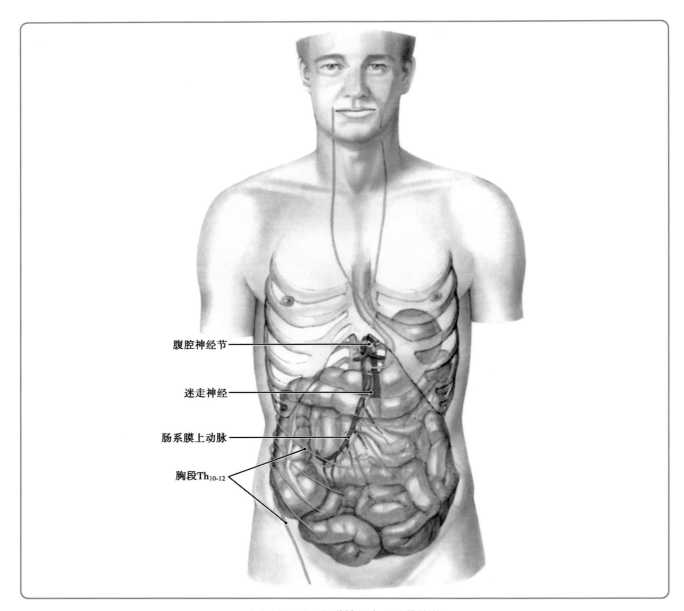

腹腔神经节

迷走神经

肠系膜上动脉

胸段Th$_{10-12}$

▶ 图 10.11    肠道神经支配及其关联

交感神经供给和由此依赖交感传入神经的症状出现在节段 $Th_{10}$-$L_2$。与小肠段关联最明显的皮区在肚脐高度（$Th_{10}$），下腹部中心大肠下面（$Th_{11}$）。除了胸椎段的突爆敏感的和自发疼痛的棘突之外，肌肉的紧绷是可能的，以及腹部肌肉的张力过大造成腹部皮肤的感觉敏感降低。经过脊髓反射路径的反射性症状产生于相应的皮区和胸椎腰椎的肌节。在急性阑尾炎中著名的麦克伯尼右下腹压痛点也许是腹壁最常见的压痛点和其对应于 $T_{12}$ 节段。

副交感传入神经流向不同的脊核区域。整个小肠、升结肠和横结肠一半由迷走神经（▶图 10.12）供给。降结肠、乙状结肠和直肠传入传出上由骶骨副交感神经支配，其核心区域在节段 $S_2$-$S_4$ 上。这样在肠道疾病中，三叉神经的参与就是有可能的，当然更确切点是在经过副交感传入神经与三叉神经脊核区域的连接的上腹部器官疾病中。副交感传出神经及其脊神经 $S_2$-$S_4$ 的分支延伸至什么程度，至今文献中还未提及。如果将交感神经的分布路径类比为基础的分布路径，不管副交感传出传入神经是否参与血管舒张或皮腺的调节，这都是有可能的。值得注意的一点是，节段 $S_{2-4}$ 上的皮肤刺激会导致反射性的肠道活动的增加。

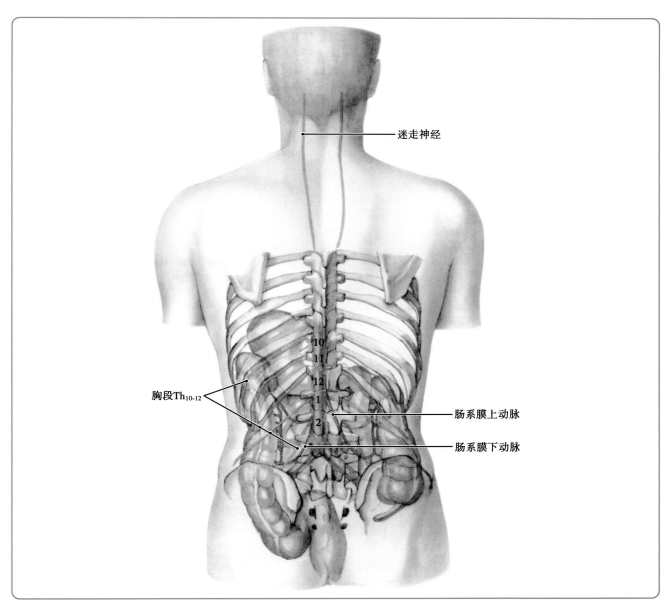

▶ 图 10.12 肠的神经支配和及其关联

结肠远侧的疾病与三叉神经没有传入性联系。然而，经过骶骨副交感传入神经，必定存在到骶骨感觉运动系统和交感神经系统的联系，引发骶骨疼痛、经过骶骨的水肿形成、琼脂糖的形成以及远端结肠、乙状结肠和直肠疾病的情况下骶骨节段的压痛点形成。因此，在肠道疾病的情况下，除了患者在腹部的自感症状外和触诊引起的疼痛外，还可能产生其他症状，其涉及三叉神经的供给区域、前三个颈段（很少）以及 $Th_{10}$-$L_2$ 上的胸腰过渡通道，还可能产生节段 $S_2$-$S_4$ 内骶骨区域的主观和客观症状。即便肠道慢性疾病是无症状的，经过预先确定的交感和副交感传入神经支配路径，即便节段 $C_1$-$C_3$、$Th_{10}$-$L_2$ 和 $S_2$-$S_4$ 上的疾病，其临床表现强度差别不大，并且不表示肠道的原发病。在这种情况下，患病的肠道具有"干扰场效应"，继发性疾病只能通过肠道的"节段治疗"来处理。

### 10.7.2    治疗

肠道的神经节段治疗，就如其他节段治疗一样。

!️ 注意

必须手术的疾病，如急性阑尾炎，应排除在治疗之外。

在下肠道疾病（来自左结肠弯曲）中，在骶骨区域进行相同的治疗。治疗的最强形式是注射到两侧腹腔神经节以及同时注射到上述节段。

### 10.7.3    总结

肠道植物性传入神经负责肠道疾病的主观症状，既直接体现在腹腔内，又经由脊髓层面的反射路径，体现在涉及交感传入神经 $Th_{10}$-$L_2$ 节段和涉及副交感传入神经 $S_2$-$S_4$ 节段上。最后重要的还有，迷走神经与脑干区域的直接连接使"中枢"疾病如抑郁症、无力症、注意力集中障碍和睡眠障碍变为可能。

## 10.8    肾段

### 10.8.1    诊断

肾脏疾病的症状依赖器官的传入性自主神经支配，第一级经过交感神经和副交感神经，第二级通过感觉运动系统的节段反射性途径（▶图 10.13）。

肾脏的交感传出传入性神经供给源自胸腰节段 $Th_{10}$-$L_1$ 上交感神经核心区域，经过腹腔神经节和伴肾动脉而行的肾丛的分支，传入神经采取相同的对准中心，直到相应脊髓神经节的走向。由交感神经产生的症状，除了直接的器官痛感，还有胸椎腰椎节段 $Th_{10}$-$L_1$ 上，以这些节段疼痛、椎旁神经拉紧，

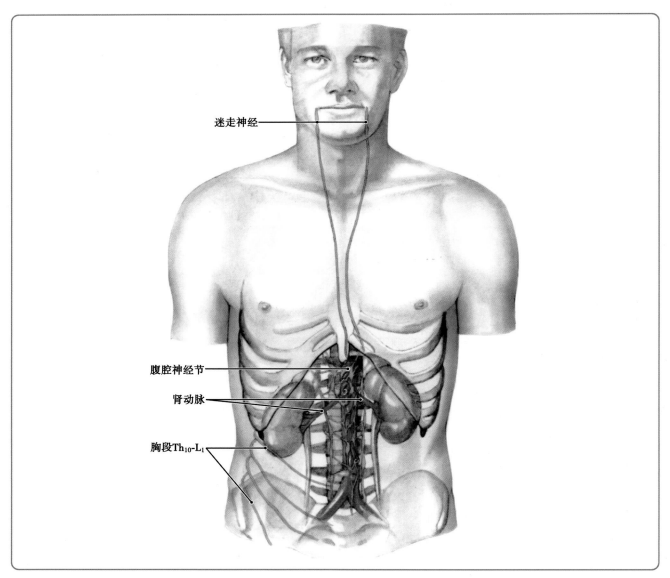

迷走神经

腹腔神经节

肾动脉

胸段$Th_{10}$-$L_1$

▶ **图 10.13**    肾脏的神经支配和及其关联

突爆敏感的棘突或髂骨直至鼠蹊部胁腹的触觉过敏的形式出现的主观和客观的症状,对应于皮节 $L_1$,为肾脏疾病中的 Head 区域。

副交感神经症状包括一般性症状,如不适、恶心以及呕吐。尽管有迷走神经的传入连接,从肾脏出发,早已多次提及的迷走神经的与三叉神经脊核心区域的连接,以及经由此连接至前 2 个颈段中,出现在三叉神经或脊髓节段 $C_{1-3}$ 供给区域内的症状同在肝胆区,胃或胰腺疾病相比很少。

肾脏疾病的伴随症状主要是由腰椎和腹侧对应节段为 $Th_{10}$-$L_1$ 的区域产生的,即使在无症状的肾脏疾病中也是这样的。即使没有神经根支配关联的知识,基于胸腰通道到肾脏的形态学近距离容易猜想到,慢性胸腰症状的首要原因可能是慢性无症状地进行着。从神经治疗的角度来看,这里存在一种干扰场疾病,在其中慢性染病的肾脏表现为干扰场。脊柱症状可以通过对原发病器官进行交感传入神经病理刺激的神经治疗性中断来消除。

紧接这些注射应该出现的是显著而立即的症状改善。通过反复渗透症状可以改善到持续性的无症状状态。特别在急性疾病,如肾脏绞痛和肾盂肾炎中,应用最强形式是对肾丛进行注射。当肾脏疾病不是干扰场引起时,急性和慢性疾病,包括病理化验结果似乎从没有发现过短时间内器官本质的退化(肾功能不足)。

肾脏疾病的临床症状源自传入性交感神经和副交感的神经支配,这使得躯体神经系统可以通过节段性反射来参与。交感神经性疾病的症状主要是肾部位不同水平的疼痛以及 $Th_{10}$-$L_1$ 区段的皮肤敏感性和肌肉张力的反应性变化。副交感神经影响一般症状,如不适、恶心和呕吐;可以想象在三叉神经的供应区以及通过三叉神经的核心区域和头两个颈段的迷走神经连接的上部 3 个颈节段中的症状,但临床上罕见。

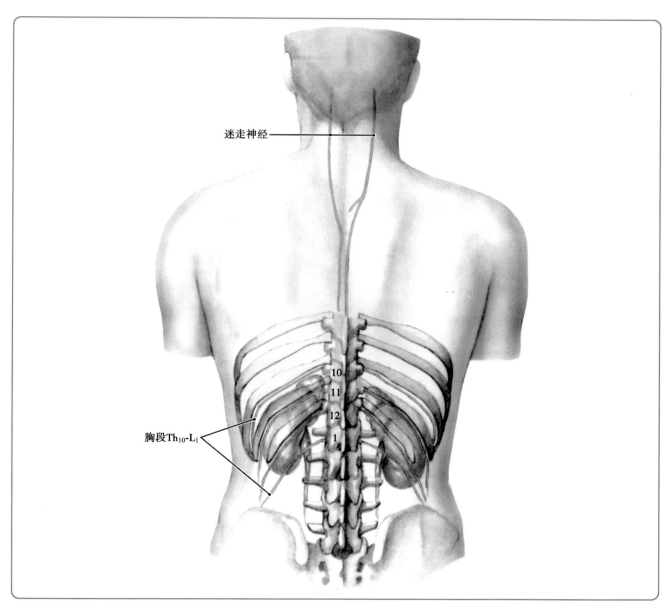

迷走神经

胸段$Th_{10}$-$L_1$

10
11
12
1

▶ 图 10.14　肾脏的神经支配和及其关联

## 10.8.2　治疗

节段的神经治疗使用经过脊柱层面的反射路径来对肾脏疾病来施加影响。经过棘突 $Th_{10}$-$L_1$ 及椎旁建立多个丘疹被用作非特异性刺激疗法。压痛性棘突的渗透,肌肉刺痛点在椎旁肌肉的分布以及肋间神经 $Th_{10}$-$Th_{12}$ 和脊神经(▶图 10.14)范围内的渗透是对相应压痛点的其他节段导向和反射性措施。有关节段上的瘢痕,特别是疝切开手术瘢痕、阑尾切除瘢痕或生殖器部位的术后瘢痕都是要作为潜在的节段神经激发类别来进行渗透的。

紧接这些注射应该出现的是显著而立即的症状改善。通过反复渗透症状可以改善到持续性的无症状状态。特别在急性疾病,如肾脏绞痛和肾盂肾炎中,应用最显著的形式是对肾丛进行注射。当肾脏疾病不是由干扰场引起时,急性和慢性疾病,包括病理化验结果似乎从没有发现过短时间内器官本质的退化(肾功能不足)。

## 10.8.3　总结

肾脏疾病的临床症状源自传入性交感神经和副交感的神经支配,通过节段性反射性路径,躯体神经系统的参与就是可能的。在肾部位不同高度,以及在节段 $Th_{10}$-$L_1$ 的皮肤和肌肉拉紧的反应性的相对变化下,通过交感传入神经存在的症状首先表现为不同的疼痛。副交感神经影响一般症状,如不适、恶心和呕吐;在三叉神经的供应区以及通过三叉神经的核心区域和前两个颈段的迷走性神经连接的上部 3 个颈段中的症状是可以想象,但临床上却很少诊断出来。

# 第 11 章　节段诊断

## 11.1　表格概述

给出器官疾病与身体其他部位通过传入自主神经支配途径的参与之间关系的例子旨在解释可能在器官疾病中出现的各种症状。相关症状的不同强度往往掩盖了它们之间的因果关系,因此这只是清晰地说明一个不同的神经治疗节段诊断。

在传入神经供应中受到干扰的主要患病器官的症状可能清楚地出现在临床上,通常出现在急性病情况下。但是,这些症状也可能很微弱或不存在,这在慢性疾病中更常见,因此在反射路径上出现的疾病症状随后出现。

在这种情况下,有可能通过神经支配连接在反向反射路径上定位次级症状来找到疾病的主要部位。以下图为节段诊断提供了这些神经连接的概述(▶图 11.1、▶图 11.2、▶图 11.3 和▶图 11.4)。

**内脏器官节段供应概述**

| 器官 | 脊髓分段 | | | |
| --- | --- | --- | --- | --- |
| | 交感神经系统 | 迷走神经 | 盆神经 | 膈神经 |
| 心脏和升主动脉 | $Th_1$-$Th_4$($Th_5$) | $C_2$,Gesicht | | ($C_2$)$C_3$,$C_4$($C_5$) |
| 肺和支气管 | ($Th_1$)$Th_2$-$Th_5$($Th_6$-$Th_9$) | $C_2$,Gesicht | | ($C_2$)$C_3$,$C_4$($C_5$) |
| 食管 | $Th_4$,$Th_5$($Th_6$) | $C_2$,Gesicht | | |
| 胃 〈贲门 胃小体 | ($Th_5$)$Th_6$,$Th_7$ | $C_2$,Gesicht | | ($C_2$)$C_3$,$C_4$($C_5$) |
| | $Th_7$,$Th_8$ | | | |
| 幽门 〈幽门 | $Th_8$,$Th_9$ | | | |
| 小肠和升结肠 | ($Th_9$)$Th_{10}$-$L_1$ | $C_3$,Gesicht | | |
| 阑尾 | ($T_{12}$,$L_1$ rechts) | | | |
| 降结肠和直肠 | $L_1$-$L_3$ | | $S_2$-$S_5$ | |
| 肝和胆囊 | ($Th_7$)$Th_8$-$Th_{11}$ | $C_2$,Gesicht | | ($C_2$)$C_3$,$C_4$($C_5$) |
| 胰腺 | $Th_8$(links) | | | |
| 肾 | $Th_{10}$-$L_1$ | | | |
| 输尿管 | ($Th_8$)$Th_9$-$L_2$ | | | |
| 膀胱 | $Th_{11}$-$L_1$($L_2$,$L_3$) | | $S_2$-$S_5$ | |
| 睾丸及附睾 | ($Th_{11}$)$Th_{12}$-$L_3$ | | | |
| 卵巢及附件 | ($Th_{12}$)$L_1$-$L_3$ | | | |
| 子宫 | ($Th_{12}$)$L_1$-$L_3$ | | $S_2$-$S_5$(?) | |
| 乳房 | $Th_4$-$Th_6$ | | | |

▶图 11.1　内脏器官节段供应概述。(来源:nach Clara M. Das Nervensystem des Menschen. 2. Aufl. Leipzig:Barth;1953:288)

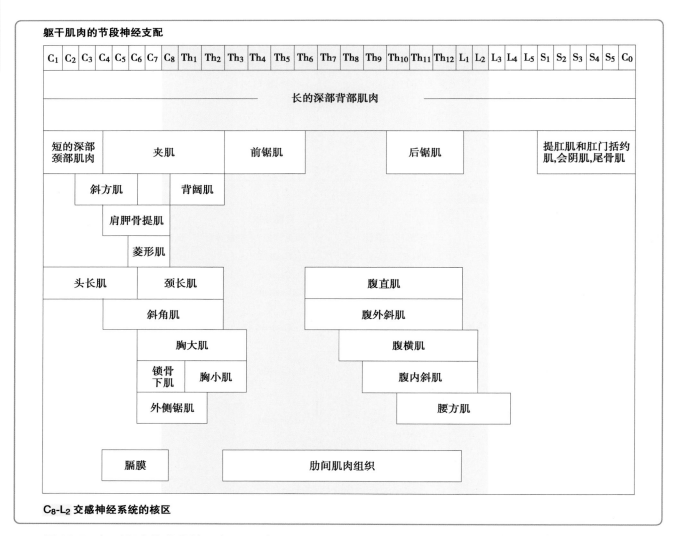

► **图 11.2**    躯干肌肉的节段神经支配。（来源：nach Clara M. Das Nervensystem des Menschen. 2. Aufl. Leipzig：Barth；1953：284）

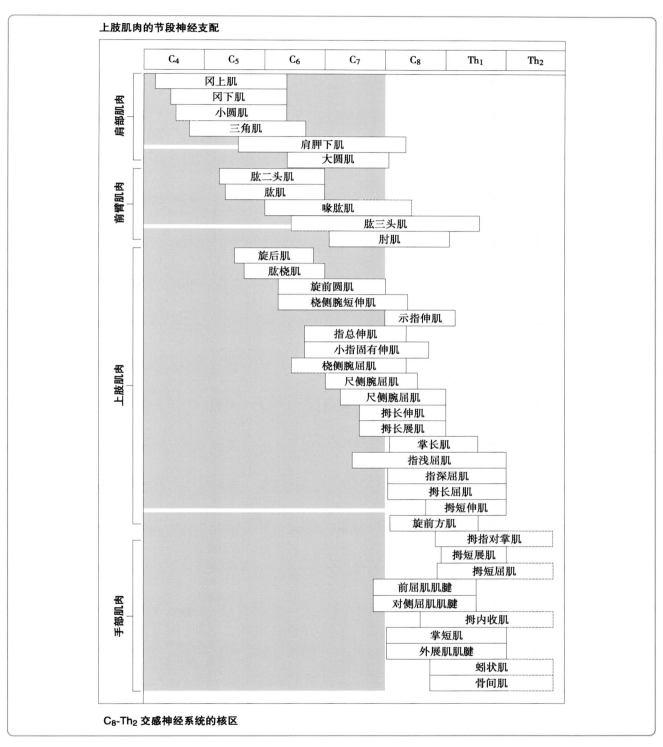

▶ **图 11.3** 上肢肌肉的节段神经支配。(来源：nach Clara M. Das Nervensystem des Menschen. 2. Aufl. Leipzig：Barth；1953：285)

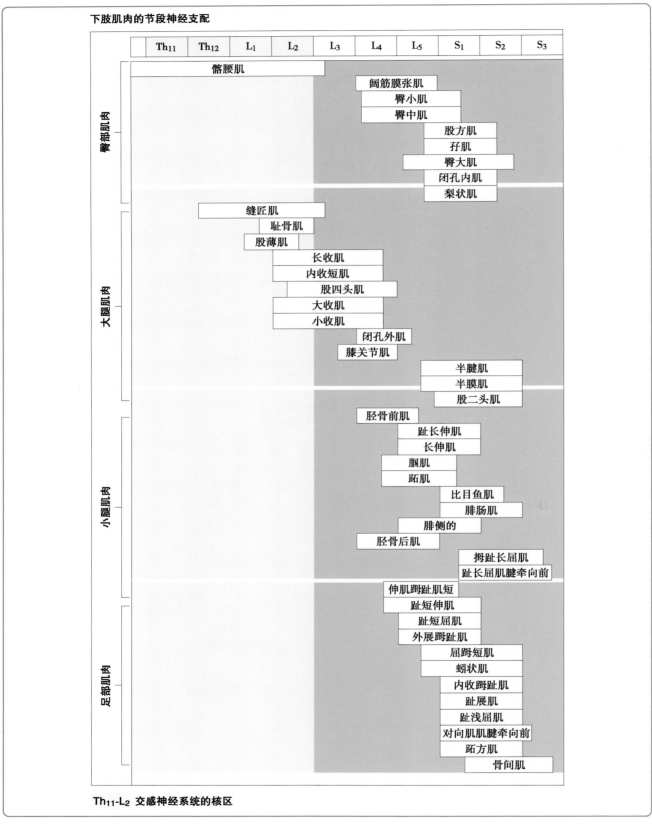

▶ 图 11.4　下肢肌肉的节段神经支配。(来源:nach Clara M. Das Nervensystem des Menschen. 2. Aufl. Leipzig:Barth; 1953:200)

# 第 12 章　干扰场

## 12.1　干扰场诊断

干扰场概念在本书第一部分已经阐述过了。干扰场的诊断意味着对目前猜测的干扰场经过相应的节段治疗（在器官上）或者直接使用麻醉剂进行注射，等待干扰场疾病的临床反应。通常这种反应在几秒内会产生，从而得到由 Huneke 命名的"秒速现象"。

当由干扰场引发的或终止的疾病，在第一次治疗后，在远超麻醉时间之外能完全得到消除，并且通过各种后续治疗，直至达到不受时间限制的无症状状态，这就是干扰场的证明。如果涉及牙齿和下颚区域的干扰场，则由牙齿产生的疾病症状要求必须至少 8 个小时才能完全消退。这个要求只是个常规，在这个常规下，干扰场诊断和干扰场治疗才能进行。正如将要进一步展示的那样，这种干扰场相关疾病在它们相互关联下往往明显更加复杂，相应的干扰场诊断在疾病症状的时间关联上也比初次更难以推测。

干扰场诊断的前提通常是进行失败的节段诊断，即意味着神经治疗意义上的节段诊断没有伴随疾病症状的改变进行。这个结论早在一至两次治疗是可能的。正如早前多次提及的那样，在节段诊断的过程中会出现依赖干扰场的疾病的首次暗示，特别当慢性疾病症状在基于节段的诊断性注射下没有得到改善或者甚至出现暂时地恶化。这种现存症状的恶化在直接治疗中不仅在神经治疗中被熟知，而且在所有运行于直接或间接的反射路径上的治疗形式中被熟知。

干扰场诊断不仅意味着测试单个潜在的干扰场，还可能测试在单个治疗范围下的多种干扰场。在渗透系统中，比如所有怀疑的牙齿将在治疗中被检测；在瘢痕的干扰场测试中，所有的瘢痕将同样在治疗中接受注射。从临床经验看，为了在秒速现象中猜出单个的疾病症状，在注射结果中找到干扰场经常是有必要的。

当注射针无法到达疑似干扰场组织（如鼻窦）或者器官注射（如肝脏、肾脏和胰腺）禁忌时，这种干扰场测试意味着向每种形如瘢痕的推测的干扰场或者往所属的自主神经节、神经细胞和血管中进行局部麻醉药注射。

## 12.2　干扰场分类

如前所述，伴随着既往病症将会产生来自可能干扰场的个体的一系列症状，这些通过一开始就急切需要治疗的疾病和伤口表现出来，大多数情况下会出现慢性的病症。潜在干扰场将会在干扰场诊断的范围下通过相应的注射进行检验，通过其反应来观察要受治疗疾病症状。

在不同的潜在干扰场紧接着出现的结果依据个体而不同。最终援引的是 Huneke 自 1940 年建立的干扰场的临床相关的试验数据。目标是，通过尽可能少的失败的注射得出依

赖干扰场的病症。为了实现这一目标，在干扰场测试中对患者个人的重要检测报告的理解就是充满价值的。由于一场意外、一次手术、既往疾病或者以此类似的事件而出现的要治疗的疾病，其另外的暗示同样要参阅慢性疾病（如鼻窦炎、周期性阑尾炎、扁桃体炎）和任何以"不稳定"的瘢痕形式或者在诸如肝、肺、胃或生殖器的独立的疾病之后形成的非特异性的"器官信号"。其他个别迹象是感染伤口的瘢痕、伴随着延迟性骨愈合的前期骨折、截肢后的伤疤或者同一部位多次手术后的瘢痕。

> **注意**
>
> Dosch 提出的关于主观最严重的疾病或伤害问题，除了要接受治疗的病症外还可能是重要干扰场暗示的关键。

如果对所有既往症逐一检验其熟悉的干扰场可能性都失败的话，那就要继续不依赖既往病症，只按照试验数据来进行干扰场测试。单单是由于干扰场在面部颅骨和口鼻咽区域、腹部和与内生殖器官的骨盆的聚集，即使在没有既往症和不明显的局部症状下，也应在这些区域进行干扰场诊断。任何不同的身体部分的紊乱暗示不存在，往往通过相应的干扰场测试也能出现受治疗病症的消除。根据身体区域进行干扰场测试，来保证错误的忽视的干扰场的数量尽可能少是绝对不会错的。不动摇地进行持续性干扰场诊断的实践往往提供成功走向的干扰场诊断。实践也显示，患者必要的耐心经常要比治疗师的多，特别是在部分超过几十年的慢性病症中。

正如开始第二部分提出的既往症和神经治疗应用下进行的其他过程，对治疗的病症的监管和具体的变化的证明对既定效果具有重要意义。为了确定干扰场诊断下单个症状在"秒速现象"中能消失，以及对 2 个或若干干扰场在一个注射系列的考量能消除所有疾病症状，特别是一种病症可能由多个干扰场维持的这个事实，使得在干扰场诊断应用下症状特性变化的具体描述变得有必要。这特别是在头痛或者悲痛的患者身上更频繁地被观察到。

此外，如前面在节段诊断范围下所提到的，病症能部分经由干扰场诊断和干扰场治疗得以消除，另一部分经过节段治疗消除，所以在只有节段诊断或者只有干扰场诊断的应用中，总是只有整体症状的减轻才被注意到。

## 12.3　干扰场治疗

确定的干扰场鉴别对干扰场治疗是必要的，也就是说，能复现的秒速现象的触发；治疗直接在于先前用于干扰场诊断的同样注射的继续。干扰场治疗的结束和频率再次因个体而不同，是根据症状消除的时间来调整的，必须在一次次的治疗间进行延长。通过单独一次向干扰区的注射持续地结束慢性病是完全可能的。然而这更多的是一种特例。频繁得多的是

必要的重复的干扰区治疗。这里的原因一方面是由干扰区产生的刺激强度,首要的例如器官自身调节能力,其能力本质上是依赖于情形下的根本调节系统。所以,患者经常感兴趣的每种症状的必要治疗的次数问题只能在治疗结束后才能回答。对于干扰场诊断和干扰场治疗的注射技术如同对节段诊断和节段治疗的使用是一样的。

在干扰场治疗的范围下,尽管进行了反复多次注射,但时间上不受限制的成效却没有达到,持续性的干扰场神经治疗没有成功,这是完全可能存在的一种情况。在这种情况下,是由于干扰场刺激没能借助注射从器官组织减少而产生的。其发炎部位不能从器官组织上消除慢性扁桃体发炎、处于同样情形的慢性阑尾炎或者牙根坏死的牙齿存在这样的一种可能性,为了摆脱干扰场而必须进行外科手术的措施。外科措施的无须立刻决定,即不能早在第 3 或 4 次神经治疗前就决定,因为反复的干扰场渗透或者通过注射到神经供给干扰场的交感神经节、血管和神经细胞的间接的干扰场治疗可能会消除掉刺激和由此产生的交感神经刺激。

## 12.4　原则

干扰场诊断和治疗的原则是:

- 每种慢性疾病都可能通过干扰场诱导和维持。
- 每种疾病或伤害都可以留下干扰场。这特别适用于长期持续的疾病或复杂进行的创伤。
- 每种干扰场诱导的疾病只能通过干扰场的消除来治愈,不管是通过神经治疗还是外科手术。
- 只有通过秒速现象干扰场的鉴别才有可能。干扰场与相应的疾病关联是可复现的。

## 12.5　最常见的干扰字段

根据几十年长的神经治疗临床实践的经验,大多数的干扰场出现在口鼻咽部和腹部器官(肠,肝)的区域。对于这种经常出现的情形可设想的根据很可能是由于交感神经、副交感神经、脑神经以及与躯体神经系统紧密连接的这一区域的多次神经支配。赫尔克的言论,在受伤或疾病后器官组织里的每个位置都可能成为干扰场,反映了这一事实。

在可能的干扰场描述中,应该给牙齿留出更多的空间,因为从口腔科医生或齿颚评论提出的传统证据展现了神经治疗意义上真实干扰场区域的错误估计最常见的原因。如果没有括约肌,也等于是没有牙齿,这是慢性疾病治疗中的少数情况。所以在口腔区域评论中的神经治疗观点就特别突出显眼,评论认为这个区域里的每次即使是轻微的慢性发炎都能成为其他病症的原因[14]。除了口腔区域的注射,X线片拍摄的评论也属于此。借助少量例子将在接下来进行阐述。

# 第 13 章　牙颌区域

## 13.1　案例 1

**转移的诊断**　双侧轻度发育不良患者左侧原发性髋关节病。

　　左髋关节的症状的病史从 23 岁时开始。左髋关节的典型临床和影像学表现为进展性髋关节伴左侧小静脉发育不良。

　　**X 线**　全景图像显示以下发现(▶图 13.1)：

- 拔除牙齿 35 和 37 后牙列不完整
- 未施加牙齿 31 或 32
- 拔除牙齿 45
- 上下颌牙齿的多种填充物
- 根尖周炎 16 和 26

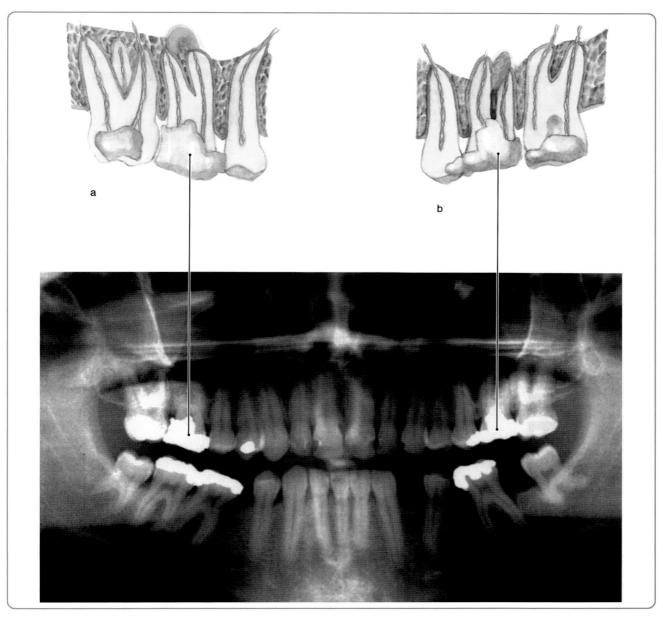

▶ 图 13.1　1963 年出生的患者的牙科全景图。a. 牙齿 16 尖端骨炎,右上颌窦底的小囊性炎症反应,从牙齿 16 的牙根开始,伴有深度汞合金充盈。b. 牙齿 26 根尖间质性骨炎,由不完全根充和深部汞合金充盈

**临床表现** 有以下发现：

- 主观上没有牙齿不适
- 牙齿 16 和 26 轻微爆震敏感
- 牙齿 26 和 36 周围牙龈轻微发炎

**评估** 反复重复后，所有治疗过的牙齿和食管的神经治疗测试结果是左髋关节疼痛持续缓解。牙齿全景成像后的差异检验给出了诊断：由于牙齿 16 和 26 阻塞导致轻度胰腺发育不良的左侧髋关节病。

## 13.2 案例 2

**转移的诊断** 患有各种各样慢性疾病和患有局部疾病的患者：

- 慢性胰腺炎
- 痛经
- 偏头痛
- 慢性腰痛
- 乳腺纤维瘤
- 左口角感觉异常

**病史** 儿童时期反复发作的鼻窦炎，经常用抗生素治疗。自月经初潮和周期性偏头痛以来痛经。多年腰痛，运动下更严重，没有根本的迹象。在检查时通过放射学检查发现乳房病，没有任何不适。在对左下颌进行牙科治疗后，嘴角左侧的感觉减退。左下牙槽神经疑有医源性刺激。

**X 线** 全景图像显示以下发现（▶图 13.2）：

- 牙齿 36 和 46 缺少的空位
- 牙齿 21 根尖切除
- 牙齿 18、14、26、27 和 34 的填充物
- 牙齿 11 和 21 的牙冠
- 牙齿 17~15、24~25、35~37 和 47~44 的齿桥
- 在牙齿 16 和 15、21、25、35 和 36、45 和 44 区域的炎症

**临床表现** 有以下发现：

- 所有用牙齿和牙冠治疗的牙齿的口腔黏膜炎症
- 牙齿 21 和 34~37 的压力和爆震灵敏度
- 牙齿 21 的偶尔的主观压力和轻微疼痛

**评估** 治疗牙颌区域的多种可能性基本上源于牙周组织和腭骨的炎症性改变，有时涉及上颌窦。牙颌区域的神经治疗处理结果：

- 偏头痛的结束
- 解除左下唇的感觉异常
- 痛经终止

在没有修复牙颌区域的神经治疗经验之后，长期没有清除炎症时患者的各类症状不能被治愈。

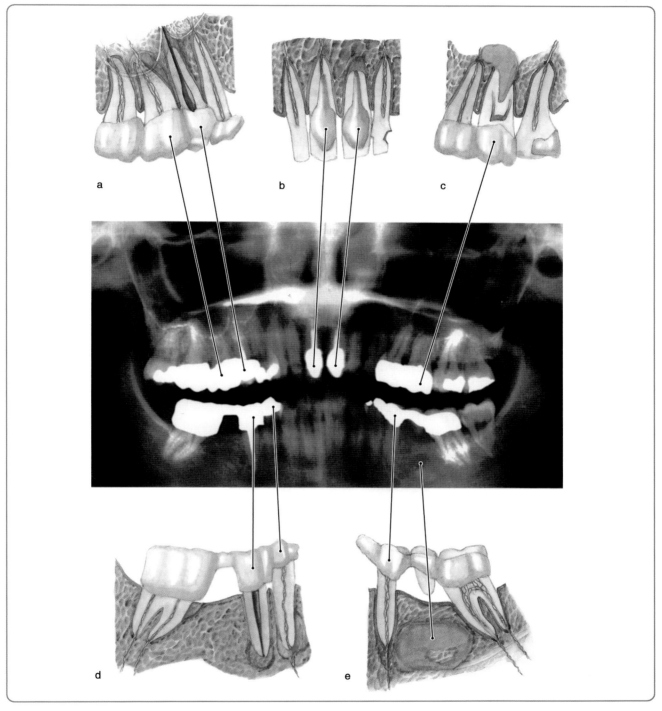

▶ **图 13.2** 1958 年出生的患者的牙科全景图。a. 牙齿 17~14 区域：牙齿 15 根尖充满根尖炎并伴有上颌窦炎的炎症，牙齿 16 根部区域有炎症。b. 牙齿 11 和 21~22 区域：牙齿 11 根部未完全填充，肺泡区域没有实质反应，牙齿 12 根部填充，随后发生根尖切除和炎症。c. 牙齿 24~26 区域：通过二分桥加冠牙齿 24 和 25，牙齿 25 伴有上颌窦底的牙周炎。d. 牙齿 47~44 区域：四联桥用于牙齿 45 的根管治疗，牙齿 45 和 44 根尖周炎，牙齿 47 边缘性牙周炎。e. 牙齿 35~37 区域：牙齿 35 根尖周炎，肺泡区的静脉炎

## 13.3    案例 3

**转移的诊断**    两侧的变角骨关节,尤其左侧。右侧超肾上腺素手术后状态。还有慢性腰痛。

**病史**    已经反复保守治疗多年腰痛。双侧膝盖疼痛逐渐增加,尤其左侧。X 线检查显示双侧内翻膝关节病。保守治疗仅能有限改善疼痛。由于肾上腺素没有分支,进行右侧肾切除术。固定接受在左侧膝关节植入假体。

**X 线**    全景图像显示下发现(▶图 13.3):

- 拔除牙齿 36 和 46 的间隙
- 牙齿 18、27 和 28、37 和 47 的填充物
- 牙齿 16、3、41 和 47 的根尖区域的炎症

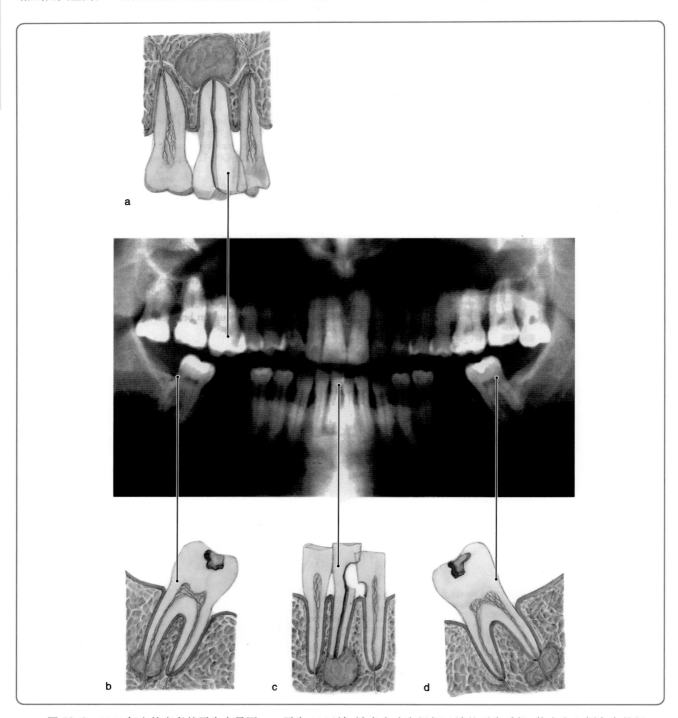

▶**图 13.3**    1941 年生的患者的牙齿全景图。a. 牙齿 16 区域:被炎症改变根部区域的牙齿受损,伴有右上颌窦底的根尖周炎和息肉黏膜改变。b. 牙齿 47 区域:具有硬化疗效的边缘的根尖周炎表明是慢性炎症。c. 牙齿 42 和 41、31 区域:具有牙髓打开、反应性根尖周炎以及严重活力障碍的进展性深蛀牙。可能失去活力。d. 牙齿 37 区域:具有中度硬化症征象的根尖周炎表明是慢性疾病

- 牙齿 41 深蛀牙
- 上下颌骨牙周病伴水平骨质流失

**临床表现**　有以下发现：

- 牙齿 16 和 41 的轻微爆震敏感性
- 所有牙齿周围的慢性炎症改变的牙龈
- 牙齿 41 未治疗的龋齿和牙齿褐色变色作为血运障碍的标志

**评估**　在牙科全景录制之后，牙颌区域有几种可能的症状应该被修复。神经治疗性的牙齿检测是阴性的，因此牙齿染色和转移的诊断之间的因果关系不能建立，但不能可靠地排除。只有经过牙齿康复和伤口和瘢痕的神经治疗后的护理，这种说法才有可能。

## 13.4　案例 4

**参考诊断**　起源不明的左肩痛：

- 1962 年左肩关节脱位和左锁骨骨折后的状况。
- 截至 1980 年，左肩关节疼痛性功能障碍。
- 与周期有关的偏头痛。
- 1986 年胆囊切除术后综合征。

**病史追踪**　1963 年跌落到左肩后，肩关节脱位，左锁骨骨折。锁骨骨折的复位和骨修复后几乎没有疼痛。自 1980 年起，左肩的疼痛逐渐加重，并且运动受限程度增加。在放射学中未发现左肩关节的退行性改变。尝试保守治疗没有成功。此外，患者在进行胆囊切除术后还会出现与周期相关的偏头痛以及上腹部功能性疼痛。

**X 线片**　全景图像显示以下结果（▶图 13.4）：

- 第 18 和 17、15 和 14 牙的牙列缺失。
- 第 16、13、12、16、21、22、26 和 27 中牙齿填充物。
- 第 35~37 和 47~45 的电桥。
- 第 21~24、36 和 46 岁的骨病变。
- 左上颌窦有大量阴影。
- 上颌牙弓的水平骨丢失，前下颌骨的骨丢失也较小。

**临床发现**　下列情况被记录：

- 牙列缺损。
- 上颌和下颌中度牙周炎。
- 牙齿没有自发性疼痛。
- 牙齿 23、34、35 和 37 的轻微撞击感。

**评估**　牙齿和面颌部的多处骨炎。首次神经治疗性牙齿测试可改善左肩疼痛，右侧上腹部强烈疼痛，并随后在整个身体左侧麻木数小时。在通过下颌手术在区域 36 中首次移除后，左肩疼痛得到了改善。为了消除各种情况，必须完全恢复左上颚和下颚。

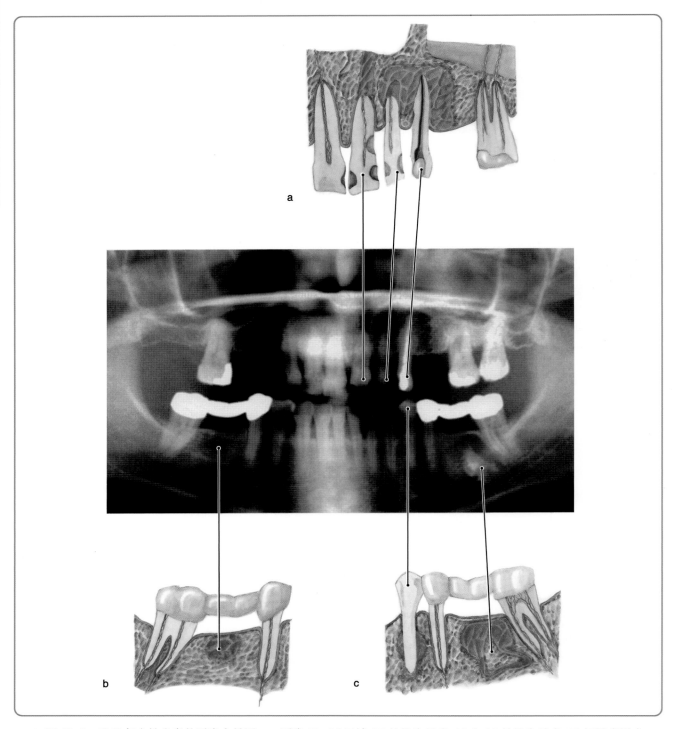

▶ **图 13.4** 1942 年女性患者的牙齿全景图。a. 牙齿 21~26 区域:21 的根尖骨炎,22 和 23 的根尖骨炎,22 怀疑有活力障碍,23 为硬化性骨炎时的牙根充盈,术后 24、25,左上颌窦大面积联合影。b. 牙齿 46 和 45 区域:根区水平 46 区残余骨炎,海绵状结构的稀薄化。c. 牙齿 34~47 区域:根 36 区广泛残留骨炎,斯德罗斯林岛为慢性骨炎的征象,34 区根尖周炎,同牙根尖骨炎

## 13.5 案例 5

**转诊诊断** 两侧髋关节病,左大于右。

**病史追踪** 大约 5 年后,与劳损有关的腹股沟和臀部疼痛逐渐加重,左侧比右侧更明显。X 线检查后确定双侧特发

性关节炎。

由于不成功的保守治疗,计划植入整个左髋关节假体。

**X 线片** 全景图像显示以下结果(▶ 图 13.5):

● 残余牙列,其中剩下的五颗牙齿用作上颌和下颌假体的支撑。

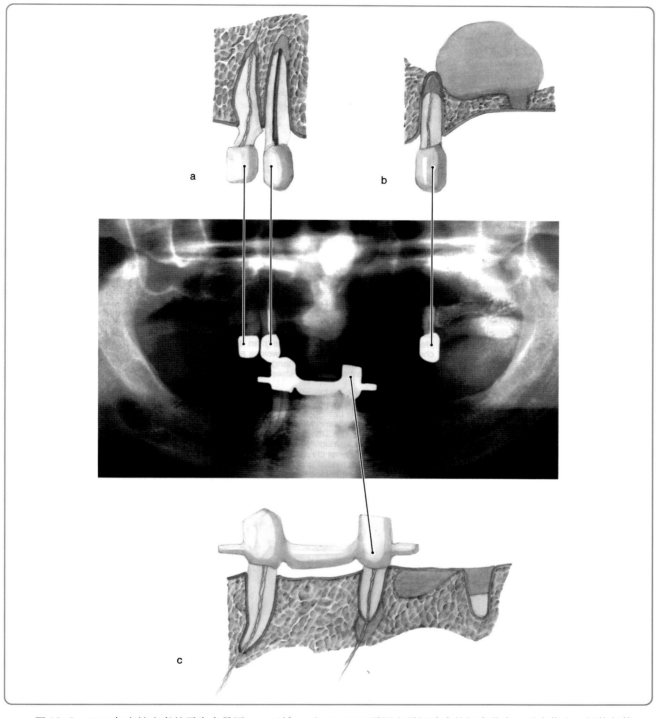

▶ 图 13.5 1942 年女性患者的牙齿全景图。a. 区域 14 和 13：13 区牙冠和牙根治疗的根尖骨炎。牙齿作为上颌修复体的支撑，怀疑 14 号牙齿的活力受损。b. 区域 25 和 27：牙冠(25)的根尖骨炎，可能有先天缺陷，可作为上颌骨假体的支撑物。从这个和所有残余狭窄起于 27，左上颌窦有息肉样黏膜吸入。c. 区域 32~36：32 为根尖骨炎，34 和 35 为拔牙后残留骨炎，36 为残留牙根

- 第 14 和 13、25、32 和 43 牙咬合。
- 第 13 和 47~45、42、32 和 36 区的上颌骨和下颌骨发炎性变化，并伴有牙根残留和以息肉状黏膜炎症的形式累及左上颌窦。
- 上颌骨明显水平骨丢失。
- 在下颌管水平处，在区域 48 中略微肿胀的区域，缺乏海绵

状，并且在其下方垂直下方有低骨区域（可能是在 48 处的放射状囊肿，患者在该区域没有拔牙）。

**临床发现** 下列情况被记录：
- 剩下的 5 颗牙齿区域发生慢性牙龈发炎。
- 牙齿没有敲击或压迫感。
- 第 25 颗单立牙无痛活动显著。

**评估**　牙齿和上颌面区域明显的炎性病灶,残留牙列。通过颌骨手术纠正了牙科测试后牙齿 36 处出现的疼痛症状,并清除了残留的牙根。重复进行牙科测试并未改善髋关节疼痛症状。因此,无法检测到明显的干扰场证据。

## 13.6　案例 6

**转诊诊断**　右侧高度晚期强直性髋关节炎,计划植入全髋关节假体。

**病史追踪**　19 岁时第一次髋部疼痛。X 线检查后确定右侧髋关节病。保守治疗失败后,在 23 岁时右髋内翻移位截骨术,随后症状和 X 线检查结果恶化。拔除牙齿,症状进一步恶化。左侧膝盖假体植入的住院患者。

**X 线**　全景图像显示以下结果( ▶图 13.6):
- 在 16、15、13、12 和 22、23 和 26 区发炎的齿列缺齿。
- X 线显示第 17、15、24、25、27 和 47 牙齿活力受损的。

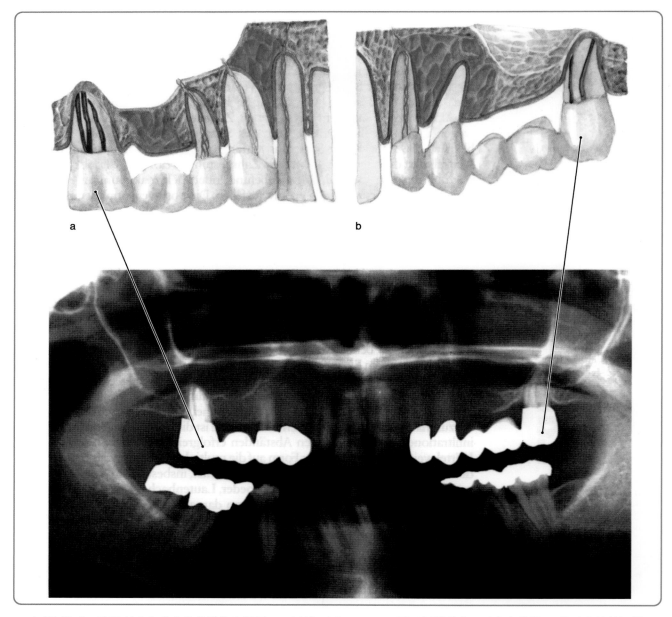

▶**图 13.6**　1955 年出生的女患者牙齿全景图。a. 区域 16 和 12:13、12 牙区根周骨炎。需注意的是 13 号牙齿的低辐射密度,与 14 号牙齿一起用作桥台。13 号牙有活力减退的迹象。前牙座 15 处有残余骨炎。16 号牙齿的根尖,经过根管治疗后用作支撑物。将骨覆盖物覆盖在上颌窦上,可以作为慢性骨炎的证据。在皇冠后部与牙齿,有缺陷的牙本质作为蛀牙的标志。b. 区域 22 和 26:作为支撑的牙齿 22 和 23,在 X 线中并不能提供太多的控制;这里也可以假设活力受损。在强光照射下,21 和 22 的整个牙根区域反映出作为骨炎影像学证据的海绵状组织明显减少。作为支撑物的 26 号牙齿显示出牙周间隙的扩大和楔状近中骨的丢失,这是慢性炎症的标志。下一个是近中方向的点状缺损形成,中心约 4 度作为龋齿变化的标志的牙冠

- 根据患者的信息,智牙不是固有的。

　　**临床诊断**　下列情况被记录:

- 牙齿主观上不疼痛。
- 牙齿 16 和 26 对敲击敏感。
- 所有冠状牙区域均有牙龈炎。

　　**评估**　桥接手术后左右上颌区域有大量病变。在第二种现象中,牙齿的神经治疗测试可导致右髋关节无痛。经过彻底的牙科治疗后,持久免受疼痛困扰。观察 10 年后,敏捷性显著提高,髋关节假体的植入不是必需的。

## 13.7　总结

　　牙齿和面颌部区域的细致诊断以及修复是一个容易忽略的问题。患牙者会经历严重的牙齿变化,尤其是在心理影响方面,因此不能被轻视。

　　由于评估干扰场存在差异,主治牙医或口腔外科医生的合作经常成为问题,从而导致不成功的颌面修复。此外,尽管临床表现,X 线表现和任何主观疼痛都提供了明确的证据,但神经治疗性牙齿测试会导致约 0 至 40% 的假阴性结果。

　　积极的神经治疗性牙齿检查很容易说服患者同意拔牙。从医学的角度来看,主要是在拔牙后铬病的理想结果失败。为了消除慢性健康问题,在消极的神经治疗试验后作为干扰场消除进行拔牙的做法可能会引起困难。通过反复渗滤或甚至更好地在伤口愈合过程中提供神经治疗来重新治疗每次拔牙过程中产生的瘢痕,这点非常重要。此种情况下,能观察到无痛且无刺激的愈合。因此,可选择的药物是 1% 普鲁卡因。在个别情况下,需要重复进行几次神经治疗性牙科检查,这往往推迟拔牙的时间。对于牙龈的炎症性疾病,必须在手术治疗之前进行反复的神经治疗。通常经过每周一次的普鲁卡因浸润,炎症才会消除。

　　Härtel 解释了颌面部区域病变的多种可能[190]。在相关的牙科教科书中描述了解剖学尤其是神经解剖学的情况,并且是牙科标准知识的一部分。Voll 和 Kramer 用表格中的形式汇总了源自电针诊断的牙科病变与可能的器官疾病之间的关系(▶图 13.7)[530]。从神经治疗的角度看,该表可作为附加的诊断概述。然而,根据神经治疗经验,诊断/治疗可靠性并不高。

下表展示的是颌面部与身体其他部位之间能量和病理改变的相互关系。

这种相互关系是由德国普罗兴根R. Voll博士发现的。R. Voll博士通过使用多种电激治疗和诊断设备获得一系列结果后得出了上述结论。下表是由来自纽伦堡的Kramer女士绘制的。这将为疾病以及可疑疾病的诊断和治疗提供帮助。

注释：
$C_5$-$Th_1$=臂丛神经
$Th_1$-$Th_4$=上肋间神经
$Th_5$-$Th_7$=中肋间神经
$Th_8$-$Th_{10}$=下肋间神经
$Th_{11}$-$Th_{12}$=最下肋间神经
$Th_{12}$-$L_3$=腰丛
$L_4$-$S_3$=坐骨神经丛
$S_5$-$C_o$=尾骨神经丛

Die zu den einzelnen Odontonen zugehörigen Muskeln wurden von Dr. Voll im 4. Sonderheft der Internationalen Gesellschaft für Elektroakupunktur „**Wechselbeziehungen von odontogenen Herden zu Organen und Gewebssystemen**", Med. Lit. Verlag, Uelzen, beschrieben.

| | | 内耳 | 上颌窦 | | 筛房 | 眼 | 额窦 | 额窦 | 眼 | 眼睛 | 上颌窦 | 内耳 |
|---|---|---|---|---|---|---|---|---|---|---|---|---|
| | 感觉器官 | 内耳 | 上颌窦 | | 筛房 | 眼 | 额窦 | 额窦 | 眼 | 眼睛 | 上颌窦 | 内耳 |
| **上颌牙与身体其他部位的关系** | 关节 | 肩肘<br>尺骨,手,脚,足底,脚趾和1* | 下颌<br>前膝 | | 肩肘<br>放射状手足大脚趾 | 臀部 | 后膝<br>骶尾骨<br>脚 | 后膝<br>骶尾骨<br>脚 | 臀部 | 后膝<br>放射状手足大脚趾 | 下颌<br>前膝 | 后膝<br>尺骨,手,脚,足底,脚趾和1* |
| | 脊髓节段 | $Th_1$ $C_8$<br>$Th_7$ $Th_6$ $Th_5$<br>$S_3$ $S_2$ $S_1$ | $Th_{12}$ $Th_{11}$<br>$L_1$ | | $C_7$ $C_6$ $C_5$<br>$Th_4$ $Th_3$ $Th_2$<br>$L_5$ $L_4$ | $Th_8$<br>$Th_9$<br>$Th_{10}$ | $L_3$ $L_2$<br>$C_o$ $S_5$ $S_4$ | $L_2$ $L_3$<br>$S_4$ $S_5$ $C_o$ | $Th_8$<br>$Th_9$<br>$Th_{10}$ | $C_5$ $C_6$ $C_7$<br>$Th_2$ $Th_3$ $Th_4$<br>$L_4$ $L_5$ | $Th_{11}$ $Th_{12}$<br>$L_1$ | $C_8$ $Th_1$<br>$Th_5$ $Th_6$ $Th_7$<br>$S_1$ $S_2$ $S_3$ |
| | 脊椎 | $B_1$ $H_7$<br>$B_6$ $B_5$<br>$S_2$ $S_1$ | $B_{12}$ $B_{11}$<br>$L_1$ | | $H_7$ $H_6$ $H_5$<br>$B_4$ $B_3$<br>$L_5$ $L_4$ | $B_9$<br>$B_{10}$ | $L_3$ $L_2$<br>$C_o$ $S_5$ $S_4$ $S_3$ | $L_2$ $L_3$<br>$S_3$ $S_4$ $S_5$ $C_o$ | $B_9$<br>$B_{10}$ | $H_5$ $H_6$ $H_7$<br>$B_3$ $B_4$<br>$L_4$ $L_5$ | $B_{11}$ $B_{12}$<br>$L_1$ | $H_7$ $B_1$<br>$B_5$ $B_6$<br>$S_1$ $S_2$ |
| | 器官 阴 | 右心 | 胰腺 | | 右肺 | 右肝 | 右肾 | 左肾 | 左肝 | 左肺 | 脾 | 左心 |
| | 器官 阳 | 十二指肠 | 左胃 | | 右大肠 | 胆囊 | 右膀胱泌尿生殖器 | 左膀胱泌尿生殖器 | 左胆管 | 左大肠 | 左胃 | 空肠左回肠 |
| | 内分泌腺 | 垂体前叶 | 腺样腺 | 腺样腺 | 胸腺 | 垂体后叶 | 骨骺 | 骨骺 | 垂体后叶 | 胸腺 | 腺样腺 | 腺样腺 | 垂体前叶 |
| | | 中枢神经系统 | 右乳腺 | | | | | | | | | 左乳腺 | 中枢神经系统 |
| **上颌牙的新命名法：** | | 18 | 17 | 16 | 15 | 14 | 13 | 12 | 11 | 21 | 22 | 23 | 24 | 25 | 26 | 27 | 28 |

| 病变:<br>X=失踪<br>⊕=非常严重<br>⊘=严重<br>○=不严重 | C=王冠<br>B=桥接装置 | 8 + | 7 + | 6 + | 5 + | 4 + | 3 + | 2 + | 1 + | + 1 | + 2 | + 3 | + 4 | + 5 | + 6 | + 7 | + 8 |
|---|---|---|---|---|---|---|---|---|---|---|---|---|---|---|---|---|---|
| | | 8 – | 7 – | 6 – | 5 – | 4 – | 3 – | 2 – | 1 – | – 1 | – 2 | – 3 | – 4 | – 5 | – 6 | – 7 | – 8 |

| **下颌牙的新命名法：** | | 48 | 47 | 46 | 45 | 44 | 43 | 42 | 41 | 31 | 32 | 33 | 34 | 35 | 36 | 37 | 38 |
|---|---|---|---|---|---|---|---|---|---|---|---|---|---|---|---|---|---|
| **下颌牙与其他身体部位的关系** | 其他 | 能量平衡 | | | 右乳腺 | | | | | | | 左乳腺 | | | | 能量平衡 |
| | 组织系统内分泌 | 周围神经 | 动脉 | 静脉 | 淋巴管 | 生殖腺 | 肾上腺 | 肾上腺 | 生殖腺 | 淋巴管 | 静脉 | 动脉 | 周围神经 |
| | 器官 阳 | 右回肠 | 右大肠和内脏回盲部 | | 右胃幽门 | 胆囊 | 右膀胱泌尿生殖区 | 左膀胱泌尿生殖区 | 左胆管 | 左胃 | 左大肠 | 空肠左回肠 |
| | 器官 阴 | 右心 | 右肺 | | 胰腺 | 右肝 | 右肾 | 左肾 | 左肝 | 脾 | 左肺 | 左心 |
| | 脊椎 | $B_1$ $H_7$<br>$B_6$ $B_5$<br>$S_2$ $S_1$ | $H_7$ $H_6$ $H_5$<br>$B_4$ $B_3$<br>$L_5$ $L_4$ | | $B_{12}$ $B_{11}$<br>$L_1$ | $B_9$<br>$B_{10}$ | $L_3$ $L_2$<br>$C_o$ $S_5$ $S_4$ $S_3$ | $L_2$ $L_3$<br>$S_4$ $S_5$ $C_o$ | $B_9$<br>$B_{10}$ | $B_{11}$ $B_{12}$<br>$L_1$ | $H_5$ $H_6$ $H_7$<br>$B_3$ $B_4$<br>$L_4$ $L_5$ | $H_7$ $B_1$<br>$B_5$ $B_6$<br>$S_1$ $S_2$ |
| | 脊髓节段 | $Th_1$ $C_8$<br>$Th_7$ $Th_6$ $Th_5$<br>$S_3$ $S_2$ $S_1$ | $C_7$ $C_6$ $C_5$<br>$Th_4$ $Th_3$ $Th_2$<br>$L_5$ $L_4$ | | $Th_{12}$ $Th_{11}$<br>$L_1$ | $Th_8$<br>$Th_9$<br>$Th_{10}$ | $L_3$ $L_2$<br>$C_o$ $S_5$ $S_4$ | $L_2$ $L_3$<br>$S_4$ $S_5$ $C_o$ | $Th_8$<br>$Th_9$<br>$Th_{10}$ | $Th_{11}$ $Th_{12}$<br>$L_1$ | $C_5$ $C_6$ $C_7$<br>$Th_2$ $Th_3$ $Th_4$<br>$L_4$ $L_5$ | $C_8$ $Th_1$<br>$Th_5$ $Th_6$ $Th_7$<br>$S_1$ $S_2$ $S_3$ |
| | 关节 | 肩肘<br>尺骨,手,脚,足底,脚趾和1* | 放射状手足大脚趾 | | 前膝<br>下颌 | 臀部 | 后膝<br>骶尾骨<br>脚 | 后膝<br>骶尾骨<br>脚 | 臀部 | 前膝<br>下颌 | 放射状手足大脚趾 | 肩肘<br>尺骨,手,脚,足底,脚趾和1* |
| | 感觉器 | 耳朵 | 筛骨细胞 | | 上颌窦 | 眼睛 | 额窦 | 额窦 | 眼睛 | 上颌窦 | 筛骨细胞 | 耳朵 |

1*=骶髂关节

Auslieferer: Internat. Gesellschaft für Elektroakupunktur e. V., Sekretariat 73207 Plochingen/Neckar, Richard-Wagner-Straße 5, Telefon 0 71 53 / 2 79 42
Herausgeber: Dr. Fritz Kramer, 90482 Nürnberg, Ostendstraße 161, Telefon 09 11 / 57 13 26
Druck: Karl Pfeiffer's Buchdruckerei und Verlag oHG, 91217 Hersbruck, Postfach 440
Bestell-Nr. Formular EAV/1

▶ **图 13. 7**   颌面部与身体其他部位之间能量和病理改变的相互关系

# 第 14 章　神经治疗现象

## 14.1　神经治疗现象及反应方式

对神经治疗后的反应评估决定了神经治疗方法。因此，为了充分利用所有可能性，合乎逻辑地来治疗病症，正确地归类反应方式是至关重要的。

### 14.1.1　节段现象

这种现象是第一种神经治疗的反应形式，它早在 100 多年前就被观测到了，动因是为了治疗而投入局部麻醉药。对疼痛区域或压痛点的局部麻醉药渗透经常得到症状的改善和反复渗透后症状的消除。基于单个观察发展出了节段治疗的概念[223,302,446,469,470,471]。

对节段治疗性注射的完全使用进行于每个神经治疗性医治的开端。许多情形下，可以用反复注射来消除疼痛性疾病或者非疼痛性器官功能紊乱（如激素失调）。在节段诊断的范围下，主要在第一治疗阶段，可能也会发生随后改善的暂时性症状加强。这种恶化在接下来的治疗中将不会再出现。这种症状会经过节段治疗的投入而消除。在失败的节段治疗中将会采用干扰场诊断。

### 14.1.2　反应现象（根据 Hopfer 理论）

在节段诊断的范围下的一种反应的特殊形式解释了这种反应现象。这里涉及治疗病症在神经治疗性节段操作后超过 1~3 天的病情恶化。在这种恶化后，症状只重新减轻到基准线上。在节段诊断范围下的这种反应现象是干扰场疾病的最明显的指示。也就是说干扰场诊断可能紧挨着这种反应现象；节段治疗的使用存在失败。

### 14.1.3　逆行现象（根据 Hopfer 理论）

直接逆行现象

节段治疗下，事先不会出现疼痛、炎症反应或器官功能紊乱的症状。例如，患者报告在第一次腰椎局部治疗后，出现类似于扁桃体炎一样的扁桃体区域不适或者瘢痕的交替性瘙痒。通过向扁桃体内注射药物或向新生成的瘙痒瘢痕中渗透药物，可以消除疼痛。进而，可以消除腰椎疼痛。这种现象表明了在节段治疗下，干扰场会显露出来。

相似的情况还存在于，患者在一次治疗后重复地出现恶心、打嗝、胀气或消化改变。这种症状不该起初就判定为对使用的局部麻醉药的排斥反应，而完全有可能是相应的干扰场的应答，在这种情况下有胃部、肝脏或者肠道。为了治疗单纯的疾病，神经治疗因此应集中于这些器官上。

间接逆行现象

正如直接逆行现象那样，在神经性节段治疗或许和干扰场治疗的范围下，会出现其他部位的症状，与此同时，再一次

干扰场功能推断证据的接受不会消除初试受治疗的病症。在首次神经治疗下，会出现因先前的神经治疗措施而被激活的器官组织现存慢性的区域性干扰。尽管如此，神经治疗上理解这种新的症状特征是重要的，因为在附加病症的常态化后，之前失败的初试症状的节段治疗现今可能得以顺利进行。在这种情况下，新出现的干扰会成为阻碍因素。

### 14.1.4　次要现象（Huneke 现象）

这无疑是神经治疗中最有趣的现象，其观察和转化为治疗性概念通过 Huneke 兄弟变成了可能，并且完全开创了新治疗的可能。这个前提构建了神经组织干扰场，由此产生的经过自主神经系统路径上疾病的触发和维持。

反应顺序表现为次级现象，即只要解剖联系也允许功能常态化得以重建，一种疾病在干扰场注射后再经几秒钟后便渐渐消退。所以一种早已强烈退化变异的关节在其功能上仍会受到约束，既是无症状也是灵活的。重要的是，这种无症状最开始持续超过一天，在旧疾重后重复进行干扰场渗透下能得到强化直至持续性无症状。

次级现象一如既往是神经治疗中最为深刻的一种，并且记载了干扰场可以对器官组织产生强烈的不良调节影响。临床连续证明，慢性疾病经常起源于干扰场。快速的甲状腺功能亢进的正常化、支气管哮喘的停止和慢性背痛下无痛的腰椎或无痛的髋关节炎，尽管有不变的放射性证据，都是这种情况的例子。

### 14.1.5　延迟的 Huneke 现象

在这种情况下，在干扰场渗透后病症的常态化不会在几秒钟内结束，而是要持续几个钟头，偶尔几天。所以依赖于负担毒性的肝脏的干扰场的一种慢性头病症，在进行了右侧神经结，包括肝脏节段治疗之后，并不会在几秒钟后消除，而是在几个钟头之后或者个别情况下要在几天后才能消除。这种延长调节过程的阐述让人猜想，受干扰的肝脏功能要达到正常化需要比像伤疤或者扁桃体更长的时间。相比在正常的秒速现象以及可能延长反复的干扰区治疗来说，更多的耐心需要用在滞后的秒速现象中。

### 14.1.6　不完全的次要现象

在正常的秒速现象中，所有的症状都会在几秒内完全消除。这在不完全秒速现象中却不那么回事。因此只有几种症状会渐渐消失，其他的症状会不受影响地继续保留。不完全秒速现象的观察受限于治疗师和患者的特殊注意，以及症状学中精细的记载。与此同时，为了注意到干扰区治疗后个别症状的消除，要掌握疾病的单个症状是重要的。不明确的腹部症状，数不清的头疼症状，多关节痛或者脊柱疾病经常属于这种类型。这种遗留症状接下来常常经过节段治疗或者是扩

展的干扰场治疗得以消除,达到完全的无症状。由干扰场的多次触发和维持疾病的可能性也记录在其中。

### 14.1.7　沉默的秒速现象

这种现象要求比在神经治疗中可能出现的其余的反应方式更多的耐心。在失败的节段治疗和同样失败了的具体干扰场检验后,证明要再一次开始节段治疗,即使治疗开始时没有症状的改善。不少可能都是需要用即所谓的在第二轮的节段治疗来消除病症。这个现象的原因也许是,一种或者多种作为普遍的自主神经性负担的干扰场限制了器官的自主调节,没有对病变的器官结构施加直接的作用。伴随隐匿的干扰场治疗,阻滞得到消除,从而使得随后简单直接的节段治疗取得成功。

**📕 结论**

总之,神经治疗下器官组织不同反应方式的知识对成功意义重大,因为一些反应极易显现的,另一些则更易隐匿地进行。开明和细心的患者会使治疗进程简单一些,与此同时医生和患者足够的耐心是都需要的。

## 14.2　策略性措施

神经治疗起初原则上要有节段诊断和节段治疗。这样通过尽可能少的有针对性的注射来等待第一次反应。随着经验的增多,首先应用干扰场的诊断也可能会出现,或许是由于患者报告之前其他节段上的治疗,或者甚至是病症在这种治疗下的恶化,又或是存在既往病可能产生干扰场,如经期关联的偏头痛或肝炎后紧接着的慢性便秘。分别根据病症类型,在正确的注射技术下,治疗后紧接着经常会明显地改善或者消除抱怨的病症。接下来要记录与病症特征相关的患者的阐述。在急性病下,患者应在 1~2 天后随诊,在慢性疾病下应大约 1 周后随诊。下一次治疗往往展现了进行的节段治疗的方法是否正确,治疗是否仅仅通过相同注射得以进行、得以扩展或者存在干扰场功能的怀疑。

如果可以继续进行节段治疗,那起初注射将会进行到无病症,同时注射间隔时间要明显延长。随着达到无症状的情况下,方可让患者离院,当旧疾重新出现时,又可以再回来。暂不提倡预防性治疗,因为其不会给患者带来丝毫获益。

如果在起初的 2~3 周治疗后,结果显示疾病很可能是干扰场引起的,那将准备进行干扰场诊断。因此,首要得以既往病症的干扰场可能性为导向。如果要充分利用这些可能性,就要在未知既往症下根据可能性从头到脚系统地进行干扰场诊断。由于干扰场在齿颚区域干扰场的频繁性和受到限制的检查和触诊的诊断,环景摄影最终也应进行数字化的容积断层扫描,来尽可能完全地去理解这种情景。

如果对单个或多个构成受治疗病症原因的干扰场进行诊断,则相应的注射将进行超过更长间隔直至无症状。如果经过精细的干扰场治疗还不能持续性地,而只能在变化的短期内消除病症,那存在这么一种猜想,单独使用神经治疗措施还不能消除干扰场。那就要仔细考虑外科性干扰场修复是否有必要了。这里,齿颚区域仍是最密集的干扰场聚集地。

外科干扰场修复在神经治疗上伴随着重复的伤口和瘢痕的渗透,不只是为了实现安全又无刺激的伤口愈合,还是为了

限制因新产生的瘢痕而产生的又一次干扰场的构建。建议直接在刚发现了伤口的治疗中使用酯化结构的普鲁卡因,因为经过分解物二乙氨基乙醇在注射部位的血管扩张作用实现最佳供血。

如果治疗疾病的常态化在干扰场治疗、最终的外科手术修复以及再一次的节段治疗的尝试后仍然没有实现,就存在普遍的调节紊乱的猜测。这是无法单通过神经治疗措施来解决的。早已实施的神经治疗,特别是干扰场治疗,绝不会当做是无用的,因为干扰场只会经过自主神经性分支来限制基础调解系统的功能。其他同样使用在基本调节系统里的药用调节方法,也可以应用。

## 14.3　副作用

正如在每种治疗方法中一样,在 Huneke 的神经治疗中也可能有副作用。因为用局部麻醉药,任何对这种药的典型的一般形式的副作用,以及通过其注射方法要忍受的副作用都是可能的。

**❗ 注意**

每次注射的普鲁卡因剂量,远低于最大毒性剂量,使用正确的注射技术是不会有毒副作用的。

潜在的副作用通常表现为轻度头晕,舌头上少量的金属味,轻微的内颤和出汗。如果没有进一步治疗,普鲁卡因引起的这些副作用将在几分钟后再次消退。无论如何这都不视为对局部麻醉药的过敏反应。正如前所述,这远低于其他制剂引起的过敏程度。

副作用不是源于局部麻醉药,而是经过神经系统特别是自主神经系统,作为治疗性干涉的器官反应,在神经治疗现象和其反应方式的篇章中描述过。因此,这涉及的是有诊断价值的以及治疗上可用的器官反应,其对整个治疗过程都很重要。这些也应该归入期待的副作用,因为它们没有任何有害的特性。

根据 Huneke 的经验,产生于注射治疗作为侵入过程的神经治疗的风险,在第三部分做了详述。在深度注射下特别是在头颈区域可能的风险和错误将分别进行讨论。总之,如下所有实践中的注射,一直会在可能风险下进行复查,在执行中尽可能简单地改进,这样才能毫不费力地学会它。

重要的一直都是治疗师在每次注射时对要达到目标,每次注射都要全神贯注,平静地实施治疗。如果把神经治疗的创伤与其他只是部分运用于诊断的程序,例如器官活组织检查、内管导管插入术以及用于诊断和治疗的不同的内镜检查法,由神经治疗引起的创伤形成以及医疗伤害的风险评估出来是相当低的。专家的任务在这里更加客观的可能性和改善质量管理。

**📄 实践提示**

出现的并发症应详细记录,以便能够得到专业的处理和信息(例如神经治疗协会的注册中心)。任何并发症都可以作为扩展的神经治疗相关临床实践改善的临界点,从而有助于患者降低风险。鉴定报告因此可能更加客观真实,改进质量管理体系。

## 14.4　神经治疗的失败

### 14.4.1　原因

尽管神经治疗有广泛的涉及几乎所有医学学科领域的应用范围,但不是每次神经治疗都能取得成功。这里的原因可能一方面在于治疗师没能成功地辨认出所有神经治疗上可达到的器官组织紊乱。另一方面,患者不完全的既往病史信息可能是神经治疗屡次失败的原因。此外可能有神经治疗上不可实现的阻滞,但其他治疗疗程仍对阻滞是可使用的。造成基本调节系统阻滞可能通过:

- 食物链中的毒素
- 重金属污染
- 过期的病毒、细菌或蛔虫感染性疾病的残留物
- 肠道的生态失调

### 14.4.2　其他诊断的和治疗的选择

诊断方式,如电针刺、生物检测法或者生物共振法可以查明阻滞原因,并引导下一步的治疗措施。如果存在肠道微生态失衡(有必要进行有差别的肠道菌群的细菌学检查),对既定的肠道修复不可避免。其他具有普遍效用的协调疗法包括自血疗法或者饥饿疗法。提及的这两个例子,是完全可以改善现有的调节能力,只要通过这些方式或紧随着神经治疗的再次尝试就能消除慢性病症。

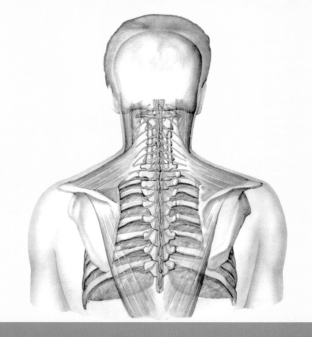

# 第三部分　注射技术及适应证

# 第 15 章　一般信息

## 15.1　引言

本书的第三部分涉及神经治疗的注射技术。它们代表了这种针对自主神经系统的治疗方法的工具。不同类型的注射来自各个领域的药物，并已部分改变以提高注射的安全性。

根据身体区域进行的注射技术是在实践中最常执行的注射技术。可能的注射范围可以扩大。在了解了列出的注射剂后、所有注射剂的使用以及它们各自的个体解剖学特点，应适当调整。

> **实践提示**
>
> 为了反复观察、触摸和深化解剖特征，需要一本全面的解剖学教科书和一副骨架。

本书的解剖图已被重建，以强调可触及的结构（如骨骼）以及由交感神经支配的结构（如脊神经、血管和神经节）。这些图在"身体疼痛"的帮助下用于可触知结构的实际取向。它旨在创建从患者到神经治疗相关的解剖结构的无缝过渡。

## 15.2　患者的安置

对于每次注射治疗，患者应处于放松且舒服的体位以便安全地进行注射。应该以这样的方式进行安置，即每次注射都不需要患者重新摆位，并且不会使患者紧张。对于治疗师来说，注射时尽可能使用"标准化"安置是非常重要的，从而在注射过程中实现更高的"安全性"。因此，仰卧位有利于腹侧和侧身区域的所有注射。从头部到尾骨的背部身体区域的注射已被证明在沙发上能够非常放松，并且在注射到下肢背部时应侧向安置。原则上，患者的安置应尽可能简单，以便能够清楚地工作。此外，任何患者甚至那些行动不便的患者都可以轻松采取。

## 15.3　消毒

基本上，每次注射前应对皮肤进行消毒，因此大多数酒精消毒剂的作用不应少于 3 分钟。由于普鲁卡因的上述药理学作用，在处理普鲁卡因的经验中，在不遵守"消毒时间"的情况下也没有增加注射相关的感染的发生率。

> **注意**
>
> 注射到关节和硬膜外腔，硬膜损伤风险低，应在严格无菌条件下进行。

由于组织友好性，使用普鲁卡因感染的风险可以忽略不计。重要的是要记住，普鲁卡因是局部治疗病毒的唯一局部麻醉药，尤其是对区域性细菌感染非常有价值。

注射酰胺结构局部麻醉药到细菌感染组织中是禁忌的，因为与酯结构局部麻醉药相反，交感神经刺激注射部位出现血管收缩，并因此导致组织营养性恶化并有传播感染的风险。

## 15.4　注射过程

每次注射应做到安全，尽可能准备地确定位置。建议在手持的情况下进行注射。通过可能的回避动作，非手动注射可能会导致注射失误和对患者造成不必要的伤害。为了到达实际的注射部位（例如到椎旁交感神经链，椎前神经节，骨盆后腹膜间隙），通过对不同类型组织的感觉，针头必须部分地前进到一定的深度，该感觉需要缓慢推进针头，其在轻微的硬膜压力下，即同时的低渗透下，对患者也是痛苦的。这需要使用尖锐的最薄的一次性针头。为了达到只有 2~3mm 宽的硬膜外腔，且不会损伤硬脊膜，特别是在硬膜外注射中，使用自由手来固定针头，针头必须非常缓慢地通过粗糙的黄韧带。

必须学会单手使用注射器和针头。这听起来像是经常被发现在神经治疗的日常生活中作为不安全注射的原因。这种简单的工具不仅可以将局部麻醉药应用于确定的解剖结构，还可以在精细注射技术中作为不同组织结构的"触角"。单手吸气，将针头旋转 180° 并在进行任何更深的浸润之前重新吸气，需要经常练习。在第二只手用于固定组织的情况下，"单手技术"是必需的，例如，当注射星状神经节星座；或当注射扁桃体时，另一只手必须握住压舌灯。

## 15.5　启示

让患者不仅了解风险，而且最重要的是了解注射的意义，这一点很重要。在每次治疗前重复告知患者被证明是有用的：

- 关于每次治疗后的预期反应
- 干预的可能副作用
- 注射的潜在风险

医疗记录中的信息因此变得易于理解。唯一的一般理论上对治疗开始及效果、副作用和风险的说明，法律上正确的要求通常过高要求患者，并且不符合该说明的实际意义。无论如何，如果治疗后患者不适，应该有可能总是直接转向治疗师。

应报告与注射相关的疼痛，例如，偶尔注射到周围神经时的轻微症状，还应报告在注入子宫阴道神经丛时在膀胱和会阴部位引起的症状以控制正确的针头位置。在注射的情况下，应该继续关注患者的症状或疼痛，因为它们可能表明针头位置不正确。

任何注射都不应出现严重疼痛。如出现此情况,则必须终止注射,检查并纠正指甲位置。

在神经治疗后,应该每位患者在使用的局部麻醉药的有效期内保持处于医疗监督下;不仅可以减轻预期的反应,如眩晕,传感器或感觉或运动麻痹的轻微限制,也包括循环系统(例如,注射到神经节毛囊后)或可能需要治疗的非常罕见的早期过敏反应的意外反应。

## 15.6 并发症、风险和错误

尽管在注射过程中获得了注射技术和最大可能的注意力,但并不能完全排除并发症。治疗过程中出现的每一种并发症都应该记录下来,不仅是为了自我控制,而且要更好地理解并发症并从中学习。对于患者,情境相符的行为总是至关重要的。

┌─ 案例 ─────────
│ 虽然罕见并发症需要重症监护,但无意中将局部
│ 麻醉药注入拉动血管的动脉内并产生相应的后果是
│ 最严重的。
└──────────────

原则上,只有在针头旋转 180° 时进行错误的二次抽吸才是原因。

┌─ 案例 ─────────
│ 非常罕见的过敏反应,由于没有抽搐而不同于中
│ 毒,无关于注射技术,需要在住院条件下进行重症监
│ 护治疗。
└──────────────

血肿是难以避免的并发症之一,这取决于局部和程度,继续保守治疗或很少手术治疗。血肿的保守神经治疗治疗包括

最早可能重复渗透普鲁卡因,通过改善组织灌注来加速吸收和预防感染。针刺伤(例如肺,肾,肝)通常没有手术后果,但在有疑问的情况下应该在医院条件下被观察以保护患者。除了与注射相关的错误外,解剖和组织形态特征也可能成为原因。

在硬膜外浸润期间意外的硬脑膜穿刺是一种罕见的并发症,其对患者的影响通常意味着持续数天的"脊柱后头痛"。在检测到鞘内针头位置(液体抽吸)后,通过将针头收回到硬膜外腔,可以可靠地防止这种情况,在此,渗入 2~3ml 以去除或减少硬膜外腔中脑脊液产生的刺激。然后注射到枕神经完成。这些注射在脊髓麻醉后对已经存在的脊柱后疼痛也是非常有帮助的,这是为手术干预而进行的。

## 15.7 局部麻醉药的剂量

普鲁卡因 1% 用于血管外应用的最大剂量是 500mg。这对应于 50ml 的 1% 溶液。在广泛的神经治疗治疗的情况下,这个量是不需要的。每次注射上限最大量为 30ml,不需要超过。如果在个别情况下不可行,应在第 1 次和第 2 次注射系列之间中断 0.5 到 1 小时。

每一次治疗时追求,只需用最少量的普鲁卡因,并通过微妙的注射技术将药物带至患病结构。然而,不适用于组织的广泛"弥散"。

## 15.8 频繁注射

### 15.8.1 丘疹

药物的皮内应用导致皮肤粗糙的扩张与类似于"橙子皮"的皮肤表面。这称为"丘疹"是不完全正确的( ▶ 图 15.1)。真正的丘疹由皮肤上的真皮分泌物组成,因为例如皮肤过敏反应时出现的丘疹;在这个狭小空间里有血浆存在。

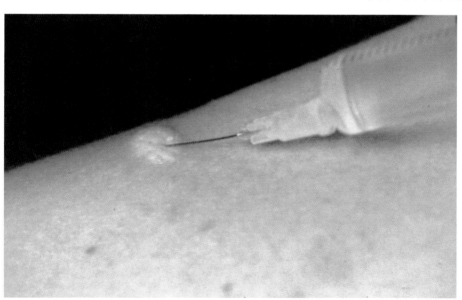

▶ 图 15.1 在用普鲁卡因渗入后立即观察丘疹(皮内浸润)

神经治疗的丘疹不会形成这个空间,而是包含所有皮肤层的浸润。

丘疹疗法是一种非特异性刺激治疗,旨在通过节段反射路径对同一节段中的疾病产生治疗性影响,此外,这可改善该节段中的循环。在多种其他神经治疗开始之前应用,这是因为皮肤是交感神经的支配器官。就像许多物理治疗一样,例如在强制性疼痛或水肿改变的关节周围,对其进行治疗。

用 2cm 长、0.4mm 厚的针头进行神经治疗性丘疹的皮内注射,并且通过嗅觉和传入交感神经的刺激主要产生短暂的灼痛。疼痛之后便产生皮肤麻醉。尽管采取这种最低限度的处理措施,结果往往会明显改善前存在的症状。每次注射 0.2ml 普鲁卡因就足够了。

> **! 注意**
> 当使用普鲁卡因时,丘疹引起皮肤发红不应被误解为过敏反应,而是由于普鲁卡因的裂解产物二乙基氨基乙醇引起的皮内血管扩张的表现。

### 15.8.2　琼脂糖渗透

琼脂糖是位于间质结缔组织中的组织区域,可以划定为软肿瘤。原因是组织灌注的限制性紊乱,其与结缔组织的局部水肿相关,并且根据 Ricker 的说法,其原因是血管周围的交感神经刺激引起的血流减缓(脉络膜)。在皮下的琼脂糖的位置是很容易触摸到的,肌肉组织里更困难些。这里使用术语"肌营养不良"。

在较深的组织层中,琼脂糖很容易被忽略。例如,琼脂糖在内脏的反射区域中作为片段反射性植物性反应,如疾病中骶骨上的盆腔腹膜后腔或腹部器官疾病的腹壁。

> **! 注意**
> 琼脂糖不应与脂肪瘤混淆,其在皮肤上可以无痛的,很容易的移动,通常比琼脂糖更大。

在数字控制下,基于深度用 2~4cm 针头重复渗入 0.5ml

普鲁卡因。琼脂糖会明显变小,并随着症状的减少,最终消失。

### 15.8.3　注入肌肉触发点和肌肉插入

肌肉系统中几毫米的小水肿"触发器"通常被视为感觉运动系统对内部疾病或肌肉骨骼系统功能超负荷的反应。细微的触诊导致在这个紧张的肌肉系统里小地区极其剧烈的压力疼痛;在相应的肌肉起始或延长区域中有相同的可触知的"最大点"。在每种情况下,用 2~6cm 针头渗透 0.5ml 普鲁卡因,长时间持续正常化肌肉紧张,并减轻相应的症状。

### 15.8.4　触发点的渗透

触发点是可以通过点状压力疼痛,在任何身体部位轻松定位的点,通过数字压缩可以增强现有的症状。没有明显的可触及的组织变化。患者通常向检查者展示这些点,并通过轻微按摩这一点报告暂时缓解疼痛症状。触发点是穿过肌肉或皮下筋膜时外周躯体神经系统受刺激的神经束。这些神经结构通常伴有动脉血管和静脉。这些触发点通常与穴位相对应。

0.5ml 普鲁卡因用 2~4cm 针头进行靶向渗透会突然改善待治疗的症状,患者在渗透区域感觉温热。刺激和压力疼痛应停止较长时间或明显减少;这也涉及相应的待处理的症状。治疗过程再次通过交感神经和脊神经的大量参与下的节段反射路径进行。

### 15.8.5　瘢痕的渗透

由于潜在地通过持续刺激传入交感神经,每个瘢痕可以是交感神经的一般负荷直到拥有干扰场功能,因此瘢痕的浸润具有重要的诊断和治疗重要性。在此不仅意味着皮肤瘢痕(▶图 15.2),还有以前受伤或发炎的组织结构的伤痕,包括如下的瘢痕:

* 皮下
* 肌肉

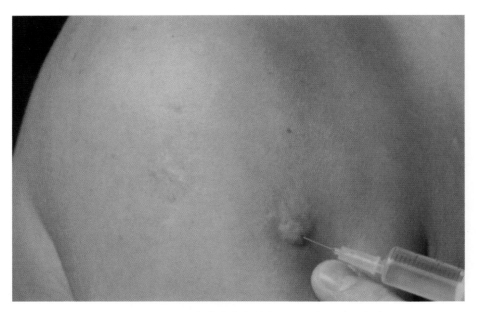

▶图 15.2　以天花疫苗瘢痕为例在皮内和皮下渗透瘢痕

- 神经
- 血管
- 骨
- 腹膜,如胸膜
- 每个器官

除了通过负责的血管和自主神经节可达到的器官之外,相应组织的瘢痕直接用 2~6cm 长的针头注射。普鲁卡因的用量有很大的不同,取决于瘢痕的大小。烧伤或皮肤移植物后的瘢痕常需要用盐水将普鲁卡因稀释至 1/2 或 1/4,或者分 2 次或 3 次部分注射,每次间隔半小时。瘢痕可以很容易地用螺旋针头注射,例如用药筒注射器。

瘢痕组织的浸润有两个作用:在传入刺激传导中断和干扰场功能的相关中断方面,通过交感系统渗透局部麻醉药会影响整个生物体,或通过次级现象影响或“成功器官”中干扰场引起的疾病。例如,通过渗入颈部区域的疖病后的皮肤瘢痕,慢性腰腿痛或骨关节病可以消除症状。如果刺激可以被有机体分解,随着瘢痕的渗入,瘢痕干扰场的致病成分即实际刺激以局部无症状的非特异性炎症的形式,失去了短期内对交感神经的影响,并且持续地重复着。否则,将考虑通过瘢痕清除手术去除刺激。

渗入瘢痕的第二个影响对瘢痕本身的影响。普鲁卡因及其分解产物(对氨基苯甲酸和二乙氨基乙醇)的药用作用通常导致瘢痕组织的宏观变化。例如,可以观察到反复渗入瘢痕时瘢痕一致性的变化:

- 瘢痕变软
- 特别是瘢痕疙瘩的趋于正常化
- 即使是非常老旧的疤痕,也会感到不适
- 过度感觉消失

手掌腱膜的粗糙瘢痕群通过对多普特亨挛缩(Dupuytren-Kontraktur)中手指屈肌腱的机械作用往往变得非常柔和,手指的伸展功能也改善了。

瘢痕组织的神经治疗渗透对诊断和治疗非常重要。由于每个生物至少有一个瘢痕,所以在从出生开始的任何年龄中都可以渗入脐部瘢痕。

> **！ 注意**
> 瘢痕的大小与可能的干扰场效应无关。因此,出生后为了获得血清而经常直接产生的刺针缝伤瘢痕也可能成为干扰场,就像烧伤后的区域瘢痕一样。

看不见的瘢痕,例如,幼儿时期的手上的二级烧伤,通过近端生长改变了它们的位置。由于干扰场效应也可以来源于所有瘢痕的总和或基于瘢痕之间的相互作用,所以如果有太多或太大的瘢痕,渗入神经治疗区域中所有现有瘢痕的要求有其局限性。这里必须“分步”继续。

## 15.8.6　静脉注射

静脉注射 1% 普鲁卡因作为向肘静脉内推注 1~2ml 是神经治疗中的标准注射之一。Hahn-Godeffroy 多年来一直在研究 1% 普鲁卡因的一般作用,汇总了该药物的作用范围,并证实扩大 Zipf 描述为“内毒素效应”的效应。由于除了神经治疗外,普鲁卡因输注治疗以增加形式进行,普鲁卡因的临床相关效应已变得更加清楚。尤其是中枢神经,通过抑制多巴胺,血清素和去甲肾上腺素的再摄取来平衡压力可导致精神亢进效应,从而带来更好的全身状况[194,195]。利多卡因缺乏这些效果。通过受损的灌注和微循环时的交感神经效应,普鲁卡因具有抗炎作用,因此具有镇痛、解痉和抗组胺作用。此外,对血管受体(机械化学感受器)以及器官受体(心脏,肺,肠)也有抑制作用。单独静脉注射普鲁卡因不能替代神经治疗。

# 第 16 章　头部

## 16.1　头皮下注射

### 16.1.1　适应证

示例：

- 头骨/大脑受伤。
- 创伤后头痛。
- 卒中后症状。
- 脑循环障碍。
- 眩晕。
- 耳鸣。
- 注意力不集中。
- 脑膜炎后和脑后症状。
- 颅骨作为干扰场（创伤后，传染后）。

除其他因素外，预期的成功取决于患者的"干扰场情况"。

### 16.1.2　解剖与神经生理学

在交感神经系统沿着大脑和脊柱的血管和神经移动的同时，注射到达周围的感觉神经系统（三叉神经，枕神经）。传出周围交感神经改善头皮的循环，传出反射途径改善头颅的循环。颈内动脉和外颈动脉之间的动脉吻合存在于面动脉和颞浅动脉至眼动脉，以及从枕动脉至椎动脉（▶图 16.1）。此外，由 Heine 验证的血管神经束跨骨连接颅内和颅外空间，尤其是在颅缝区域，并形成头皮下注射适应证的解剖学和神经生理学基质。

### 16.1.3　注射技术

每次进行新的注射治疗之前，都必须进行检查（▶图 16.2）。

包括：

- 触摸头盖骨。

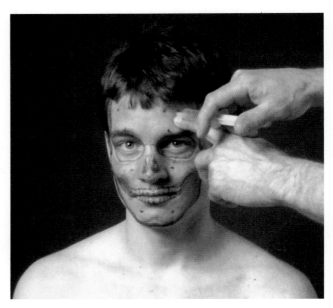

▶图 16.1　头皮下注射

- 探索痛苦的压力点并渗透这些压力点。
- 考虑瘢痕、附着点和个人施压点。

注射应在臀下进行，而不是骨膜下进行。

!　注意

注意囟门打开或骨缺损（例如颅骨手术后）；如有疑问请抽出！

### 16.1.4　材料

需要：

- 5ml 注射器
- 0.4mm×20mm 针头
- 1%普鲁卡因，每次注射 0.2~0.5ml

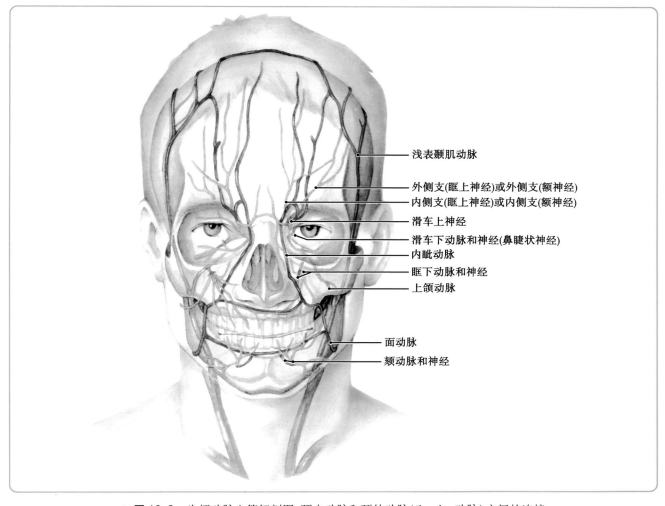

浅表颞肌动脉

外侧支(眶上神经)或外侧支(额神经)

内侧支(眶上神经)或内侧支(额神经)

滑车上神经

滑车下动脉和神经(鼻睫状神经)

内眦动脉

眶下动脉和神经

上颌动脉

面动脉

颏动脉和神经

▶图 16.2  头颅动脉血管解剖图,颈内动脉和颈外动脉(ilngular 动脉)之间的连接

## 16.2  注射到三叉神经的分支

### 16.2.1  适应证

示例:

- 三叉三支的神经痛。
- 面部疼痛
- 三叉神经支配区带状疱疹
- 前额、眼睛和下额疼痛
- 三叉神经的支配区域沸腾在
- 痤疮
- 萎缩性鼻炎
- 失眠症
- 干燥性鼻炎
- 过敏性鼻炎
- 鼻窦的急性和慢性炎症
- 鼻窦和鼻旁鼻窦的过敏性疾病
- 作为干扰场的鼻旁窦

除其他因素外,预期的成功取决于患者的"干扰场情况"

### 16.2.2  解剖与神经生理学

在面部颅骨的神经出口点处向周围的三叉神经支(眼神经、上颌神经和下颌神经)进行注射(▶图 16.3,▶图 16.4)。三叉戟的第一和第二分支纯粹是感觉,而第三分支是感觉和运动(咀嚼肌肉)。对于神经疗法来说,重要的是平行交感神经纤维的供应,以供应血管,汗腺,尤其是鼻窦的黏膜,鼻旁窦和鼻窦的黏膜涂层。

在神经出口点水平的周围三叉神经分支伴随着三叉动脉以及传入和传出的动脉周围交感神经丛。除了在三叉神经分支处进行局部麻醉外,对神经出口点的注射还会触发交感神经交感,从而在传入的周围方向和传入的中央方向上进行反射,以改善相应供应区域的动脉循环。这种反射机制代表了实际的神经治疗效果。

重要的是,三叉神经的核酸区域通过网状结构以及与之相同的途径与迷走神经、舌咽神经、面神经和副神经的核酸区域之一的传入和传出连接、体感和体动系统。例如,这可以解释上颈椎直至 $C_3$ 的肌肉张力,以及直到三叉神经痛一直可以检测到的主要和次要枕骨神经的刺激,这是对三叉神经刺激的运动感觉反应,伴有慢性炎症、鼻旁窦。三叉神经核的远端

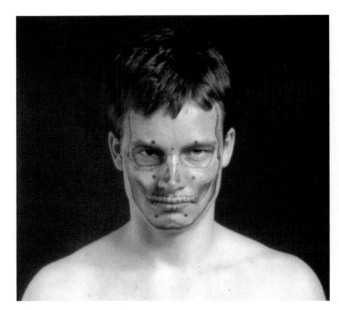

▶图 16.3 三叉神经分支注射

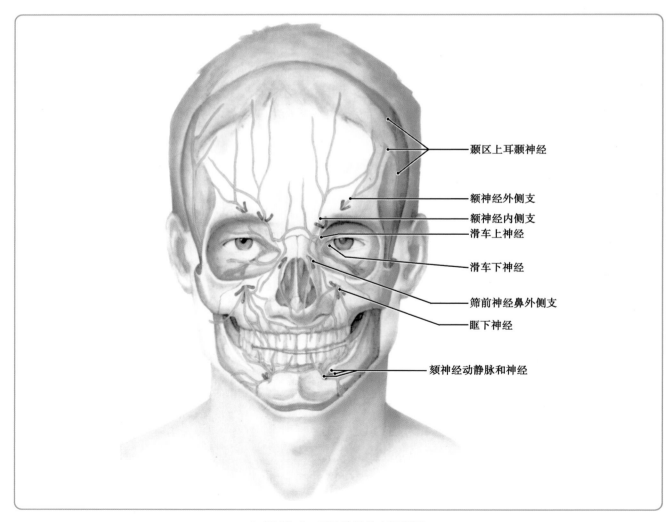

颞区上耳颞神经

额神经外侧支

额神经内侧支

滑车上神经

滑车下神经

筛前神经鼻外侧支

眶下神经

颏神经动静脉和神经

▶图 16.4 三叉神经分支解剖图

部分一直延伸到颈段 $C_3$ 的高度,并与其具有突触连接。

三叉神经核区与迷走神经核区的连接的另一个例子在耳鼻喉医学中被发现为支气管下综合征,通过刺激迷走核区而引起鼻旁窦的慢性炎症。现有鼻窦炎,其中包括支气管黏膜。牙齿疾病可以触发和维持慢性鼻窦炎的事实在耳鼻喉科医学的日常实践中得到了证明,因为牙齿和鼻旁窦是由三叉神经支配的。在相同的神经学关系中,神经生理学反映了在乳齿出现期间经常观察到的腹泻。

### 16.2.3　注射技术

**眶上神经**。眼眶上孔的触诊,从眼眶上缘的中部稍微向内,皮下浸润 0.5ml 1%普鲁卡因( ▶图 16.5a),通过轻微的指压注射药物。

案例

由于血管神经受损的危险,请避免将针头插入眶上孔。

**上丘脑神经**。在鼻梁的水平,皮下浸润 0.5ml 1%普鲁卡因( ▶图 16.5b),在手指轻压的情况下注射药物。

**鼻神经的鼻外分支**。在鼻子近端一半处触及软骨骨边缘。在鼻梁中央约 1cm 处,在鼻骨远端四分之一皮下浸入 0.5ml 1%普鲁卡因( ▶图 16.5c)。

**眶下神经**。眶下孔触诊约在下方 0.5 至 1cm 处,并稍微位于轨道下边缘的中间。皮下浸润 0.5ml 1%普鲁卡因( ▶图 16.5d),通过轻微的指压注射药物。

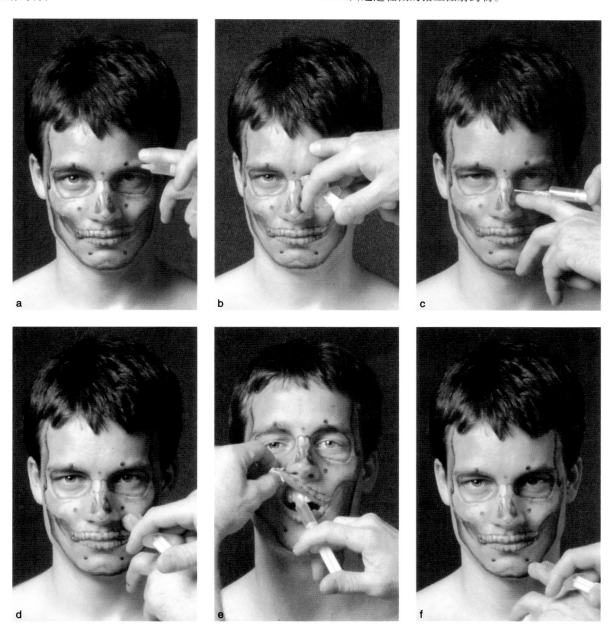

▶**图 16.5**　a. 眶上神经注射。b. 滑车上神经注射。c. 鼻睫神经外支注射。d. 眶下神经注射。e. 眶下神经注射。f. 精神神经注射

第二种选择:口服(▶图 16.5e):

- 抬起上唇。
- 在第三和第四个上牙之间的前庭褶皱处注射。
- 将 20 号针头朝轨道下边缘的方向插入 1.5~2cm。
- 黏膜下浸润 0.5~1ml 1%普鲁卡因。

为避免损伤血管神经,不应穿透眶下孔。

**精神神经**。在下颌第三至第四颗牙齿的水平位置,在下颌支的中心触及精神孔。在神经出口点皮下浸润 0.5ml 1%普鲁卡因(▶图 16.5f)。

### 16.2.4 并发症

通过数字压缩可以避免由血管损伤引起的血肿形成。刺穿神经可减轻剧烈的疼痛。在这种情况下,注射前应将针头向后拉大约 1mm。

### 16.2.5 材料

需要:

- 5ml 注射器
- 20 号针头
- 普鲁卡因 1%,每次注射 0.5~1ml

## 16.3 注射到乳突

### 16.3.1 适应证

示例:

- 中耳炎(急性和慢性)
- 耳源性头晕
- 耳鸣
- 耳聋和听觉亢进
- "旅行病"
- 外耳炎
- 内耳作为干扰场

除其他因素外,预期的成功取决于患者的"干扰场情况"。

### 16.3.2 解剖与神经生理学

从颈外动脉对枕动脉乳突分支的动脉周围神经丛进行交感神经溶解,可改善乳突细胞通过传出途径和反射性传入途径的供应区域的血液循环。通过乳突孔出现的乳突枕动脉分支供应二倍体和硬脑膜。耳廓动脉在乳突峰的水平上从颈外动脉分支出来,并沿着乳突和耳朵之间的茎突前进,向中耳和内耳、鼓膜、骨肌、耳廓和耳肌。相应的血管周围交感神经丛是可以改善外耳和内耳循环的解剖结构。[69]

需要注意,外耳,包括鼓膜,是由许多神经提供的:

- 交感神经系统(血管周围神经,脑神经,脊神经部分)
- 迷走神经
- 三叉神经
- 面神经的中间分支
- 舌咽神经
- 耳大神经

普鲁卡因的毛细血管封闭作用可改善局部淋巴引流,从而改善微循环。

### 16.3.3 注射技术

触诊乳突 1cm 颅至乳突峰;20 号针头用于皮下浸润 0.5~1ml 1%普鲁卡因,分别进入乳突前缘(即耳后动脉的入口点)和乳突后缘(即乳突分支的入口点)枕动脉的位置(▶图 16.6,▶图 16.7)。耳廓和乳突的瘢痕也应与此同时浸润。

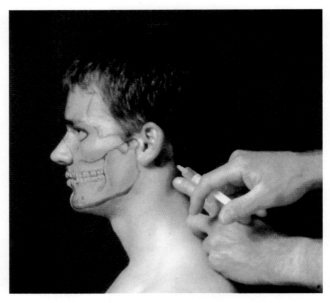

▶图 16.6 乳突注射

### 16.3.4 材料

需要:

- 5ml 注射器
- 20 号针头
- 1%普鲁卡因,每次注射 0.5~1ml

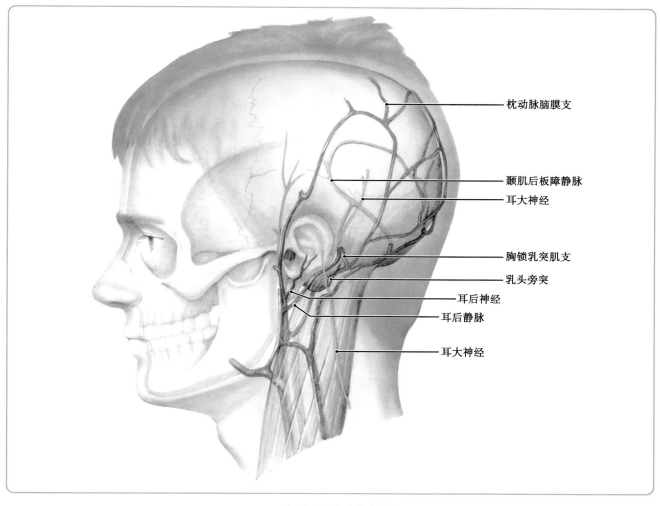

枕动脉脑膜支

颞肌后板障静脉

耳大神经

胸锁乳突肌支

乳头旁突

耳后神经

耳后静脉

耳大神经

▶ **图 16.7**　乳突解剖图

## 16.4　注射到面部动脉,颞浅动脉和耳颞神经(来自下颌神经/三叉神经)

### 16.4.1　适应证

仅为可能的示例:
- 颞动脉炎。
- 弥漫性面头痛(颞浅动脉和面动脉的供血区)。
- 带状疱疹。
- 偏头痛。
- 脑循环障碍。
- 卒中后症状。
- 耳颞神经神经痛。

除其他因素外,预期的成功取决于患者的"干扰场情况"。

### 16.4.2　解剖与神经生理学

所要到达的区域是交感神经周围神经丛,它不仅负责血管功能,而且还为骨骼,骨膜,肌肉,腺样体,皮肤,和皮肤附属物。通过扩张供应血管,交感神经可以改善血液循环,从而改善组织的营养。由于传入的传导性交感性疼痛纤维与动脉一起发展,因此普鲁卡因的血管周围渗透可中断这种传导疼痛的传入效应。

### 16.4.3　注射技术

颞浅动脉。在耳朵附近的弓处触诊动脉。1ml 1%普鲁卡因的皮下血管周围浸润(▶图 16.8,▶图 16.9)。

**！注意**
注射前吸气。

面动脉。在腮腺之前约 1cm 时在下颌支处触诊动脉。血管周围浸润 1ml 1%普鲁卡因。

耳颞神经。在耳朵附近的弓处触诊颞浅动脉。耳颞神经直接在颞浅动脉后方进行(▶图 16.8,▶图 16.9)。注射在可触及的动脉背侧约 0.5~1cm 深度,浸入 1ml 1%普鲁卡因。由于伴随的交感神经丛的主要部分进入血管周围,因此应在动脉内之前,应进行动脉周浸润。

在正常的解剖条件下,通过角膜动脉/眼动脉区域内的吻合与颈内动脉系统相比,取决于外部颈动脉系统的低压梯度的动脉血流总是指向外部颈动脉系统。然而,由于内部颈动脉系统的深度阻塞,会发生血流逆转,因此颞浅动脉的动脉内

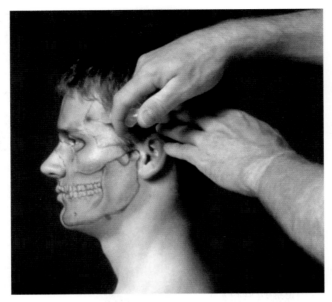

▶ **图 16.8**　颞浅叶额支动脉、面动脉和耳颞动脉注射

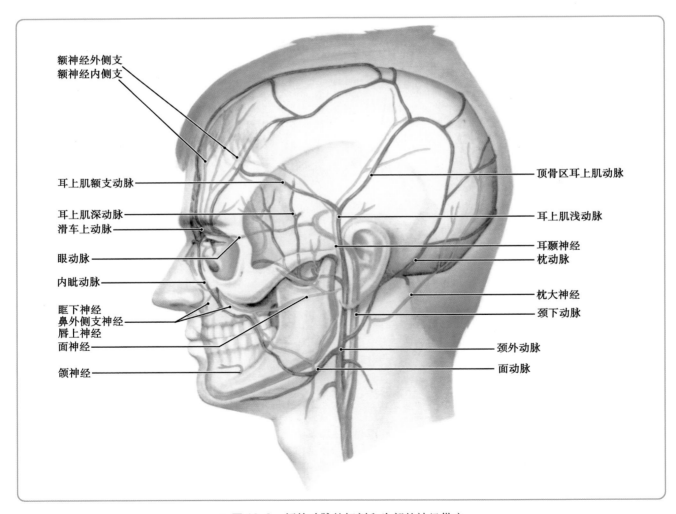

▶ **图 16.9**　颅外动脉的解剖和头部的神经供应

注射变成朝着大脑方向拉动的血管内注射,在所有情况下均应避免。

### 16.4.4　材料

需要:

- 5ml 注射器
- 20 号针头
- 1%普鲁卡因,每次注射 1ml

## 16.5　腮腺及其内注射

### 16.5.1　适应证

示例:

- 流行性腮腺炎
- 非特异性腮腺炎
- 腮腺增生
- 腮腺区域的无法解释的疼痛
- 涎腺炎和唾液结石症研究
- 腹泻
- 唾液中毒
- 腮腺为干扰场(例如,腮腺炎后)

除其他事项外,预期的成功取决于患者的特定"干扰场情况"。

### 16.5.2　解剖与神经生理学

腮腺位于下颌角上方,浅表包围,并半覆盖咬肌。动脉供应以及因此的交感神经通过颞浅动脉的侧支进行。腺体功能本身受副交感神经系统控制。神经节前纤维从延髓伸出,来自唾液舌下神经与舌咽神经。对于副小神经,副交感神经纤维朝着耳神经节行进,在那被切换到第二神经元,从而与耳颞神经一起向腮腺行进。通过中断交感神经传出纤维,用普鲁卡因 1%浸润腮腺会导致血管舒张,并促进腺体组织循环的反应性改善,同时也会导致传入交感神经痛传导的中断。副交感神经传出纤维的中断会导致局部麻醉药根据膜的稳定作用而产生的分泌减少,腺体组织的炎症,肿胀和疼痛也会减少,从而减少分泌。微循环的增加,这取决于交感神经系统。

### 16.5.3　注射技术

腮腺触及下颌支;1~2ml 1%普鲁卡因从下颌角向面部渗透,深度为 1~2cm,从下颌骨向颅骨方向渗透 2cm(▶图16.10,▶图16.11)。

### 16.5.4　材料

需要:

- 5ml 注射器
- 20 号针头
- 普鲁卡因 1%,每次注射 1~2ml

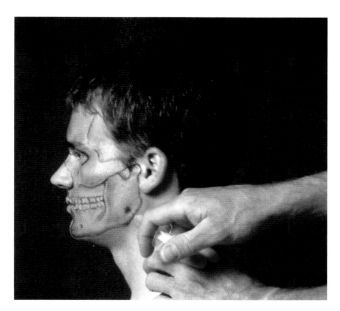

▶图 16.10　腮腺注射

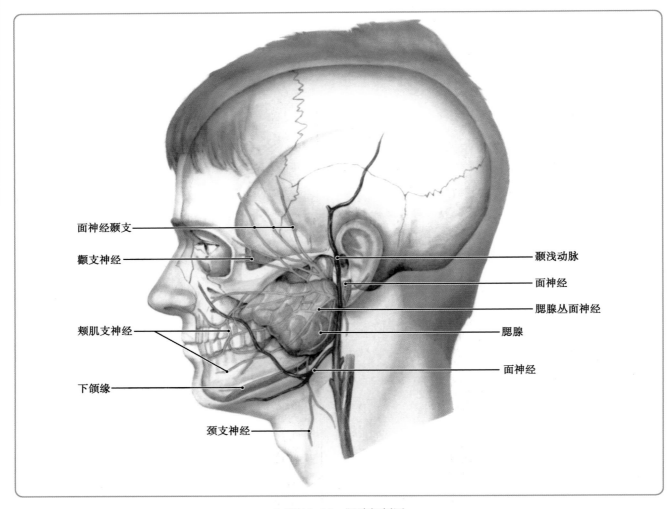

面神经颞支

颞支神经

颊肌支神经

下颌缘

颈支神经

颞浅动脉

面神经

腮腺丛面神经

腮腺

面神经

▶ **图 16.11**　腮腺解剖图

## 16.6　颌关节注射

### 16.6.1　适应证

仅为可能的示例：

- 颌关节退行性疾病。
- 突脱臼或骨折后的创伤后症状。
- 耳朵和耳颞神经区域出现无法解释的症状。
- 下颌关节作为干扰场。

除其他事项外，预期的成功取决于患者的特定"干扰场情况"。

### 16.6.2　解剖与神经生理学

颚式关节是一种滑动关节，其具有将关节分成两个腔室的关节盘，以及一种韧带结构，可在前后方向以及侧面滑动。血管供应是通过颞浅动脉和囊的感觉神经发生的，而关节是通过来自三叉神经第三分支的耳颞神经发生的。三叉神经的供应动脉和供应分支都传导传入和传出的交感纤维，它们代表了渗透所要达到的解剖学基质。下颌运动的微调是由三叉

神经控制的，其三叉神经同时支配咀嚼肌。颌骨的炎性或生理性疾病（牙齿，鼻旁窦）当然在三叉神经的水平处与颌骨关节处发生作用，也可以通过三叉神经和动脉进行的交感神经系统部分发生作用。因此，通过交感神经系统可能导致颌骨的"节段性障碍"以及"干扰场障碍"。

### 16.6.3　注射技术

在耳朵之前和颊骨下方的颚关节触诊。下颌的运动显示了滑行路径，因此显示了颌关节的大小。直接在下颌骨的颈部穿刺。在 1～1.5cm 的深度处，约 1～2ml 的 1%普鲁卡因渗透到颌关节的腹侧和背侧（▶图 16.12）。由于关节部分的血管神经供应，关节周围注射比关节内注射更有效（▶图 16.13）。

### 16.6.4　材料

需要：

- 5ml 注射器
- 20 号针头
- 普鲁卡因 1%，每次注射 1～2ml

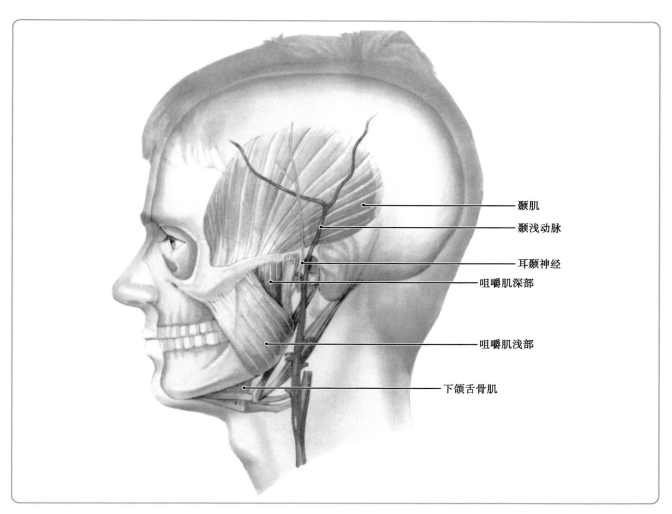

▶ **图 16. 12**　注射到颌关节

颞肌

颞浅动脉

耳颞神经

咀嚼肌深部

咀嚼肌浅部

下颌舌骨肌

▶ **图 16. 13**　颌关节解剖图

## 16.7　注射到睫状神经节(眼球后注射)

### 16.7.1　适应证

所示适应证仅代表可能适应证的摘录:

- 慢性和急性青光眼
- 黄斑变性(潮湿,干燥)
- 眼睛、眼部血管和供给眼睛的神经的所有形式的炎症
- 非术后适应证的眼睛伤害
- 眼部创伤后的症状(手术相关联的)
- 眼睛作为干扰领域

预期的成功取决于每位患者各自的"干扰现场情况"。

### 16.7.2　解剖学和神经生理学

约 2mm 大的睫状神经节(▶图 16.14,▶图 16.15)处于视束和外直肌侧面之间的眼窝中间到后面的三分之一处。睫状神经节组成:

- 来自鼻睫神经(三叉神经第一个分支)的感觉性组分,供给给脉络膜、虹膜、睫状体、银膜和角膜
- 副交感神经组分,与动眼神经一起进入眼窝,供给瞳孔括约肌和睫状肌
- 交感神经组分,与眼动脉一起进入眼窝,供给眼血管和瞳孔扩大肌、睑板肌和眼眶肌

来自翼腭神经节的另外的神经分支(右眶)发出来自三叉神经分支的感觉纤维到眼睛,以及其部分地供给筛骨细胞的黏膜和蝶窦的交感神经和副交感神经纤维。

本质上,交感神经部分是负责眼睛营养供给的,在形式上,交感神经系统的增加的刺激会引起的血管收缩和以此眼睛更差的供给,相反,减少的刺激导致改进的供给。注射到睫状神经节(眼球后注射)是指:

- 眼睛的无痛
- 消除括约肌瞳孔和腓骨肌的肌肉功能
- 瞳孔扩大肌、睑板肌和眼眶肌的肌肉功能

这导致瞳孔占据中心位置,并且尤其通过动脉分支的血管舒张产生眼睛循环的改善和由此的组织供给。交感神经系统通过注射到星状神经节,这导致眼压瞬时升高(根据 Monnier),与其选择性消除不同,通过注射到睫状神经节 20～30 分钟后,副交感和交感神经的同时消除会引起眼压的显著降低,这很可能是由于改善腔液流和/或较低腔液产物。在外科眼科学中,这种效应被称为"软眼",并在操作技术上使用。

### 16.7.3　注射技术

在固定好头部下,最好平躺,触诊眼眶下边缘。把长

4cm、厚 0.4mm 的插管在右侧 7 点钟方向和左侧在 5 点钟方向穿刺(▶图 16.16)。眼睛应该往向上往相反的方向看;用活动的手指可将眼球往颅骨中间轻轻挤开。针头的穿刺方向最初要向球体下方的眼眶底部稍微倾斜(2°～3°)(▶图 16.17)。在接触到骨骼的情况下,通过将针管稍稍缩回并轻轻向上抬起,使针头从眼眶底部向前推动最多 1cm(不要再进一步!)。抽吸后,进行 2～3ml 1% 的普鲁卡因的缓慢渗透。眼球的伤害因此是不可能的。渗透后,闭上眼睛,通过轻柔密集地按压可以将药物分散。

### 16.7.4　适应证

通过 3～5 分钟的轻度按摩可以防止出现带有眼球突出的下眼皮和眼球后的血肿。

### 16.7.5　材料

需要:
- 5ml 注射器
- 4cm 长的插管(0.4mm×40mm)
- 1% 的普鲁卡因,每次注射 2～3ml

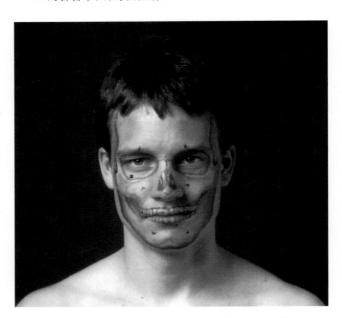

▶图 16.14　注射到纤毛神经节的穿透点(红色)

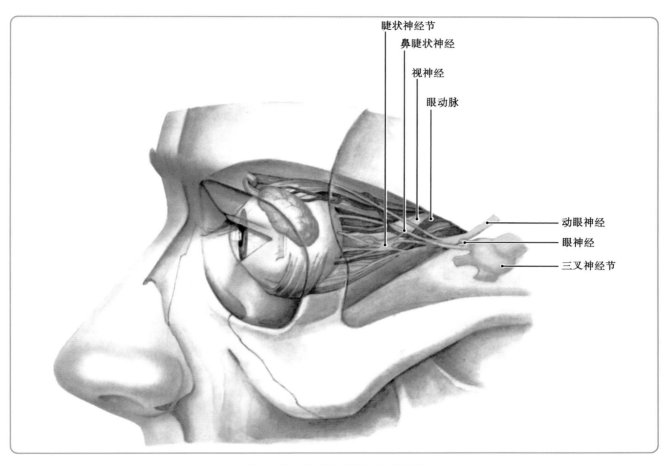

睫状神经节
鼻睫状神经
视神经
眼动脉
动眼神经
眼神经
三叉神经节

▶图 16.15　眼窝和睫状神经节的形态

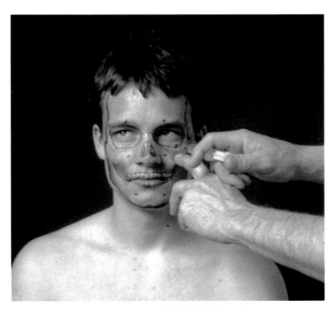

▶图 16.16　注射到睫状神经节

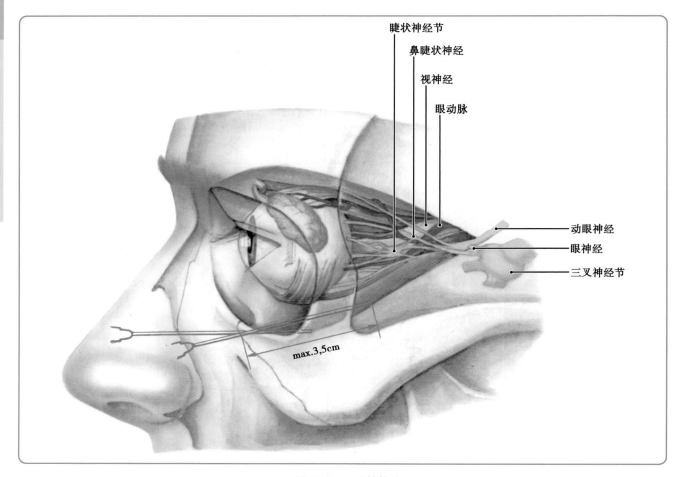

睫状神经节

鼻睫状神经

视神经

眼动脉

动眼神经

眼神经

三叉神经节

max.3,5cm

▶ 图 16.17　过针轨迹

## 16.8　注射到翼腭神经节、上颌神经和上颚动脉

### 16.8.1　适应证

所示适应证仅代表可能适应证的摘录：

- 急性和慢性鼻窦炎
- 丛集性头痛（翼腭神经节神经痛）
- 上颌神经的神经痛
- 鼻炎血管舒缩
- 嗅觉缺失
- 臭鼻症
- 干燥性鼻炎
- 肿胀消除后鼻息阻塞
- 上颚神经供应区（鼻，上颌窦，硬腭，上颚）不明确的疼痛
- 花粉热
- 过敏素质
- 非特异炎性眼病
- 退行性/炎性脑病
- 鼻窦作为干扰场

预期的成功取决于每位患者各自的"干扰现场情况"。

### 16.8.2　解剖学和神经生理学

副交感翼腭神经节主要位于大约上颚神经（三叉神经第二个分支；▶ 图 16.18，▶ 图 16.19）下的翼腭窝。

可以区分为 4 个神经部分：

- 感觉性分支，由翼突腭神经组成
- 来自岩大神经的副交感神经部分，神经根细胞位于副交感神经上部的唾液核
- 岩深神经的交感部分，其纤维部分来自颈内动脉丛
- 脑血管的副交感神经元（血管扩张剂）[491,490,506,558]

感觉和交感神经部分穿过翼腭神经节，副交感神经部分转换成第二神经元。从翼腭神经节出现的神经分支供给鼻、腭和鼻窦区域。因此，每个神经分支都包含来自三叉神经第二分支以及副交感神经和交感神经的感觉部分。这些神经分支供给鼻黏膜包括隔膜，软硬腭黏膜，上颌窦，筛骨细胞后部和蝶窦。

在家兔试验中，Zhu、Blessing 和 Gibbins 把带有翼腭神经节末端的副交感神经纤维描述为脑血管扩张剂[558]。如果人类中存在类似的副交感神经血管，则从神经治疗的角度来看，对该神经节的注射在鉴于脑供血的调节上是有相关性的。因此，三叉神经的唯一中断将不会导致疼痛完全消失，因为一部分感觉纤维会越过翼腭神经节和动脉血管延伸。

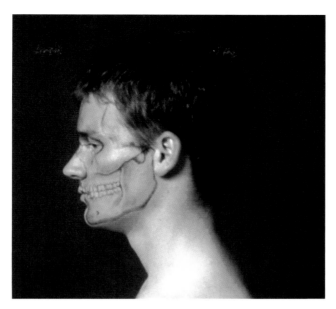

▶图 16.18　注射到翼腭神经节的穿透点

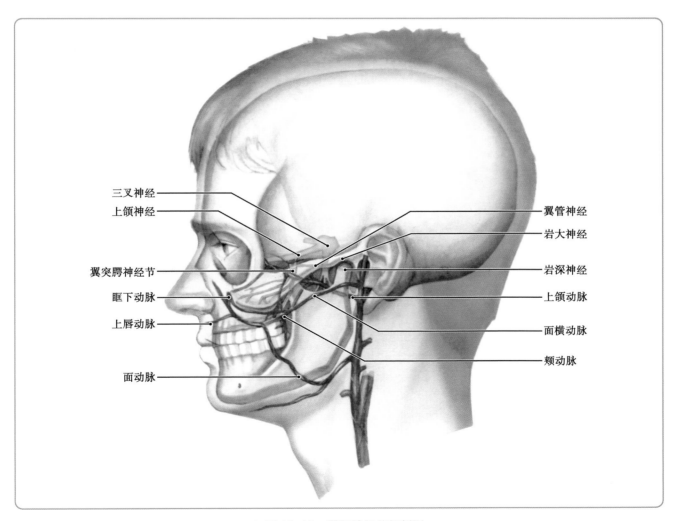

三叉神经

上颌神经

翼突腭神经节

眶下动脉

上唇动脉

面动脉

翼管神经

岩大神经

岩深神经

上颌动脉

面横动脉

颊动脉

▶图 16.19　翼腭神经节解剖图

上颌神经分为 3 个分支：

- 翼腭神经，延伸至翼腭神经节
- 眶下神经，供给覆盖上颚的牙齿、部分牙黏膜、上颌窦、下眼睑的皮肤、眼角、鼻翼以及直到各自口角皮肤和黏膜的皮肤
- 颧肌神经，供给覆盖颧骨、两侧侧前额和颞前区上方的皮肤

上颌动脉作为下颌支后面的颈外动脉较强的末端分支，并通过咀嚼肌进入颞下窝。上颌动脉上有供给的下颌关节、外耳道、鼓室到鼓膜的黏膜、牙齿、上下颌的牙周支持组织、鼓室、眼眶、前中颅窝和神经节三叉神经节。

对上颌神经、翼腭神经节以及上颌动脉的注射，一方面导致给定皮肤和黏膜区域的灵敏度的减少，另一方面经过副交感神经纤维的中断导致所列的动脉供给区域的循环改善。

### 16.8.3　注射技术

颧骨触诊。用 4cm×0.4mm 的针头在颧骨中部上边缘进行穿（▶图 16.20，▶图 16.21）。4cm 长的针头具有降低上颌动脉损伤风险的优点。由此，为了达到翼腭神经节、上颌神经和上颌动脉，局部麻醉药的必要注射量更大。在建立好丘疹后，缓慢轻轻地将针头沿上颚第 7 至第 8 颗牙齿的方向向前和向下全长推进。根据颅骨的大小，翼腭窝和翼腭神经节位于 4.5~5.5cm 的深度。在插管 180° 旋转的 2 次抽取后，缓慢渗入 3ml 普鲁卡因。

---案例---

如果注射前出现上颚和鼻翼区域中射击性疼痛，那上颌神经就会受到刺激。如果在抽吸过程中出现血液，它来源于翼静脉丛或上颌动脉。注射前针头应该撤回 1mm。

---

### 16.8.4　并发症

血肿可能是因翼丛神经或上颌动脉的损伤而产生的。血肿的扩张可以通过口腔里的计数按摩来阻止，在嘴里推动一根手指在智齿高度上的腭骨和颊骨之间的。不舒服的压力感，特别是在咀嚼和说话时，会根据上述技术在再一次立即注射 2~3ml 的普鲁卡因后消失，这次仅推进针头约 3.5cm。

### 16.8.5　材料

需要：

- 5ml 注射器
- 4cm 长的插管，0.4mm×40mm
- 1% 的普鲁卡因，每注射 3ml

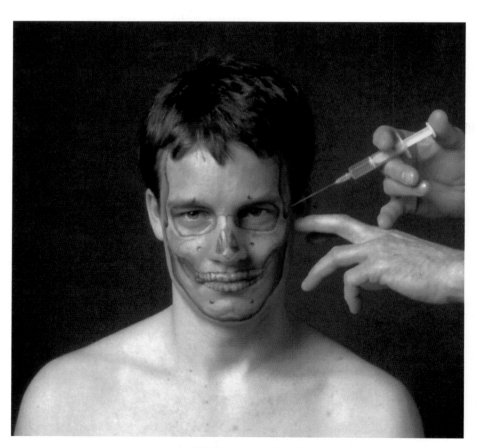

▶图 16.20　翼腭神经节的拼接方向，腹侧视图

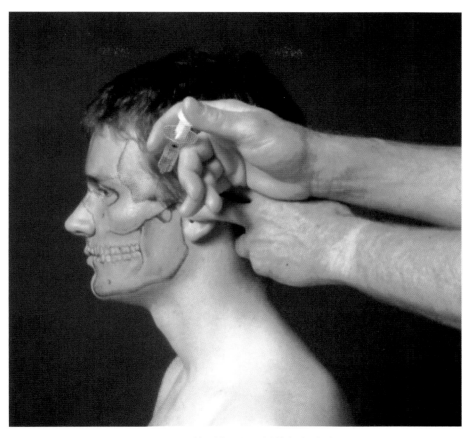

▶图 16.21　翼腭神经节的拼接方向,侧视图

## 16.9　注射到耳神经节和下颌神经

### 16.9.1　适应证

所示适应证仅代表可能适应证的摘录:
- 第三三叉神经痛的神经痛
- 颌骨关节疼痛
- 咀嚼肌肉功能紊乱
- 炎性和良性肿瘤性腮腺疾病
- 下颌神经供应区的不明疼痛
- 耳痛

预期的成功取决于每位患者各自的"干扰现场情况"。

### 16.9.2　解剖学和神经生理学

副交感耳神经节位于颞窝中卵圆孔,直接位于下颌神经内侧(▶图 16.22,▶图 16.23)。它由 3 个神经部分组成:
- 下颌神经的感觉部分
- 源自舌咽神经中鼓室神经的岩浅神经的副交感神经部分
- 经过从颈内动脉出来的脑膜动脉中流入的交感神经部分

感觉和交感神经部分穿过耳神经节,副交感神经部分转换到第二神经元。从神经节出现的神经分支供给副交感神经腮腺组织和颊黏膜的黏膜层。此外,流入耳神经节还有来自鼓索的纤维,其供给在翼腭神经节纵横交错下的腭帆提肌。鼓膜张肌神经从耳神经节到达鼓膜张肌并控制鼓膜的张力。

下颌神经是三叉神经最强的分支。它引导感觉纤维供给硬脑膜、下颌、下唇、下脸颊、颞区,腹侧耳廓和外耳道直到鼓膜外侧窄边的皮肤(剩下的神经支配通过迷走神经),此外还有脸颊、口腔底部和舌近端 2/3、牙龈、所有下颌牙以及颞下颌关节的黏膜。他继续引导运动纤维用于咀嚼肌组织(颞肌、咬肌、咬肌内侧和外侧翼),下颌舌骨肌、二腹肌以及鼓膜张肌。

用于治疗目的对耳神经节和下颌神经的注射致使在提到的下颚神经皮肤和黏膜区域灵敏度下降,咀嚼肌的短暂的麻痹和颞下颌关节的麻醉状态。对神经治疗重要的是腮腺、颌下腺和舌下腺,以及交感神经供给的黏膜和同一区域血管的副交感-交感神经性关联支配的腺的功能中断。通过注射将确保到达颌动脉和脑膜中动脉(来自颈外动脉)的交感神经丛的一部分,使这片供给区域的通过血管舒张改善动脉血流供给。

### 16.9.3　注射技术(根据 Hauberrisser)

触诊颧骨;轻微张开口,用 4cm 长的针头插入颧骨下方的外耳道前方约 3cm 处(▶图 16.24,▶图 16.25)。在丘疹和皮下注射后,严格水平两侧插管推进冠突与髁突之间(下颌切迹),直抵 4cm 深的翼突外侧板。缩回针头约 2cm。将针头尖端水平旋转 10°~20°到背侧,重新将针头向前推进 2cm。

神经治疗效果不是在于下颌神经刺激引流到的完全中断,而是在于交感和副交感神经性分支的中断。

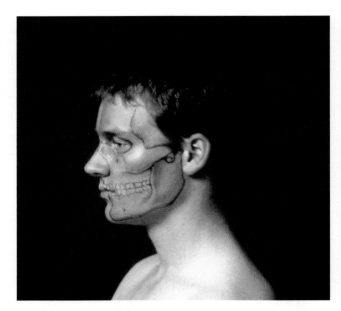

▶ **图 16.22**　注射到耳缘神经节的注射点

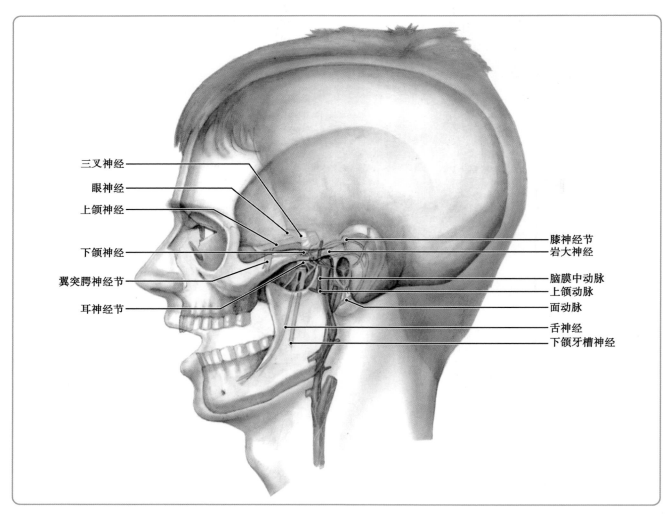

三叉神经

眼神经

上颌神经

下颌神经

翼突腭神经节

耳神经节

膝神经节

岩大神经

脑膜中动脉

上颌动脉

面动脉

舌神经

下颌牙槽神经

▶ **图 16.23**　耳缘神经节解剖图

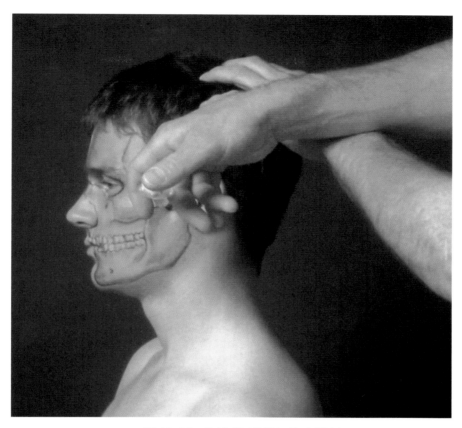

▶图 16.24　注射到耳缘神经节,侧视图

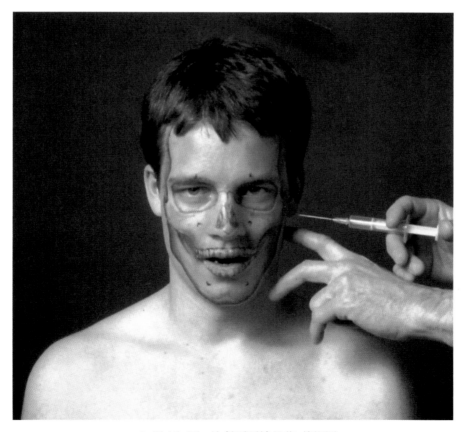

▶图 16.25　注射到耳神经节,前视图

⚠ 注意

重要的是不要继续推进插管,不要调整到向颅部,通过 2 次抽吸,血管内或鞘内的刺针位置(在卵圆孔区域可能的脑膜外翻)一定的要被排除在外。

### 16.9.4　材料

需要:

- 5ml 注射器
- 0.4mm×40mm 针头
- 1%普鲁卡因,每注射 3ml

## 16.10　注射到枕大神经、枕动脉和枕小神经

### 16.10.1　适应证

所示适应证仅代表可能适应证的摘录:

- 枕叶主要的神经痛
- 枕部头痛
- 挥鞭伤
- 三叉神经和迷走神经供应区的病症
- 颈椎偏头痛
- 注意力不集中
- 主观视觉障碍的眼睛灼伤
- 脊椎型头晕

预期的成功取决于每位患者各自的"干扰现场情况"。

### 16.10.2　解剖和神经生理学

$C_2$ 节段上的枕大神经是颈椎脊髓神经中最强的感觉分支。它感觉性供给枕骨部直至最高处以及两侧到颞骨部位。节段 $C_1$ 和 $C_3$ 的背部右侧存在联系。重要的是第二颈段经过后柱与三叉神经的核终端和迷走神经的传入神经有联系。在这些联系下在形态学和神经和治疗学上一直有观察到的枕部神经痛的临床证据,有三叉神经供给区疾病,特别是第 1 个两边分支上,还有迷走神经供给区疾病。枕大神经的交感神经纤维组分和枕动脉的交感供应部分源自颈上神经节,这样节段反射性治疗经过交感神经系统的可能会对上颈椎、头颅和脑血管产生附加的治疗影响。慢性窦炎同样能够维持枕部的疼痛情况,像胆囊炎。

### 16.10.3　注射技术

头部轻度偏转,触诊后部下边缘的枕叶神经和枕动脉。约在中线外侧 4cm 处,枕动脉可触及。紧接其内侧是枕神经。使用 20 号针头在约 1~1.5cm 的深度进行 0.5~1ml 的神经浸润(▶ 图 16.26,▶ 图 16.27)。枕部头皮的麻痹以及温暖感,由枕动脉周围的交感神经丛引起,表明了注射的正确位置。

触诊乳突过程后缘的枕小神经。接近一根手指宽度内侧走行的枕小神经的朝枕部扩展的胸锁乳突肌神经分支,这在刺激下是痛苦的接触。在建立好丘疹后,在皮下约 0.5~1cm 的深度进行 1ml 的浸润。作为第二个注射部位,到达泪点神经旁的枕小神经。

### 16.10.4　材料

需要:

- 5ml 注射器
- 0.4mm×20mm 针头
- 1%的普鲁卡因,每次注射 0.5~1ml

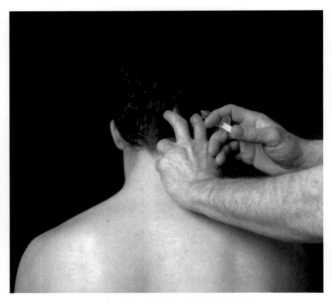

▶ 图 16.26　枕神经和枕动脉注射

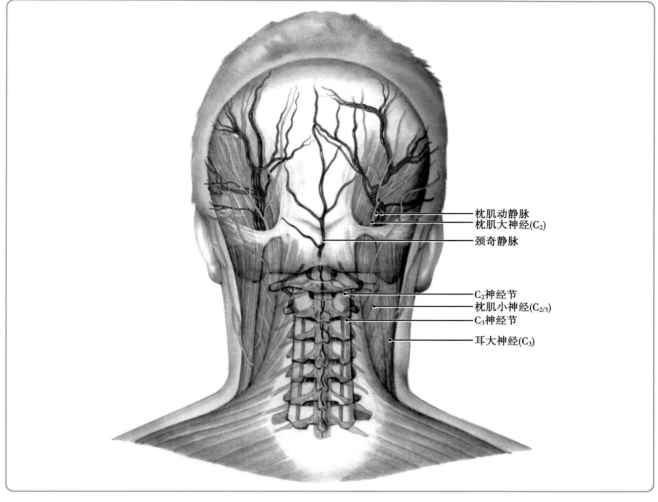

枕肌动静脉
枕肌大神经(C₂)
颈奇静脉

C₂神经节
枕肌小神经(C₂/₃)
C₃神经节
耳大神经(C₃)

▶ 图 16.27　枕神经和枕动脉解剖图

## 16.11　注射到面部头骨的淋巴引流区

### 16.11.1　适应证

所示适应证仅代表可能适应证的摘录：

- 鼻窦炎
- 扁桃体炎
- 乳突炎
- 中耳炎
- 眼睛的炎症性疾病
- 口腔和牙齿炎症
- 头部和脸部的细菌和病毒性炎症

预期的成功取决于每位患者各自的"干扰现场情况"。

### 16.11.2　解剖学和神经生理学

面部颅骨的淋巴引流实质上是指向颌角的方向，淋巴结定位在其静脉引流系统的位置上。浅表的引流经过外颈静脉流动中的浅表淋巴结，其深度引流在内颈静脉流动中。用于神经治疗易于到达的淋巴站都处于下颌角（腮腺深淋巴结）和下颚（颌下淋巴结）的范围内。在这上面流动着来自眼睛、鼻旁窦、牙齿、口腔和喉咙、扁桃体和鼓室的淋巴引流。

临床经验表明，以上区域存在的炎症经过明显改善的淋巴引流更快得以消除，以及淋巴水肿和常伴随炎症的疼痛都得以消除。特别是在急性炎症的情况下，这种注射剂远超过麻醉时间之外都立刻显示出明显的效果。生理前提是普鲁卡因的毛细血管封闭作用和通过交感神经溶解改善了的淋巴结的微循环。

### 16.11.3　注射技术

触诊下颚角。在这个区域中，进行皮下深度约 1cm 每次注射 0.5ml 的渗透（▶图 16.28，▶图 16.29）。在胸锁乳突肌前缘约 1~1.5cm 的深度处以及在面动脉前的下颌分支的区域也同样进行深度约 1~1.5cm 进一步的皮下注射。每次注射前，进行 2 次抽吸以记录血管外针头的位置。

### 16.11.4　材料

需要：

- 5ml 注射器
- 0.4mm×20mm 针头
- 1% 的普鲁卡因，每次注射 0.5ml

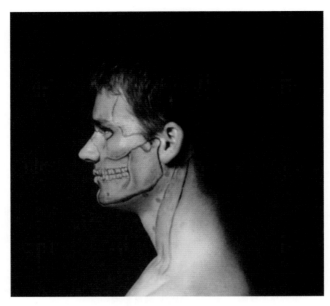

▶图16.28　面部颅骨淋巴引流区域的注射点

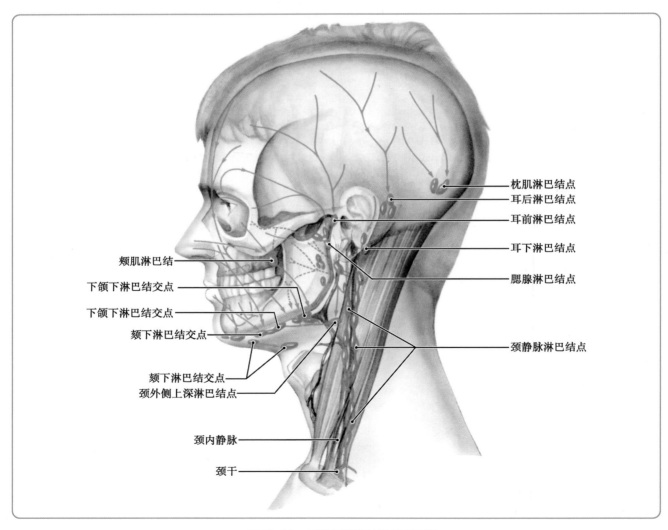

▶图16.29　面部颅骨淋巴引流解剖图

## 16.12　注射到扁桃体

### 16.12.1　适应证

所示适应证仅代表可能适应证的摘录：

- 慢性和急性扁桃体炎
- 鼻咽部反复感染
- 扁桃体增生
- 扁桃体切除术后复发性外侧鼻甲骨(注入扁桃体切除术瘢痕)
- 扁桃体作为干扰领域

预期的成功取决于每位患者各自的"干扰现场情况"。

### 16.12.2　解剖学和神经生理学

在对嵌入向背侧继续延伸的下颚牙列的介于前腭舌弓和后咽腭弓之间咽腔检查时,扁桃体小窝被展现为约扁桃体大小的形成物(▶图 16.30,▶图 16.31)。咽扁桃体位于鼻咽后壁的咽穹隆处,被软腭隐藏。

属于喉部淋巴环(腭,咽,舌,扁桃体管)的一对扁桃体小窝受动脉供给,并在同一时间交感性受来自面动脉(颈外动脉)的升腭动脉的供给。感觉性供应是通过舌咽神经的扁桃体。

非常重要的是植物性供给。腭扁桃体位于咽丛(一种神经丛,由舌咽神经、迷走神经和交感神经性颈干(颈上神经节)形成)的供给区域。显而易见,这种副交感和交感性扁桃体区域神经关联支配,以及通往副交感性迷走神经下节和交感性颈上神经节的短传入神经传导路径,在其他器官和器官系统的同时生病以及在扁桃体初级疾病中,都占据支配地位。借助淋巴器官扁桃体和交感神经和副交感神经系统

结构图形,在神经治疗中突出频繁的扁桃体的干扰场作用便得以解释了。两个自主神经节在传出植物性系统中起着切换点的作用,对整个生物系统都有影响。因此,在神经治疗中注射到扁桃体基本上是最常见进行的和最重要的注射之一。

### 16.12.3　注射技术

咽腔的扁桃体小窝注射需要口部大大张开。患者只能通过口呼吸,因为在鼻呼吸过程中舌头被压迫了。在光线充足的口腔空间(压舌灯)中,可以在腭舌弓后部发现扁桃体小窝。用铲子将舌头非常小心地向下推。用 6~8cm 的针头直接插入通过腭舌弓根部(▶图 16.32,▶图 16.33)的上方的扁桃体极点上。在 1~2mm 深的黏膜下层渗入 0.5ml 1% 的普鲁卡因。在肉眼仔细观察下进行注射,以便能够在注射过程中看到黏膜的向前隆起并因此避免针头位置出现在血管内。如果在注射过程没有看清楚,无论如何都应使扁桃体小窝和蝶窦,它通过软腭(▶图 16.32,▶图 16.33),在硬腭和软腭之间的边界向背侧约 1cm,中线侧边 1~2mm。针尖前方 4cm 头部弯曲 40°的 6~8cm 的插管推进约 2~3cm,向着通过软腭的通道,到蝶骨底部的扁桃体小窝。负压抽吸后,进行 0.5ml 1% 的普鲁卡因渗入。

在扁桃体切除的患者中,在先前抽吸之后,用相同的技术在瘢痕组织中进行注射。

### 16.12.4　材料

需要：

- 5ml 注射器
- 0.6mm×60~80mm 针头,针尖前 4cm,头部方向弯曲 40°
- 1%的普鲁卡因,每次注射 0.5ml

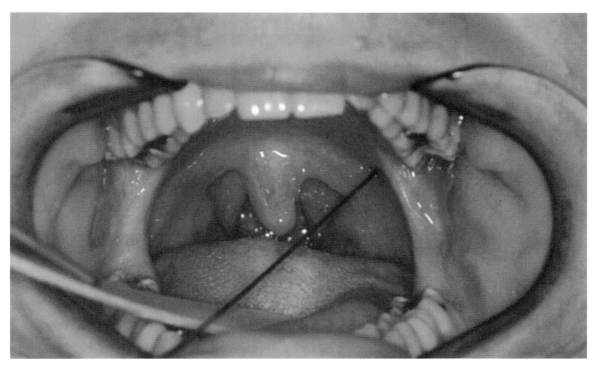

▶ **图 16.30**　注射到扁桃体的咽部视图(注射到左上方的扁桃体杆)

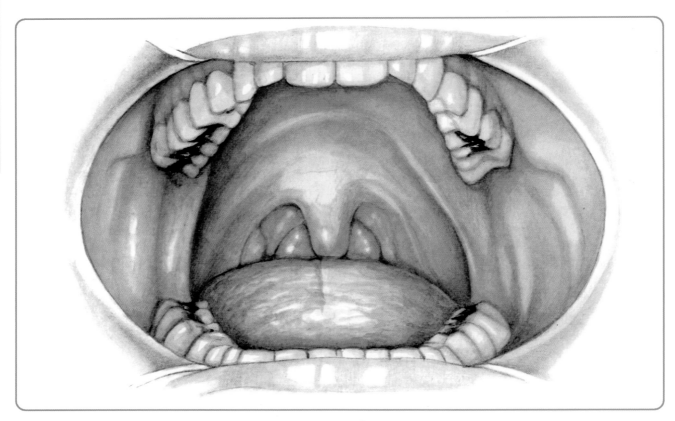

▶ 图 16.31　扁桃体的形态图

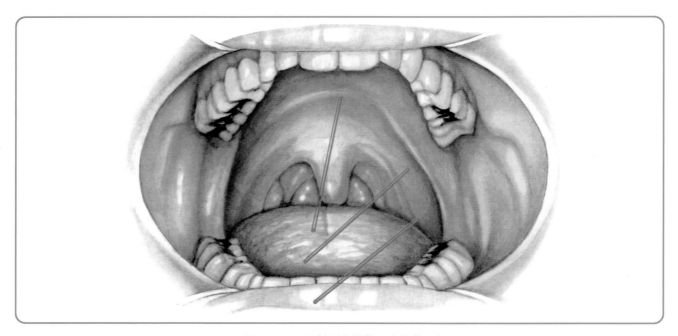

▶ 图 16.32　注射到扁桃体和扁桃体咽部

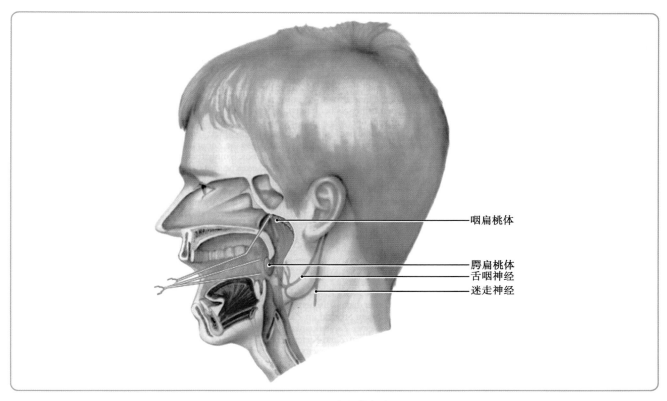

咽扁桃体

腭扁桃体
舌咽神经
迷走神经

▶ 图 16.33　扁桃体解剖图

## 16.13　注射到牙齿上

### 16.13.1　适应证

所示适应证仅代表可能适应证的摘录：

- 牙周炎
- 牙周病
- 不清楚牙痛或牙齿不适(特别是在任何种类的牙齿治疗后)
- 在牙列疼痛
- 拔牙后颌骨不清
- 三叉神经供应区域的神经痛
- 牙齿作为干扰场

⚠ 注意

如果发生疑似干扰场,所有外部牙齿和瘢痕必须进行检查。

上颌和下颌神经的注射来绕过使患者不太舒服的神经治疗牙科测试并不合适,因为只有交感神经系统的一部分运行经过三叉神经分支,另一部分于经过血管运行。注射的诊断/治疗价值在于注射到疾病部位(干扰场)的直接性。

### 16.13.2　解剖学和神经生理学

成年人有 32 颗牙齿,在没有智齿下有 28~31 颗。小孩通常有 20 颗牙齿。牙列开始于出生第 6 个月(+1~2 个月),并结束在出生的第二年(±6 个月)。在 6 岁(+1~9 个月),第一颗臼齿(第一恒牙)突破,因此在这一时期,小孩的牙列可能有 24 颗牙齿。恒牙的进一步牙列由前到后发生,从下颚到上颚,女孩发生得比男孩早。

牙齿大部分由牙质(齿质)组成,它附着在口腔可见部分的珐琅质(牙釉质)上。牙质包括在牙髓腔中的牙髓,其由疏松结缔组织、血管(动脉,静脉,淋巴管)和神经(三叉神经,交感神经的末端组织)组成,负责牙齿的血液流动和牙齿的灵敏度。牙齿通过牙周膜卡在腭骨中,牙周韧带代表结缔组织,牙齿和牙槽骨之间的连接非常有吸引力。牙周韧带也富含血管和神经,因此它负责牙周区域的循环和敏感护理。用于供给牙齿的血管神经束本身通过牙齿孔洞(▶ 图 16.37)进入牙齿或将其留在那里。牙齿感觉性供给经由三叉神经(第二和第三分支),动脉供给经过下颌和上颌动脉,交感神经供给过源于上颈神经节的相同的动脉周围神经丛。

在神经学治疗实践下,对牙齿的注射不仅在诊断层面进行,也就是在猜想的牙鄂区域的干扰场检验下进行。也为了初级牙齿疾病治疗目的的下进行[14,107,173]。牙腭区域的干扰场位置是常常与扁桃体有相似的划分。一方面,这是由于交感神经系统与带有其他脑神经和节段 $C_{1~3}$ 的连接的三叉神经引起的。另一方面,这种密集积累是当期牙齿治疗可能性的间接结果。在早期的拔牙的这个位置已出现由微妙的牙齿重建,根管治疗和根尖切除。这意味着"患病"牙齿"保存"的时间更长,并且可以继续履行其营养粉碎的机械功能。随着精制的牙齿保存来避免过早的义齿,其无论是通过齿桥,部分或全部假牙,都会同时增加牙齿-颌区域患慢性炎症的风险,这即使不会或者偶尔会造成患者的疼痛,但是也可能对整个组织体产生重大后果[14,107,173,176,208]。

除了其第2和3分支负责牙齿的感觉性供应,以不同程度的三叉神经痛或慢性鼻窦炎形式存在三叉神经区域的局部疾病,还会出现带有部分显著的退化的、退行炎性单个或多个关节疾病的脊柱慢性功能型紊乱,例如,来自风湿型回路或心血管系统,这只有在根治性的牙齿修复后才能得到中断。早已产生的器官损伤根据有机体的再生能力,部分可修复或者不再可修复。

迄今为止提到的在牙齿下颚区域和多余的器官组织之间可能的疾病组合只有疾病关联种类的一小部分,是在神经治疗的临床应用中被证实的。还被证明的有,牙齿或腭骨的阻塞不一定会导致其他地方引起症状的疾病。显然,通过交感神经系统发生的对生物体的干扰场作用能依个体不同得到平衡。无论如何,要力求齿颚区域无刺激,从而避免对整个生物体产生潜在的负面影响。

Beherdung概念不仅表示牙齿或下颚的细菌性感染,也对于任何特别是非特定的慢性炎症,其可维持神经系统(三叉神经和交感神经)供给的牙齿的慢性局部刺激。

如果密切观察其向中心的传入路径上的区域刺激,则起源于齿颚区域的许多无法理解的疾病关联便明晰了。来自三叉神经外周运行的传入性脉冲到达三叉神经脑和脊髓的细胞核,其可以到达至脊柱节段的$C_3$上,并且可以反射性维持枕大枕小神经的神经痛,就像$C_1$-$C_3$中短颈肌肉张力一样。炎症引起的三叉神经刺激在牙科疾病或颌骨的反应性炎症不仅导致三叉神经核区刺激,还通过迷走神经,舌咽,面部神经和副神经核心区域的脑干网状结构,以及相应的群体感觉和躯体运动脊髓核($C_1$-$Th_6$)被广泛传递。

其结果是在以上列出来得到脑神经的影响区域,以及不同脊柱节段的区域中以不同障碍形式出现的疾病。三叉神经中心方向的慢性病理性刺激的继续传递不仅取决于在面骨或颚齿区域限定位置的以疼痛或压力感觉的形式存在的刺激意识。考虑到三叉神经的核心领域的形状结构,以及其对其他脑干核区的关联性神经链接,并不奇怪,三叉神经的供给区域的慢性紊乱对身体其他部位影响会如此复杂。对神经生理学前提的临床应答得知,最常见的干扰场位置在面部骨骼、牙齿、咽喉和植物性供给得到腹部器官领域。

迄今为止,只考虑了可能发生在牙齿下颚区域慢性疾病范围下的外周三叉神经分支的刺激。通过牙根进入的血管不仅对牙齿的供血负责,也同时对外周交感神经丛传入传出性的载体和传导轨,直至交感系统分支的核心区域。神经运行经过上颌神经和下颌神经,经过颈外动脉,其又途径颈交感干神经链到$C_8$-$C_{10}$上的颈椎交感核区。

在牙颌区的慢性疾病下,传入性交感神经慢性刺激不可避免地导致牙颌地区的传出性交感神经系统刺激,其根据刺激作用时长,导致区域的或跨区域的血管舒缩的紊乱。通过血管舒缩剂的慢性微循环干扰根据不同刺激部位引起这些器官部分的炎症或退化,导致相应的功能障碍。这种临床相关性可以在开头提及的疾病关联中找到,这也可以借助干扰场治疗来证明。牙腭区其他身体部分的干扰场作用可以通过以上所述形态学和神经治疗学基础来解释,同样能够通过借助将要展示的注射到牙齿上的干扰场作用再生中断来证明。

### 16.13.3　注射技术

正常的5ml注射器很少被使用,因为必要的硬膜压力太高,会使注射针头从注射器中松开。使用带有旋入式牙插管的匣式注射器,对测试牙根从颊部(▶图16.34)到腭部(▶图16.35)渗入0.1~0.2ml。

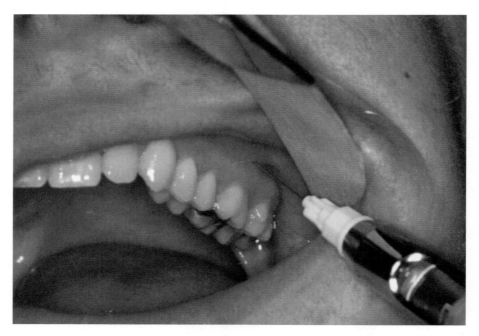

▶图16.34　注射到颊部的牙齿

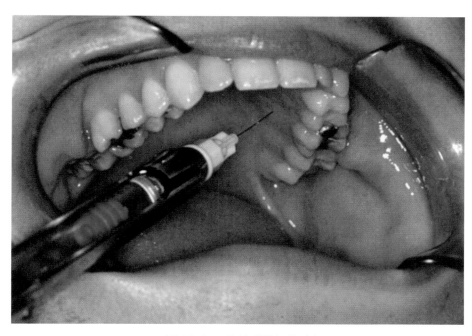

▶ 图 16.35　注射到腭部的牙齿

　　在根治和牙根发芽的牙齿中应进行内部韧带注射（▶图16.36）。内部注射应该非常缓慢地进行，以便在注射过程中不会出现疼痛。内部注射可以是从颊部进行的。在几个相邻的潜在感染的牙齿的情况下，牙齿之间的注射到小舌区域被证明是有效的，因为通过一次注射可以达到2个牙齿。在神经治疗的干扰场测试中，一次治疗中要考虑所有异常牙齿，以及下颚空节和4个八角区域。在牙齿检查之前拍摄的全景图像显示X线下的附加证据，这在单纯的口腔检查（颌骨炎，牙根残余，牙齿移位，异物）中是没有显示出的。

　　神经治疗相关的是：

- 变色的牙齿
- 牙医已经治疗过的所有牙齿（填充物，牙冠，半冠，根治或牙根切除的牙齿和牙桥基）
- 缺少或装载不正确的牙齿
- 人工植入物
- 牙颌区 X 线病理检查结果

### 16.13.4　材料

　　需要：

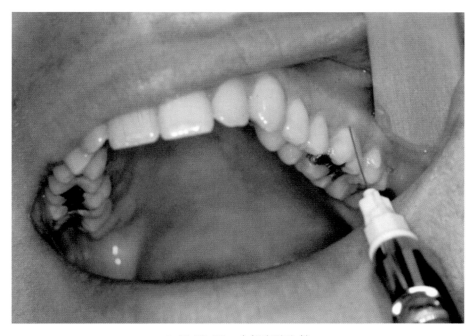

▶ 图 16.36　内部麻醉注射

- 安瓿注射器
- 牙针;不超过 0.3mm,长度小于 25mm

- 压舌板
- 1%~2%的普鲁卡因

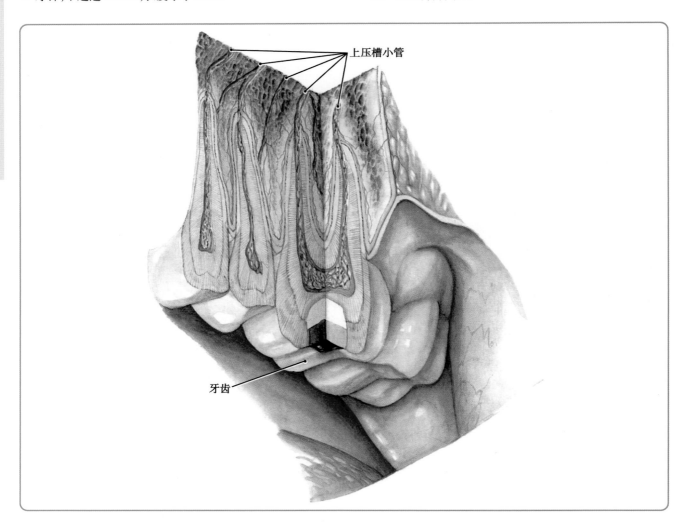

▶图 16.37　牙齿和牙周组织解剖图

# 第 17 章　颈部

## 17.1　注入甲状腺

### 17.1.1　适应证

所列出的适应证仅是可能的适应证的摘录：

- 明显的以及临床的甲状腺功能亢进
- 甲状腺功能减退症
- 甲状腺肿
- 格雷夫斯病
- 失眠
- 抑郁症
- 焦虑
- 更年期(男性，女性)
- 心理创伤失调
- 周期紊乱
- 骨质疏松症
- 反复流产
- 发热不退
- 多汗症
- 遇到压力或窘迫时头痛
- 甲状腺作为干扰场(炎症或手术后)

此外，预期的成功取决于患者的特定"干扰场情况"。

> 禁忌证：
> - 甲状腺炎桥本(干扰场疾病！)
> - 甲状腺闪烁扫描术后 6 周内

### 17.1.2　解剖学和神经生理学

甲状腺位于第 7 颈椎和第 1 胸椎水平的气管两侧，作为配对的激素形成的器官。两个甲状腺叶通过穿过气管的峡部腺甲状腺相连。甲状腺的作用是产生具有普遍增强作用的甲状腺素和降低血清钙水平的降钙素。通过颈外动脉的甲状腺上动脉以及甲状腺颈部的下动脉进行血运供应。

神经营养供应是通过上、下甲状腺动脉的动脉周围神经丛，以及为甲状腺产生分泌纤维的颈神经节的交感神经。其他来自甲状腺的交感神经分支起始于颈总动脉丛，从颈中神经节开始。与甲状腺的甲状腺囊肿丛的交感神经连接通过星状神经节存在。副交感神经的供应是通过咽丛进行的，这是一种由交感神经引起的混合神经网络(颈神经节,舌咽神经和迷走神经)。这是提供扁桃体腭区域的同一个神经网络。依赖于血液传递释放因子 TSH 的激素产生也可能受支配甲状腺的交感神经和副交感神经系统的影响。

注射到甲状腺引起神经组织的末端形成的传入和传出刺激的部分中断以及实质细胞膜的稳定化。临床上,如果甲状腺功能紊乱不是由干扰场引起的,则重复注射入甲状腺正常化其引起的症状。

### 17.1.3　注射技术

轻微背屈颈椎时,脊椎约两手指宽上方是气管两侧的甲状腺叶。约中线外侧 2cm 处,20 号插管在矢状方向上穿刺 1~1.5cm 深(▶图 17.1,▶图 17.2)。负吸引后,1ml 普鲁卡因缓慢渗透每个甲状腺叶。如果峡部扩大,它也会渗入 0.5ml。

### 17.1.4　器物

需要：
- 5ml 注射器
- 0.4mm×20mm 套管
- 1% 的普鲁卡因,每次注射 0.5~1ml

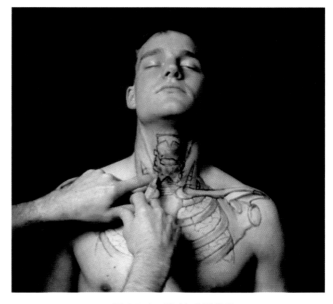

▶ 图 17.1　注射到甲状腺

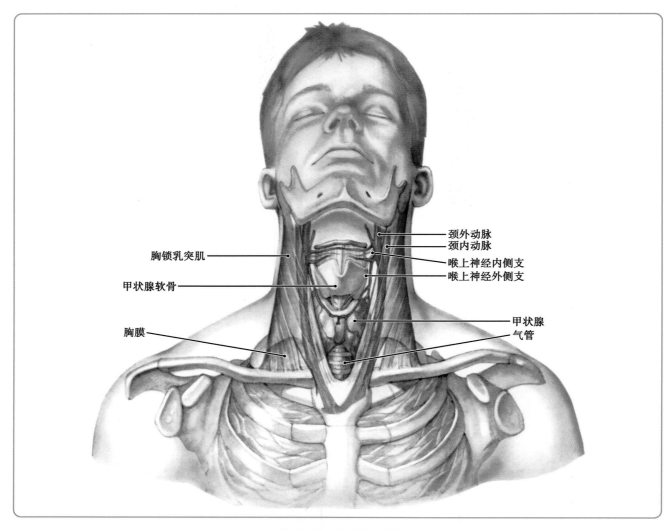

胸锁乳突肌

甲状腺软骨

胸膜

颈外动脉
颈内动脉
喉上神经内侧支
喉上神经外侧支

甲状腺
气管

▶ 图 17.2    甲状腺解剖图

## 17.2　注入喉上神经

### 17.2.1　适应证

所列出的适应证仅是可能的适应证的摘录：

- 慢性声音嘶哑
- 慢性喉炎
- 喉上神经的神经炎
- 喉部肿瘤疼痛

此外，预期的成功取决于患者的特定"干扰场情况"。

### 17.2.2　解剖学和神经生理学

喉上神经来自迷走神经，止于神经节上层。在分离来自颈神经节的交感神经纤维之后，其分裂成 2 个分支来供给喉头：

- 外支供给环甲肌（所有其他喉肌由喉返神经供给）。
- 内支敏感地供给喉黏膜

此外，内支为会厌区域产生味道纤维，为黏液腺产生副交感神经纤维。同时喉上神经位于喉上动脉的同时，其交感神经血管网提供喉黏膜。因此对喉上神经的注射导致环甲肌短暂麻痹，黏膜分泌减少，并且通过上肢动脉的交感神经溶解改善了喉黏膜的灌注。

### 17.2.3　注射技术

触摸甲状软骨外侧上缘。在舌骨和甲状软骨之间，喉上神经位于皮下组织中，在更主要的内支进入喉部之前。在这种情况下，用 20 号针头在皮下渗入 1ml 普鲁卡因（▶ 图 17.3，▶ 图 17.4），并通过温和的按摩均匀分散。

### 17.2.4　器物

需要：

- 5ml 注射器
- 0.4mm×20mm 套管
- 1% 的普鲁卡因，每次注射 1ml

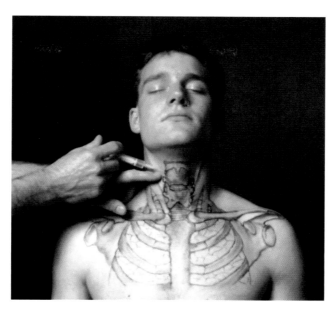

▶ 图 17.3　注射到喉上神经

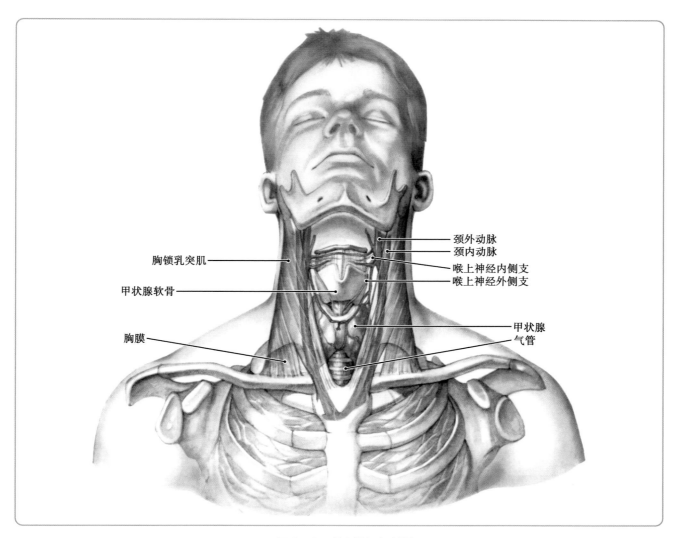

▶ 图 17.4　喉上神经解剖图

## 17.3 注入星状神经节(颈胸神经节)

星状神经节注射是神经治疗中最重要的注射之一。其原因可以解释如下:从这一点开始,交感神经呈现出与身体整个上半部分(即头部,颈部,上肢和整个胸腔)的蔓延性神经连接。通过星状神经节和间接通过颈神经节,迷走神经、咽神经、舌下神经和膈神经与脑神经连接。相当一部分干扰场位于头部区域,因此间接地可以通过注射到星状神经节对头部区域中的干扰场产生影响。因此注射到星状神经节的适应证主要涉及头部、颈部、上肢和胸部的疾病。

### 17.3.1 适应证

#### 头部及其器官的疾病

所列出的适应证仅是可能的适应证的摘录:

- 脑循环障碍
- 卒中损伤(新,旧)
- 慢性复发性或持续性头痛
- 脑部头晕
- 1 度~4 度颅脑外伤
- 头部创伤后症状,包括癫痫症
- 术后症状包括水肿
- 大脑和面部头骨的细菌和病毒性疾病
- 头部肿痛
- 脑神经的神经炎和神经痛(例如三叉神经节)
- 眼睛的动脉和静脉循环障碍
- 眼睛和眼窝的细菌、病毒和非特异性炎症
- 耳部和平衡器官的动脉循环障碍(例如,急性听力丧失,耳源性眩晕,耳鸣,梅尼埃病)
- 慢性复发性中耳炎时的试验
- 局部治疗失败时,鼻子,鼻窦,口腔疾病

此外,预期的成功取决于患者的特定"干扰场情况"。

#### 颈部及其器官疾病

所列出的适应证仅是可能的适应证的摘录:

- 颈椎和颈部肌肉疼痛的退行性疾病
- 颈椎神经痛(颈丛)
- 鞭伤
- 甲状腺炎
- 脊椎眩晕
- 术后肿胀
- 气管软化时的试验
- 喉、气管和咽部的细菌和病毒性炎症
- 颈部癌症的疼痛

此外,预期的成功取决于患者的特定"干扰场情况"。

#### 肩带和上肢的疾病

所列出的适应证仅是可能的适应证的摘录:

- 颈椎上臂疾病
- "冻肩"
- 肩周炎
- $C_5$ 和 $Th_6$ 之间的根刺激

- 肩关节和上肢关节的退行性疾病
- 臂丛神经痛和神经炎
- 外伤性神经丛病变
- 肩胛带和手臂肌肉系统的慢性肌腱病
- 慢性腱鞘炎
- 上肢动脉循环障碍(雷诺病,结节性动脉炎,动脉炎闭塞)
- 移除淋巴结后,上肢的淋巴水肿
- 肩带和上肢的肿瘤疼痛
- 上肢的苏德克病(CRPS)

此外,预期的成功取决于患者的特定"干扰场情况"。

#### 胸部及其器官疾病

所列出的适应证仅是可能的适应证的摘录:

- $Th_1$-$Th_6$ 胸段慢性退行性疾病
- 细菌,病毒和非特异性胸膜炎
- 肺炎
- 肺气肿伴呼吸困难
- 支气管哮喘
- 慢性支气管炎
- 间质性肺水肿
- 辅助治疗肺栓塞(两侧每隔 30 分钟渗透星状神经节)[299]
- 不明原因的慢性咳嗽时的试验
- 无法手术的肿瘤疼痛
- 冠心病
- 旁路、支架或扩张后的心脏病
- 哮喘
- 作为心肌炎的辅助治疗
- 补偿性心功能不全
- 心律失常
- 作为纵隔炎的额外疗法

此外,预期的成功取决于患者的特定"干扰场情况"。

### 17.3.2 解剖学和神经生理学

星状神经节是 1~3cm 的细长结构,位于颈长肌上从最后一个颈椎($C_8$)和第一个胸神经节($Th_1$)开始的锁骨下动脉起始部分后面的横突 $C_7$ 和第 1 肋骨头的水平处。脊髓节段 C8-$Th_5$ 出现神经节前的传出交感神经内流,传入内流收敛于该神经节,进一步收敛于脊髓背根 $C_8$-$Th_5$。当从神经节的第 1 到第 2 神经元分支切换到膈神经,迷走神经和喉返神经时,以及到达锁骨下动脉和其他分支的血管动脉。星状神经节分支作为从第 1 神经元到第 2 神经元的切换点延伸到膈神经,迷走神经和喉返神经,以及作为血管延伸到锁骨下动脉及其他分支。从这些血管静脉开始,锁骨下动脉、甲状腺下动脉、椎动脉和胸廓内动脉交织成网络。来自星状神经节的其他神经出口(独立于血管流动)是以心脏下神经形式出现的延伸至心脏神经丛的心脏神经,和为甲状腺和甲状旁腺的交感神经供应的小分支。

通过心脏神经丛,直接连接到副交感神经纤维,其将迷走神经递送到该神经丛。心脏神经丛的功能在于调节心脏的副交感神经和交感神经支配。交感神经部分的刺激导致心率、收缩力、传导速度和兴奋性的增加。副交感神经系统的刺激

产生相反的效果。在健康人中,根据情境需要,在交感神经和副交感神经之间存在平衡的相互作用,其中基础调式由副交感神经系统决定。除了由于缺乏恢复期而过度训练心脏肌肉力量外,慢性交感神经还负责通过血管系统使交感神经诱导"沉默性炎症"和因此产生心脏肌肉疾病成为可能[(尤其是通过慢性炎症的神经调节的交感神经刺激(干扰场),例如牙齿[14]、扁桃体或肠]。

因此,身体的相应上象限的整个交感神经支配通过星状神经节发生。从星状神经节或通过神经节开始,传出交感神经的神经纤维延伸至颈中神经节和颈上神经节。从这两个神经节开始,典型对于交感神经而言,对交感功能的"保护"也是对身体外侧上象限的支配,但具有不同的侧重点。有时可能不存在的颈内侧神经节将神经分支延伸到喉返神经、膈神经,从颈总动脉到甲状腺和甲状旁腺,以及心丛的动脉血管。颈上神经节的供应将被单独讨论,因为在这个神经节中还有其他神经连接的重点,这从神经治疗的角度来看是重要的。

需要特别注意颈部边缘与迷走神经的交感连接。从一般的神经生理学观点来看,在积极刺激传播的情况下增加对交感神经系统的刺激也会导致对迷走神经的刺激增加。事实上,例如短期应激情况的临床观察中,增加典型的交感神经特征(心率增加,出汗,皮肤变红)以及副交感神经系统活性相应增加(腹部里急后重,恶心,后期腹泻,可能是循环抑郁症)。另一个临床观察支持这些关系。至少在药物交感神经溶解时间时,注射到星状神经节,即部分单侧中断交感神经功能,临床上大大降低了哮喘的支气管痉挛。由于支气管肌肉系统是副交感神经支配的,因此,在支气管痉挛的情况下,支气管肌肉组织的副交感神经刺激增加。在单独的交感神经溶解的情况下,哮喘的支气管痉挛一定会增加。神经解剖学和神经生理学基础在于上述的星状神经节到迷走神经的连接,也在于通过颈静脉神经的颈上神经与迷走神经的浅表神经节之间的连接。

因此注射到星状神经节会引起身体外侧上象限从头部到隔膜的传出与传入交感神经刺激的部分不完全中断,同时可以促使副交感神经的"恢复期"。因此,总是伴随着交感神经的病理性局部刺激的待治疗的疾病或症状可以通过"交感神经集中中心"来中断。在病理刺激中交感神经诱发低氧还会在所有完成的组织部分引起缺氧性应激反应:在支气管肌肉组织中用于痉挛,在支气管黏膜中用于减少黏液分泌(哮喘的强黏液)。交感神经溶解因此可以通过星状神经节有效地治疗。

通常的经验表明,在星状神经节功能的药理作用减弱后,以前的疾病或症状不会立即复发,但通常可以在以后的某个时间完全重复,并重复注射。前提条件是不涉及干扰场疾病。迄今为止,仅在理论上已经阐明了这种普遍的神经治疗现象的原因,缺乏实验研究和结果。

## 17.3.3　注射技术

由于对双侧相等的上半身象限具有深远的影响,注射星状神经节对神经治疗至关重要。注射基本上仅在疼痛治疗中进行,最重要的是在神经治疗实践中进行。造成这种情况的主要原因是技术众多且相异。缺乏适应证范围的相关知识,鲜为人知的解剖情况以及由于注射技术而过分强调严重的并发症。基于 Leriche 和 De Seze 的注射技术,Dosch 进一步简化了此处描述的,与其他技术相比,其注射风险最低。

在坐姿或俯卧位的患者身上进行注射,必须支撑头部(▶图 17.5,▶图 17.6)。治疗师站在一边,然后进行注射。患者的头部转向另一侧并稍微倾斜,从而腹侧颈部肌肉必须保持放松(▶图 17.7,▶图 17.8)。

- 根据颈部的长度,在胸锁乳突肌后方的锁骨上方,沿锁骨上方 2 指宽处触诊 $C_6$ 的横突,将其向内侧方向推动,从而使 $C_6$ 横突上经常可触及的颈动脉结节可作为定位点(▶图 17.9,▶图 17.10)。触诊手指用于推开胸锁乳突肌及其后的颈总动脉和颈内静脉。
- 在整个刺激时间内,触诊手指保持在横突上。直接在触诊手指上方,用 0.5mm×40mm 的针头进行注射,该针头会聚约 30°,并在横向过程中向前推动。
- 取决于脖子的粗细。注针深度在 1~3cm 之间。穿刺针应与横突保持轻微的骨接触。进行第一次回抽,并进一步抽吸针旋转针头。
- 注射器的这种单手旋转应事先进行。如果没有血液或脑脊液被抽吸,则开始缓慢渗透 0.2% 至 0.4ml 1% 的普鲁卡因。如果患者未出现任何症状(疼痛,眨眼,头晕),则将另外 2ml 1% 的普鲁卡因缓慢渗入。通过正确的针头位置,药物会在 2~4cm(结肠肌肉筋膜)的颅尾方向上扩散,从而到达子宫颈交感干和星状神经节。因此,注射是对交感神经干和神经节的注射。通常,约 1~4 分钟后,霍纳症状复杂(肌无力,上睑下垂,眼睑内陷)表明注射正确。
- 剩余的触诊手指可防止在注射和无意的动脉内注射过程中对胸膜造成伤害(颈总动脉;▶图 17.10)。

通过反馈,双重抽吸确保了针头在血管外和鞘外的位置。骨骼接触第六或第七颈椎的横向过程可防止意外改变针头位置。

> **❗ 注意**
>
> 从触诊到拔出针头,始终缓慢执行整个注射过程非常重要。快速注射星状神经节所获得的几秒钟,永远不会超过与此相关的潜在的增加注射误差。

**风险性**

不遵守所述注射技术相关的风险:

- 动脉内(颈总动脉)注射具有集中性毒性反应。
- 鞘内注射(高度脊髓麻醉)。
- 胸膜外伤并发生气胸。

**一般临床症状**

注入星状神经节会发生以下情况:

- 最初轻微的循环压抑和脉搏的轻微减慢。
- 轻微头晕。
- 同一侧鼻子一半的感觉充血(古特曼征)。
- 霍纳综合征(上睑下垂,肌病,眼球突出)。
- 巩膜血管增加。
- 同一侧的头半部,上肢和胸部有温暖的感觉。

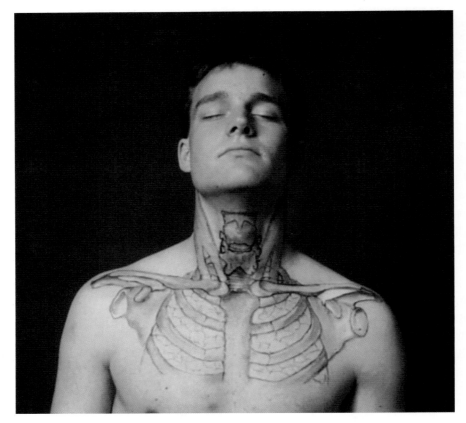

▶**图 17.5**  注射到星状神经节的颈前视图

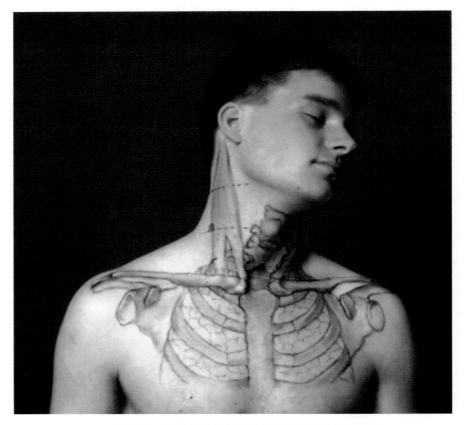

▶**图 17.6**  注射到星状神经节头部和颈部的体表位置

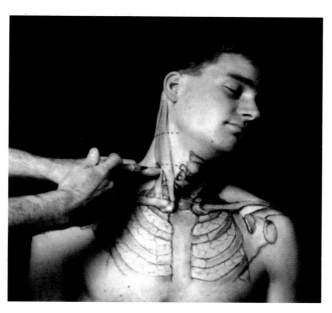

▶图 17.7　注射到星状神经节

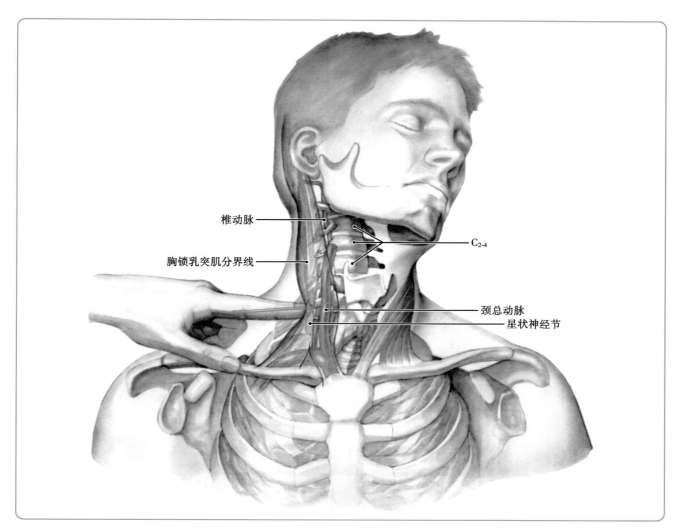

椎动脉

胸锁乳突肌分界线

$C_{2-4}$

颈总动脉

星状神经节

▶图 17.8　星状神经节解剖图

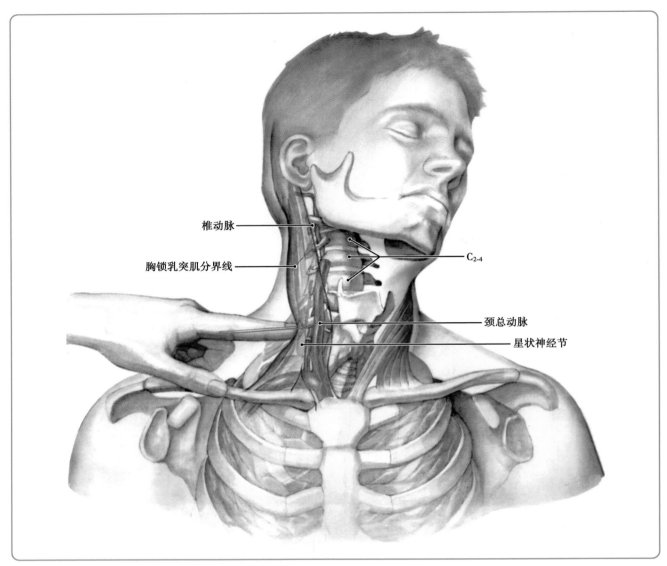

▶**图 17.9** 星状神经节解剖图

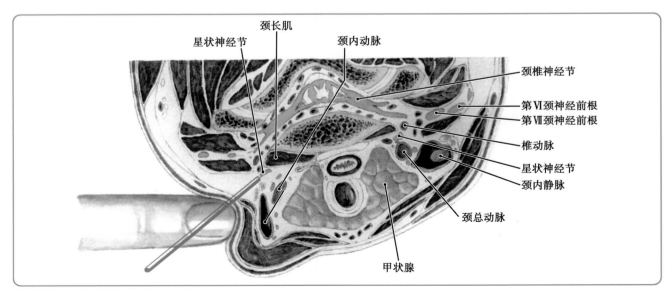

▶**图 17.10** 星状神经节 $C_7$ 水平的横切面

将省略对星状神经节注射的其他技术的描述,因为这些技术比较困难,部分会使患者不适,并且风险更大。除了通过霍纳症状复合体的存在来验证正确的注射性能外,在注射至星状神经节后观察治疗的症状非常重要。

如果没有霍纳综合征且症状没有变化(甚至超过普鲁卡因的麻醉时间),则普鲁卡因尚未到达星状神经节或交感性颈干。应该立即重复注射。如果没有症状的复杂性,但是在普鲁卡因的麻醉期后症状得到改善或消除,则重复注射直至症状减轻。对于症状复杂性的出现,症状改善或停止,也适用相同的步骤。如果出现霍纳症状复合物,但在麻醉时间之后治疗的症状没有变化,则不能进一步治疗向星状神经节注射。这同样适用于所治疗症状的暂时恶化或随后的改善。在此类患者中,极有可能出现干扰场疾病。

### 17.3.4　材料

需要:

- 5ml 注射器
- 0.5mm×40mm 针头
- 普鲁卡因 1%,每次注射 2~3ml

## 17.4　注射到上颈椎神经节

### 17.4.1　适应证

示例:

- 慢性头痛
- 脑循环障碍
- 卒中后症状
- 眩晕
- 脑部疾病或受伤后抑郁
- 认知性脑疾病(例如痴呆症发作)
- 耳鸣
- 梅尼埃病
- 听力损失
- 萎缩性鼻炎
- 慢性鼻窦感染
- 过敏反应
- 鼻窦炎多价过敏
- 耳和眼睛的慢性炎症性疾病

除其他因素外,预期的成功取决于患者的"干扰场情况"。

### 17.4.2　解剖与神经生理学

从技术上讲不可能将局部麻醉药单独注射到上颈神经节。其原因是与其他神经和血管的紧密靠近以及与这些神经和神经节的直接神经节连接。因此,这种注入也到达其他重要结构。

作为颈近端交感干神经节,上颈神经节在长毛细血管炎肌,颈内动脉和迷走神经的中枢嗅觉的第二至第四颈椎横突之前(▶图 17.11,▶图 17.12)。来自 $C_8$-$T_6$ 的源自神经节的相应交感神经核区域的神经节前纤维被切换到该神经节中的第二神经元,并基本上为头部,大脑的血管系统,颈部提供

$C_4$,颈部器官和心。一方面,神经节前纤维与脊神经($C_1$-$C_4$)和血管(颈内动脉,颈外动脉)通向目标器官。另一方面,它们作为上心神经自由行进至右头臂干躯干和左颈总动脉,以通过这些血管到达心脏神经丛。

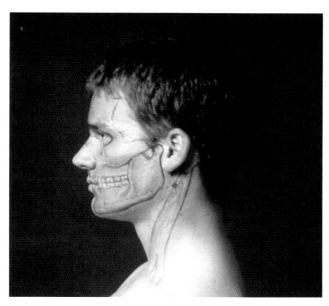

▶图 17.11　上颈部神经节注射穿刺点

!　注意

在神经疗法的背景下,迷走神经的直接交感连接以及舌下神经的连接对舌头的血管舒缩功能非常重要。

颈上神经节与迷走神经的上神经节之间以及舌咽神经的下神经节经由颈神经之间存在这种联系。与迷走神经的交感神经节间连接表明交感神经活动的增加或减少导致副交感神经系统活动的同时线性变化。到目前为止,临床迹象表明这一点,因为哮喘患者中星状交感神经干阻滞会立即导致支气管痉挛和分泌减少,而这两者都是副交感神经系统的活动。

由于根据神经治疗技术在 $C_6$-$C_7$ 水平执行星状阻滞肯定排除了同时抑制迷走神经,因此哮喘症状的消除或显著减轻只能通过交感神经来解释,通过交感神经之间的神经节间连接来预先确定颈上神经节和迷走神经上神经节通过颈神经。没有这种神经节间的连接,星状的封锁会导致哮喘症状的加剧,因为副交感神经系统的活动将占主导地位。

基于交感神经系统和副交感神经系统之间的神经联系,向上颈神经节注射是调节对自主神经系统影响的最强形式。如上所述,在迷走神经或迷走神经的下神经节同时浸润的同时对上颈神经节进行浸润,即交感和迷走神经功能的一步降低。

这也可能是注射液对肺部疾病(即支气管哮喘和过敏性疾病)起积极作用(▶图 17.13,▶图 17.14)的原因,而无需特别考虑过敏原。仅通过减少副交感神经活动的支气管扩张剂被视为对上颈神经节的浸润的影响,而且还被视为通过交感神经系统同时改善了整个交感神经系统范围内的总灌注。受影响的器官尤其是产生激素的垂体,松果体和产生神经递质的下丘脑区域。

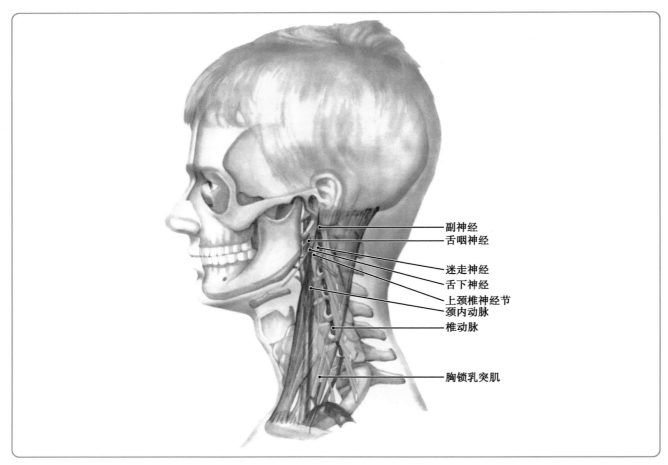

▶图 17.12　上颈椎神经节解剖图,侧视图

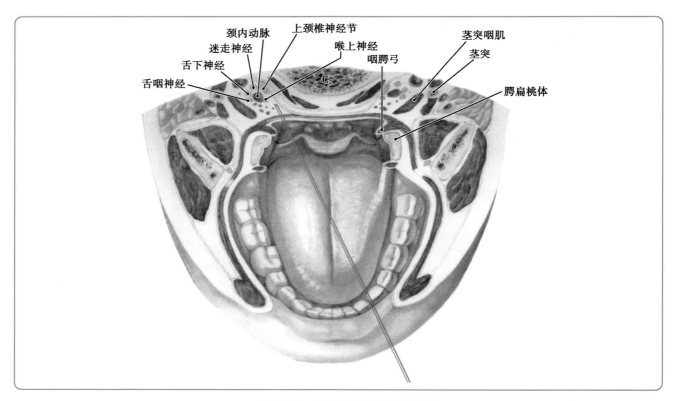

▶图 17.13　颈上神经节注射示意图

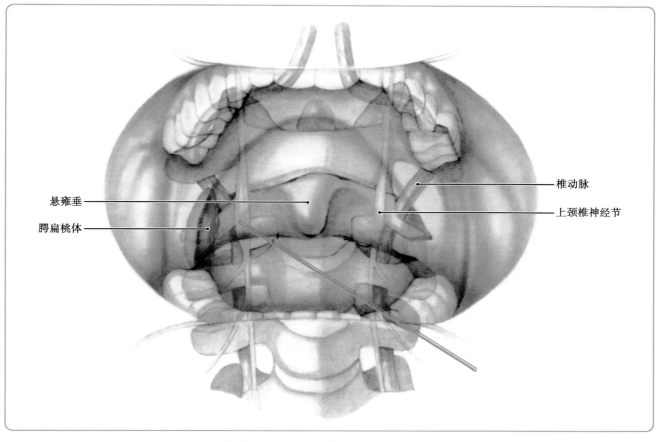

悬雍垂
腭扁桃体

椎动脉
上颈椎神经节

▶ **图 17.14**　注射到颈上神经节的透明示意图

以与上颈神经节注射有关的支气管哮喘为例,将尝试显示这种注射的调节作用。适应证的清单肯定是不完整的,因为这种注射尚不为人所知,而且实验结果仅在很小的程度上可用。然而,当考虑其在体内的功能以及与不同疾病相关的许多可能的疾病的神经结构时,治疗益处肯定尚未得到充分利用。

以下是注射到上颈神经节区域以及随后出现的此处神经结构中断的结果:

* 上颈神经节(交感神经系统):

    荷马的症状复杂(肌病,上睑下垂,眼球突出症),古特曼体征,同侧头部的一半感到温暖,轻微头晕。
* 迷走神经下神经节:

    咽后壁的麻醉或麻醉舌根、喉、耳道的一部分,很少单侧声带麻痹(喉返神经),脉搏轻度加速并增加血压降低,咽部肌肉、食管和胃肠道活动减少。

❗ 注意

重要的是要注意,抑制左右迷走神经会引起心脏各种反应(迷走不对称)。

右侧迷走神经功能的中断会导致轻微的心动过速,因为它控制了窦房结功能(颈窦反射)。左迷走神经控制房室结(结节性房室)的功能。该神经的药理学中断会导致 AV 时间轻微,可逆地延长。右迷走神经阻滞和左迷走神经阻滞的这些反应没有像过去那样严重地消失,因为心脏的交感神经系统功能降低了。

注射引起的其他神经是:

* 舌咽神经:咽部、扁桃体、舌后三分之一、会厌和软腭麻痹的麻醉或麻醉。

    咽部出现肿块感,并有吞咽该肿块的冲动。由于会厌的敏感性下降,在神经中断消退之前,不应食用液体或食物。
* 舌下神经:舌肌部分瘫痪(一侧)。
* 颈内动脉的血管周围交感神经丛,有时也包括颈外动脉:

    通过交感神经分解,血管扩张发生在两个动脉的供应区域,并相应地改善了循环。
* 上颈神经节:单独改善神经节的灌注肯定具有治疗价值,因为该神经元结构的新陈代谢对功能至关重要,例如,在雷诺病或胶原蛋白病的情况下,存在神经节变性炎症性疾病神经节的。

### 17.4.3　注射技术

注射到上颈神经节的技术相对简单,下面介绍两种不同的方法:

1. 根据 Orsoni 改良的注射液,对应于后茎类固醇浸润,可达到舌咽神经和迷走神经相同的技术。由于在该技术中上颈神经节距穿刺点最远,因此浸润深度更大,浸润量(3~5ml)也更大。

2. 咽后间隙方向的技术来自耳鼻喉医学和局部麻醉下扁桃体切除术的实践。

Orsoni 技术

下颌后缘和乳突边缘之间的茎突触诊。闭上患者的嘴，在乳突的前边缘线与下颌骨的下边缘的交点处插入 4mm 长的针头（▶图 17.15）。在大约 3~4cm 的深度处，针头碰到 $C_2$ 的横向过程。稍微向后拉针后，将其进一步向前推入另一个 0.5cm，直接位于横向过程的腹侧。针尖位于咽后间隙中的

长毛状结肠炎肌肉的前面，而在血管神经束（颈内动脉，颈内静脉，迷走神经，舌咽神经，上颈神经节，舌下神经）的侧面后方。进行 180° 针头旋转抽吸。如果抽吸了血液或 CSF，则开始缓慢渗透 0.2~0.5ml 1% 普鲁卡因。如果既没有疼痛也没有眼前闪烁的现象，则另外缓慢地把 3~4ml 普鲁卡因渗入针头。

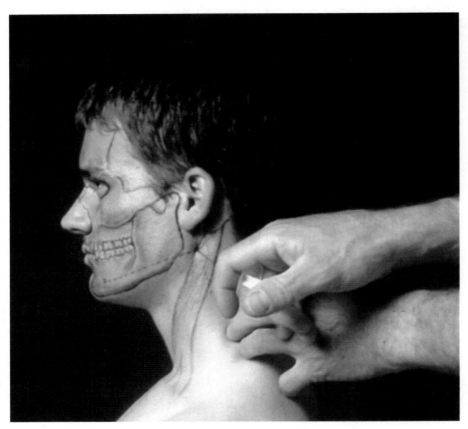

▶图 17.15　左颈上神经节注射

Göbel 技术

通过张开患者的嘴，并用压舌板轻轻向下压舌头，以可视化喉咙的后壁。连接扁桃体上下两极的线表示第二颈椎的位置，第二颈椎的横突在同一水平面内。穿刺点在扁桃体中心处距扁桃体内侧边缘约 0.5cm。将 8cm 长的针头沿横向对角线插入约 1.5cm 深，大约成 20° 角，并滑过 $C_2$ 椎骨（▶图 17.16）。针尖现在位于咽后间隙血管神经束，直接位于上颈神经节的水平，针的近端位于下颌另一侧的第三至第四颗牙齿的水平，经过两次负向抽吸并 180° 旋转针头渗透 0.2~0.4ml 1% 普鲁卡因。如果患者没有症状，则缓慢注射 2ml 普鲁卡因并拔下针头。用这种注射技术不可能在鞘内确定针头位置。

⚠ 注意

每天只能在一侧对上颈神经节进行注射。同时进行双侧

注射时，双侧复发性神经麻痹伴呼吸窘迫可伴有循环调节异常。

## 17.4.4　材料

需要：

- 根据 Orsoni 技术：
  - 5ml 注射器
  - 0.4mm×40mm 针头
  - 每次注射普鲁卡因 1%，3~5ml
- 根据 Gobel 技术：
  - 5ml 注射器
  - 0.6mm×80mm 针头
  - 1% 普鲁卡因，每次注射 2ml

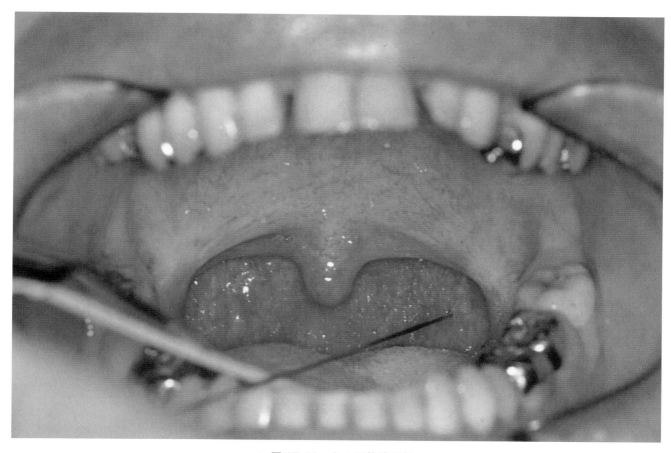

▶ **图 17.16** 左上颈静脉注射

## 17.5 注射到附属神经、大耳神经、颈椎横神经和枕小神经(点状神经)

### 17.5.1 适应证

给出的指示仅是可能的示例:

- 耳大神经,颈横神经,面神经的颈 loop 和枕小神经的神经痛。
- 耳朵、下颌角和后枕骨区域出现无法解释的疼痛。
- 痉挛性斜颈。
- 头晕。

除其他因素外,预期的成功取决于患者的"干扰场情况"。

### 17.5.2 解剖与神经生理学

解剖学术语"泪点神经"表示胸锁乳突肌后缘中部的点。$C_2$ 和 $C_3$ 段的颈神经以及副神经(第 11 脑神经)的根部区域从橄榄的尾部三分之一延伸到 $C_6$ 的颈段,从胸锁乳突肌扩散到更远的周围。

副神经较细束(内部分支)的一部分连接到迷走神经,并通过咽分支、喉分支和心脏分支进一步自身分布。副神经的外部分支来自该脑神经的脊髓核区域,具有纯粹的运动功能,并提供胸锁乳突肌的主要部分以及斜方肌的中下部。斜方肌的上部也由颈段 $C_3$ 和 $C_4$ 提供。

耳大神经($C_3$)、枕下小神经($C_2$ 和 $C_3$)和颈横神经($C_2$ 和 $C_3$)为下颌、脖子、耳朵、脖子和肩膀区域的皮肤提供感觉供应。像所有其余的脊神经一样,来自颈丛($C_1$-$C_4$)的脊神经含有较少的来自颈交感神经干的髓鞘和非髓鞘纤维。

交感纤维与周围的脊神经一起前进,并供应皮肤,血管和皮肤腺体。

因此,局部麻醉药渗入点状神经不仅会触发相应皮肤区域的运动麻痹(副神经)和麻醉(大耳神经,小枕骨神经,颈横神经)。交感神经改善了由脊神经和脑神经提供的组织部分中的循环,这由该区域的温暖感证明。

### 17.5.3 注射技术

触诊胸锁乳突肌后缘。注射是在肌肉等分线的水平进行的(▶ 图 17.17,▶ 图 17.18)。两次抽吸后,以 1~1.5cm 的深度浸润 2~3ml 普鲁卡因。正确注射可以通过颈部外侧区域的温暖感,皮肤的麻醉到麻醉过度以及胸锁乳突肌和斜方肌的松弛来表示。

### 17.5.4 材料

需要:

- 5ml 注射器
- 0.4mm×40mm 针头
- 普鲁卡因 1%,每次注射 2~3ml

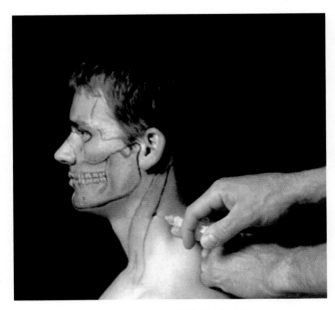

▶ **图 17.17**　穿刺点（神经点）

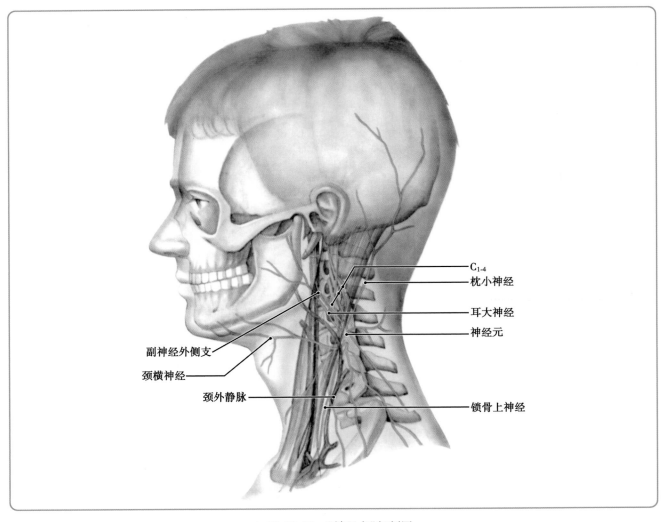

C~1-4~

枕小神经

耳大神经

神经元

副神经外侧支

颈横神经

颈外静脉

锁骨上神经

▶ **图 17.18**　"神经点"解剖图

# 第 18 章　脊柱

## 18.1　诊断提示

在理解脊柱部位神经治疗之前,需要先从几个方面进行阐释,除了解剖学,首先要从脊柱的神经支配阐释,还涉及其能保证静力学和动力学功能的结构,也就是囊形结构和肌肉系统。在忽略中央控制机制的条件下,只在脊柱神经支配的层面上理解,以便展示神经治疗的背景。必须要特别指出的是,当注射同时能实现交感神经,每次在解剖学定义的结构上,例如棘突、脊椎关节、带状结构、肌肉和脊柱神经上的局部麻醉只能得到一个神经治疗的成分。否则,注射的结果就只有局部麻醉和肌肉麻痹。

脊柱神经是弓形的,其显示的是神经名称的专有名词。例如我们会说 $L_5$ 区、脊椎神经和神经支配区,神经支配区起源于脊髓第五腰部段水平高度。作为临床界点的第五个腰椎的棘突作用于此,即使第五个后脊段的解剖图位于第十二腰椎的水平高度。脊椎神经包括 8 个颈椎段、12 个胸椎段、5 个腰部段、5 个骶骨段和 1 个尾骨段。

交感神经系统的根部区域在 $C_8$ 到 $L_3$ 区,并未与周边的扩展部分紧密联系。根据分导原则,一个交感神经核心区域支配着许多脊椎段。周边的交感神经的分区是神经治疗系统相关的。交感神经,还有不管是传入还是传出,和脊椎神经还有血管一起延伸,为了能到达它的支配区域。这些就解释了为什么每个带有脊椎神经支配和动脉支配的组织结构总是会显示有一个交感神经控制。血管或者脊椎神经,像其他所有的组织结构一样,在神经治疗的方面,仅仅只被找了出来,为了到达交感神经。交感神经的传入神经——恰跟其余的传出神经一样——越过后根部,延伸至脊髓。此外,神经细胞位于脊椎神经节和交感神经边界神经节。

要了解脊柱神经治疗,事先需要做出一些解释:解剖,特别是脊柱神经支配及其静态和动态功能保证结构,还有关节囊韧带装置和肌肉系统。为了突出神经治疗的神经生理学背景,选择性忽视中枢控制机制,只考虑脊髓层面的神经支配连接。此外,还应特别指出的是:每次将局部麻醉药注射到解剖学上指定的结构,例如,棘突,椎骨关节,韧带装置,肌肉组织和脊髓,如果能够同时达到交感神经,则能够得到治疗。否则,这种注射的结果只是暂时的局部麻醉或肌肉瘫痪。脊髓神经系统分为多个部分,由神经名称进行命名。例如,我们说的 $L_5$ 段,由于其位于脊髓第 5 节腰椎的位置,因此称为脊神经及其神经根。第 5 节腰椎的棘突作为临床参考点,即使第 5 节腰椎的位置与第 12 节胸椎的高度相同。脊髓神经系统包括 8 节颈椎、12 节胸椎、5 节腰椎、5 节骶椎和 1 节尾骨。

交感神经系统的根部区域位于 $C_8$-$L_3$ 部分,但在其他的外周扩展中不是严格分段的。根据分歧原理,一个交感神经核心区域具有多个脊髓节段。交感神经系统在周围的分布情况与神经治疗息息相关。交感神经,无论是传入神经和传出神经都会通过神经和血管进入他们的覆盖区域。这解释了为什么每个具有脊髓神经分布和动脉供应的组织结构也总是有交感神经分布。在神经治疗中,我们阐述血管、脊神经以及所有其他组织结构为了确定交感神经(走行)。从神经治疗的角度来说,只有血管或脊神经以及所有其他组织结构能够接触到交感神经。像其他神经一样,交感神经传入神经从后根延伸到脊髓。神经细胞位于背根神经节和交感神经交界的神经节处。脊髓层面的反射神经节处。脊髓层面的反射弧的存在需要传入神经和传出神经元之间的突触连接,其通过单突触(直接)以及神经元的多突触(间接)反射途径的形式,无需考虑它们与体细胞或内脏神经系统的隶属关系。中间神经元在节段内和节段间通过传入神经传递冲动。这些包括中间神经元,联合细胞和接合细胞。通这种方式,可以理解已知的脏器、内脏和体内反射,即当胸部和腹部器官出现病变时,相应的节段控制的肌肉系统会出现皮肤感觉过敏和血压升高的情况。Mackenzie 和 Head 的临床经验可以为这些关系提供证据[317]。

综上所述,脊柱划分的节段性关节对于神经治疗具有以下 3 个方面的意义:

1. 通过交感神经可以对脊柱、关节、韧带和肌肉进行整形外科治疗。

2. 神经治疗可以治疗关节及关节囊韧带结构、血管、神经和肌肉系统的疾病。

3. 皮肤、肌肉组织、脊髓功能在传入交感神经的刺激中产生的临床上有形的、体细胞的变化的作用在于:通过相应的节段可用于治疗胸腹部的内部疾病以及妇科、泌尿科或男科疾病。

## 18.2　治疗时的注意事项

脊柱和反射疾病的神经疗法是局部麻醉药进入患病节段的靶向注射。最初,在脊柱两侧建立丘疹,在棘突外侧、上方、棘突之间以及棘突自身上 3~4cm 的距离。可以很好地接触到皮下组织并用局部麻醉药浸润。椎旁肌肉组织为高渗、线状和压力增厚的区域,这些区域在最大压力疼痛部位也被局部麻醉药的几个分区注射。由于技术稍微复杂一些,下面将详细讨论韧带和荚膜结构的浸润,以及对脊髓神经和交感神经节的注射。

治疗的基本目标是利用刺激疗法,通过反射治疗手段使少量麻醉药能精确地到达相应的组织结构,以便通过刺激交感神经来排除对组织灌注的持续干扰。

## 18.3　颈椎注射

### 18.3.1　适应证

下列仅代表可能出现的部分适应证:

- 创伤后颈椎疼痛的运动限制
- 上肢和肩胛带的假性不适
- 颈丛和臂丛的根部刺激
- 肌肉硬化
- 上肢的周围性病变
- 椎间盘炎
- 颈背痛

能否取得预期的成功取决于患者的"故障区域情况"。

### 18.3.2　解剖学和神经生理学

颈椎由 7 块椎骨组成,构成头部连接到躯干的骨骼基础(▶图 18.1,▶图 18.2a,▶图 18.2b)。除了这个静态功能外,它还能够保证头部在 3 个平面上的运动,包括弯曲、旋转和侧向倾斜。为了确保这些功能的正常运行,需要关节囊-韧带装置和肌肉组织的相互作用不受干扰。颈椎的静态和动态功能主要通过脊髓神经系统以传入神经和传出神经的方式进行控制。未受干扰的功能进一步与颈椎组织的各个部分(包括脊髓神经系统)的无障碍的、需求合理的微循环连接,其又直接依赖于未受干扰的交感神经功能。

脊髓神经系统和交感神经系统以系统内部和各系统间的方式相互连接,从而一方面刺激脊神经系统来刺激交感神经,并且刺激交感神经系统会导致脊神经系统的刺激。

上方的颈椎 $C_{2-3}$ 节段与三叉神经的脊髓核心区之间的突触连接延伸至 $C_2$-$C_3$ 的高度,具有重要的临床意义。例如,对

于三叉神经区域的疾病,特别是牙齿和鼻旁窦疾病,可定期检测出 $C_1$-$C_3$ 节段的炎症,对于长期慢性疾病,也可以出现在肌肉张力,"受阻"的椎骨关节和根部刺激较深的部分。

腭扁桃体的舌咽神经部分直接连接到三叉神经的脊髓根部区域并且连接到从 $C_1$ 到 $C_6$ 的辅助神经根部区域,对于慢性扁桃体炎可以理解颈椎肌肉反应紧张和颈椎功能障碍[69]。在这种情况下,通过神经治疗扁桃体是因果关系,而治疗颈椎无效。

### 18.3.3　注射技术

**棘突**　在治疗开始时,在颈椎棘突和椎旁距离棘突高度 3cm 处建立丘疹。根据触诊结果,局部皮下腺体或高渗肌肉束在最大压力疼痛部位渗入 0.2~0.5ml 普鲁卡因。

> ⚠ **注意**
>
> 除了建立丘疹外,在每次浸润前,必须确保血管处和针管的针头处于正确的位置。

棘突是脊柱的唯一椎骨结构,可以可靠地通过触诊区分椎骨,这些可以作为所有脊柱注射的定位标志。同时,受到刺激的结构通常痛感。棘突 $C_2$ 上的高度定位,是枕骨下方可触及的第一个突出棘突的部位。下一个可触及的棘突是 $C_7$(椎骨隆起)以及 $C_6$ 的棘突。注射的目标是有痛感的棘突(▶图 18.3)以及棘突间空间。使用 12 号针头,在稍微偏转的头部通过数字识别棘突后,穿刺很容易渗入到深达 1~2cm 的棘突之间。针头旋转 180° 抽出。对于阴性抽吸样品渗入 0.5~1ml。

**椎关节**　颈椎椎关节位于棘突的高度,棘突线侧面 2cm。这里穿刺点垂直于皮肤(▶图 18.4)。针头推进 4cm 到达骨骼接触点 2.5~3.5cm 的深度位置。抽吸 2 次后,负压采样,缓慢渗入 1ml。

**脊神经 $C_5$-$C_8$(臂丛神经)**　通过计算从 $C_2$ 向下和 $C_7$ 向上具有痛感的棘突来触摸棘突并进行识别。头部稍微向前弯

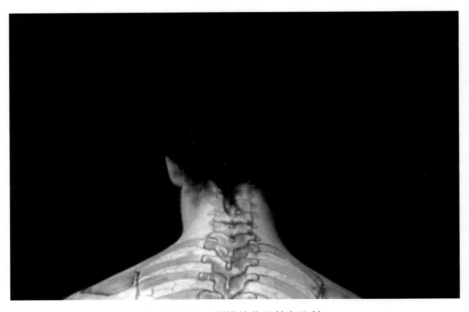

▶图 18.1　颈椎关节和棘突注射

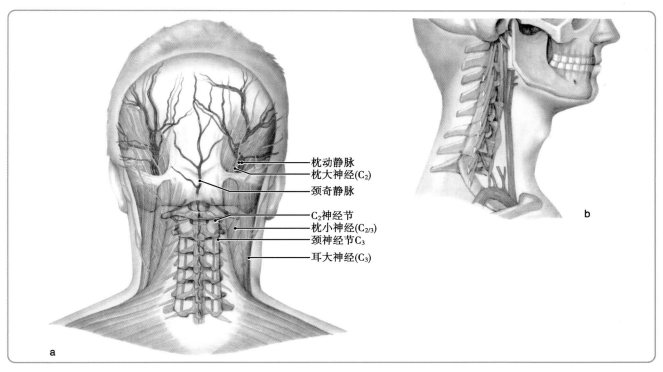

枕动静脉

枕大神经(C₂)

颈奇静脉

C₂神经节

枕小神经(C₂/₃)

颈神经节C₃

耳大神经(C₃)

b

▶图 18.2　a. 颈椎解剖图。b. 颈椎侧位、脊神经出口、颈椎交界处、颈动脉和椎动脉

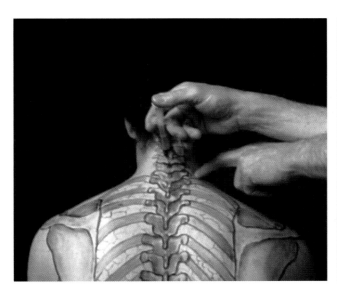

▶图 18.3　颈椎棘突注射

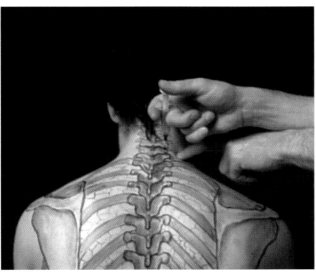

▶图 18.4　颈椎椎关节注射

曲时,切口位于棘突下缘水平面的棘突线外侧 2cm (▶图 18.5)。将 6cm 长的针头垂直于皮肤插入并推进至骨接触处 (椎骨关节)。将针头缩回到皮下组织并以穿刺的略偏方向再次推进,最多比皮肤到椎骨关节处的距离深 1cm。针头旋转 180°时抽出,阴性抽吸样品缓慢渗入 2~3ml。抽吸时必须排除血管内和鞘内的针头位置。

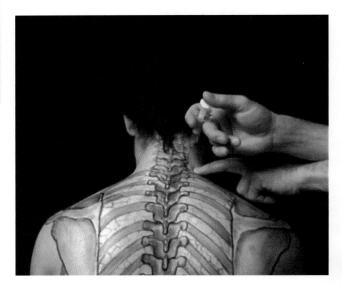

▶图 18.5　颈椎脊神经注射

## 18.3.4　材料

需要:
- 针头长度:4cm(棘突),4cm(脊椎关节),6cm(脊神经 $C_5$-$C_8$)
- 5ml 注射器
- 每次注射 1%普鲁卡因
  - 在棘突上:0.5~1ml
  - 在脊椎关节上:1ml
  - 在脊神经 $C_5$-$C_8$ 上:2~3ml

## 18.4　胸椎的注射

### 18.4.1　适应证

下列仅代表可能出现的部分适应证:
创伤后胸椎和肋骨疼痛活动限制
- 肋骨骨折
- 椎体骨折
- 肋间神经痛
- 带状疱疹
- 肌腱炎
- 脊椎炎
- 颈背痛
- 病变时反射节段功能障碍
  - 心脏($Th_1$-$Th_5$)
  - 支气管和肺($Th_1$-$Th_4$)
  - 胰腺($Th_6$-$Th_{10}$)
  - 肝脏和胆囊($Th_6$-$Th_9$)
  - 胃($Th_6$-$Th_9$)
  - 小肠($Th_7$-$L_1$)
  - 结肠($Th_7$-$L_1$)
  - 肾脏($Th_{10}$-$L_1$)
  - 泌尿生殖道($Th_{10}$-$L_2$)

能否取得预期效果取决于患者特定的"故障区域情况"。

### 18.4.2　解剖学和神经生理学

胸椎的 12 块椎骨在结构和功能上与其余椎骨具有明显区别。一方面,在与下一个下胸椎高度相同的位置有一个长的、尾部延伸的棘突,椎骨其他部分的定向和节段划分必须考虑到这一点。另一方面,必须考虑铰接连接到椎体上的肋骨和横向移动以及由此导致的脊柱运动的变化,特别是在旋转运动期间。在胸椎部分,神经系统的节段划分最清楚易懂;肋骨的分布同时也是不同的传入体感神经和传入交感神经系统神经分布的"夹板"(▶图 18.6,▶图 18.7)。特别是在将胸腔和腹腔的交感神经支配器官分配到胸椎的相应节段时,该脊柱节段可以明显用于诊断和治疗。

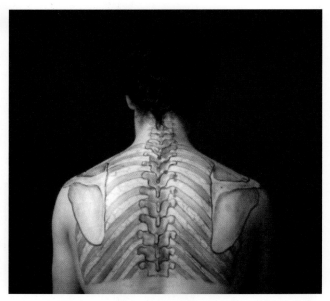

▶图 18.6　注射到棘突、椎骨和肋椎关节以及胸椎的脊神经

不管是由于疼痛、肌肉紧张、胸椎对应部位的位置变化,还是由于节段性皮肤的感觉障碍,内脏器官的病变几乎总是反映在胸椎功能障碍中。因此,在以往的或现在出现肝胆疾病后,$Th_6$-$Th_9$ 的棘突经常会有痛感,该区域的生理性胸椎倾斜,右侧肌肉组织受压并且对压力较为敏感。另一方面,胸椎部分的刺激经常体现为内脏的病变,例如,在胸椎节段过度负载时,如果前 4 个胸椎受到刺激,则会出现心绞痛的症状。

总而言之,对于胸椎本身的紊乱或刺激以及与该节段相对应的内部器官病变而导致的胸椎部分的慢性疾病,其通过反射方式刺激相关胸椎脊柱节段并干扰其功能。向上述的胸椎和胸廓结构注射局部麻醉药导致体感和交感神经系统与病

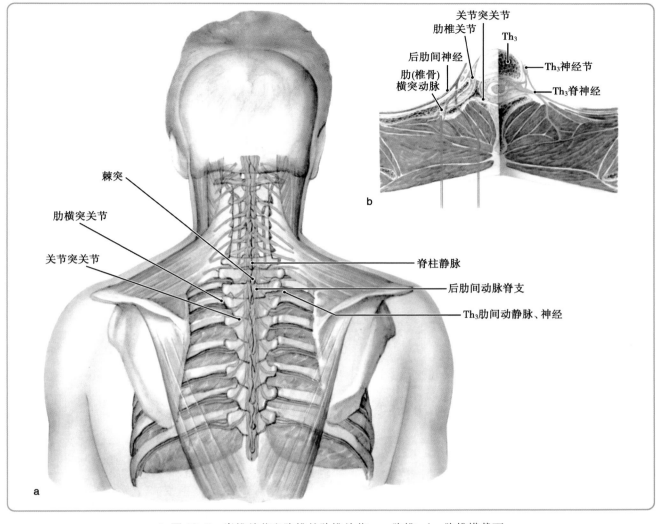

棘突

肋横突关节

关节突关节

脊柱静脉

后肋间动脉脊支

Th₃肋间动静脉、神经

关节突关节
肋椎关节
后肋间神经
肋(椎骨)横突动脉
Th₃
Th₃神经节
Th₃脊神经

b

a

▶图 18.7　脊椎关节和胸椎的肋椎关节。a.胸椎。b. 胸椎横截面

变相关的传入神经冲动减少。在由此导致的疼痛减轻、肌肉松弛和运动改善之后,改善交感神经循环以及对应的胸段和交感神经反射弧控制的器官的供血情况。

### 18.4.3　注射技术

治疗开始时,在胸椎节段棘突病变部位和棘突相同高度上 3～4cm 的椎骨旁建立多个丘疹。检查经常受压的副椎体肌肉组织的最大压力点,并用 0.2～0.5ml 普鲁卡因渗入。

**棘突**　在棘突向前略微弯曲时触摸棘突顶部。将 4cm 长的针头穿刺并渗入 0.5ml,稍微缩回针头并再次以 45°的角度向颅侧推动(▶图 18.8)。在 1.5cm 深处 1ml 注射剂渗入脊椎韧带和棘间韧带。

**椎关节**　触摸棘突。穿刺点位于下部脊柱延伸末端与下一个较高的垂直于皮肤 2cm 的棘突的中间。将 4cm 长的针头向前行进,直到大约 2.5～3.5cm 的深处到达骨接触位置(▶图 18.9)。现在针头尖端直接位于椎骨关节前方。2 次抽吸后,针头旋转 180°,渗入 1ml 注射剂。

**肋椎关节**　触摸棘突。胸椎的相关肋椎关节大致位于下一个较高棘突的尾尖和棘突线旁 3cm。

因此垂直于皮肤到椎体的刺穿,例如第 5 节胸椎位于 Th₄ 和棘突侧面 3cm 的高度(▶图 18.10)。大约 3～3.5cm 深度(不要更深)后,骨骼接触显示正确的针头位置。将针旋转 180°进行 2 次抽吸后,注射 1ml。

**肋间神经**　触摸棘突顶端。在这个可触及的结构的侧面 3～4cm 处,针头向颅骨略微倾斜(约 5°)垂直于皮肤进行穿刺(▶图 18.11)。在大约 3～3.5cm 深度之后(如果患者非常纤细,在 2.5～3cm 深度之后),针头撞击肋骨。缩回针头并略微降低针尖,当再次前进时,针尖必须前进 0.5cm,尽可能探测肋骨的底部边缘。2 次抽吸后注射 1～2ml。

### 18.4.4　材料

需要:

* 5ml 注射器
* 4cm 长的针头
* 1%普鲁卡因

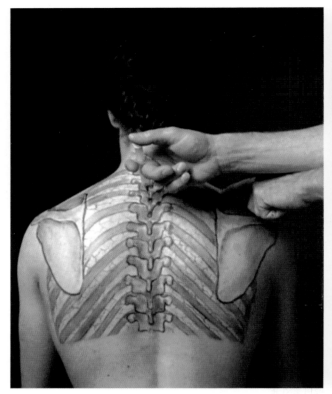

▶图 18.8　注射到胸椎棘突

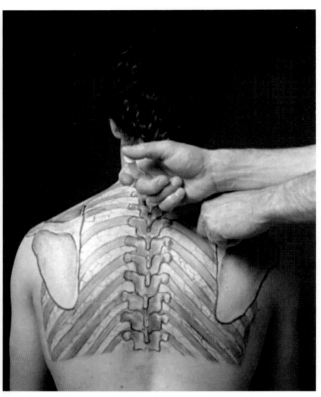

▶图 18.9　注射到胸椎的椎骨关节

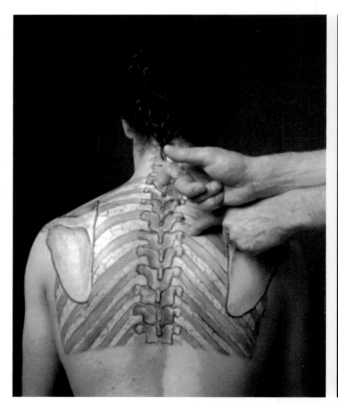

▶图 18.10　注射到肋椎关节

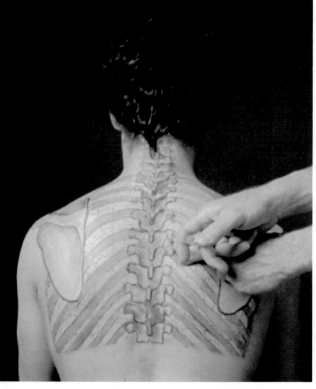

▶图 18.11　注射到胸椎的肋间神经和血管

- 每次注射
    - 在棘突上：约 2ml
    - 椎关节：约 1ml
    - 肋椎关节：约 1ml
    - 肋间神经：约 1~2ml

## 18.5　腰椎注射

### 18.5.1　适应证

下列仅代表可能出现的部分适应证：

- 腰痛
- 腰椎受伤（拉伤，扭伤）
- 过载包括："出现创伤"
- 骨折（新旧，包括骨质疏松症压缩性骨折）
- 伊尔曼症
- 腰椎退行性疾病
- 腰椎滑脱
- 脊椎关节症
- Baastrup 病症
- 椎间盘炎
- 肌腱炎
- 椎管狭窄
- 疝盘和椎间盘突出
- 根压迫综合征
- 肿瘤转移疼痛

是否能够取得预期的成果取决于患者的特定"故障区域情况"。

### 18.5.2　解剖学和神经生理学

由 5 块椎骨组成的腰椎往往是慢性和急性疾病多发位置（▶图 18.12，▶图 18.13）。一般而言，所有具有腰椎静态和动态功能的结构，包括具有椎间盘的椎体，椎骨关节，所有关节囊-韧带装置，肌肉组织，血管和神经。由于解剖位置和结构，腰椎承担了所有脊柱节段中最重的负荷，这就能够解释这里为何是疾病的多发区域。

很少情况下一种结构的疾病是孤立的，例如单个椎骨关节，因为由于与一种结构的刺激之间存在神经生理学关系，由此发生了连锁反应，这会影响其他结构，例如血管，神经以及肌肉。

临床结果是有痛感的活动受限的腰椎节段，其具有明显的和可触知的肌肉组织过度紧张，以一种或多种"固定"椎骨的形式导致运动受损，皮肤和皮下组织以局部水肿性肿胀（凝胶体病）的形式产生的可触知变化以及局部对棘突，韧带和肌肉组织的压力疼痛以及长时间处于疼痛环境中的特点，例如假根疼痛图的形式。

腰椎节段的各种组织结构的节段性反应是由于体感和交感神经系统通过神经元内和神经内环路以及相关的发散性传出物的会聚作用。因此，简单地说，所有相关神经结构的传入脉冲输出的慢性升高中存在病理效应。

在这里，使用局部麻醉药的目标是减少以神经治疗方式传入的脉冲功率，以便恢复传入-传出耦合的生理平衡从而使脊柱功能正常化。

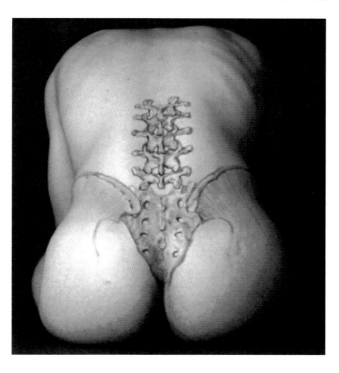

▶图 18.12　腰椎棘突和椎骨关节示意图

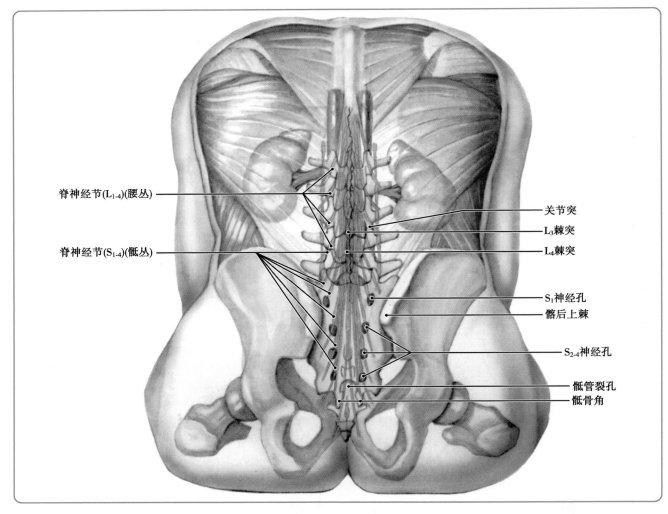

▶ **图 18.13**　腰椎解剖图

脊神经节(L1-4)(腰丛)

脊神经节(S1-4)(骶丛)

关节突

L3棘突

L4棘突

S1神经孔

髂后上棘

S2-4神经孔

骶管裂孔

骶骨角

换句话说,注射到这些结构中是为了达到控制这些结构的神经,尤其是交感神经,并在短时间内中断它们的连接。使用正确的注射技术,无需故障区域诱导,就可以实现临床上立即改善或解决症状以及功能障碍。放松肌肉,运动正常化,不能触摸到皮肤和皮下组织的水肿变化,并且将轻微的局部温暖感觉作为局部交感神经溶解的标志。

### 18.5.3　注射技术

与治疗颈椎和胸椎相同的方式,首先在腰椎节段棘突病变部分和棘突相同高度上 3～4cm 的椎骨旁建立多个丘疹作为刺激疗法。检查经常受压的副椎体肌肉组织的最大压力点,并用 0.5～1ml 的 1%普鲁卡因渗入。

　　**棘突**　触摸压力有痛感的棘突。建立丘疹后,推进 2～3cm 长的针头,到达骨头接触面。注射 0.5ml,收回针头并通过上升和下降约 60°的针头再次注射 0.5ml 至下一个较高和下一个较低的棘突(▶ 图 18.14)。现在的穿透深度约为 2cm。

　　椎关节触摸具有痛感的棘突。腰椎区域的椎骨关节在深

约 4～5cm 棘突线侧的棘突中间高度约 2～2.5cm 处。

当上身轻微倾斜时,则在相应棘突中心位置(▶ 图 18.15)在脊柱延长线的侧面约 2cm 处,用 6cm 长针头进行穿刺。从 4～5cm 起,必须在最严格的穿刺方向进行骨骼接触。针头旋转 180°以安全排除针头内针位置,抽吸 2 次后,渗入 1ml 1%普鲁卡因。

### 18.5.4　材料

需要:

- 棘突:
  - 5ml 注射器
  - 4cm 长的针头
  - 1%普鲁卡因,每次注射 1ml
- 椎关节:
  - 5ml 注射器
  - 6cm 长的针头
  - 1%普鲁卡因,每次注射 1ml

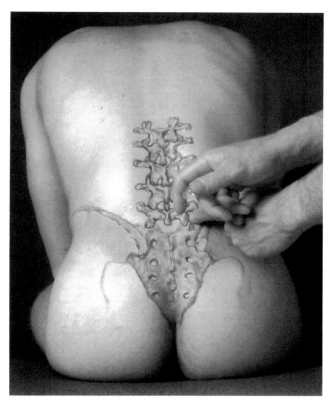

▶ 图 18.14 注射到腰椎棘突

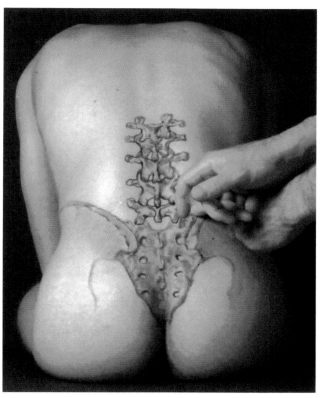

▶ 图 18.15 注射到腰椎的椎骨关

## 18.6 注射到脊髓根 $L_1$-$S_3$（腰骶丛）

### 18.6.1 引言

由脊髓神经系统控制腰,骶骨和下肢的节段性供应。这包括了除无神经结构的关节软骨之外的所有组织部分。

在所有组织成分中能够相应地发现刺激脊神经的后果,并且部分进行了临床记录并借此进行诊断和神经治疗。腰椎区域、下腹部、下肢和臀部区域以及器官的小骨盆在节段刺激相同时,根据刺激的严重程度会得出不同主观和客观的结论。下面讨论的重点将放在腰椎和下肢上。

脊神经刺激最常见的局部位置位于第 5 腰椎处。

⏹ 注意

症状的严重程度和发病时间是评估脊神经刺激适应证的重要临床证明,但不适用于评估椎间盘突出症。单独刺激传入神经或传出神经出现的症状,在椎间孔无显著缩小的情况下可能是由于普通的椎间盘突出以及通过刺激带敏感神经纤维和交感神经纤维引起。因为所有的传入和传出纤维成分——躯体和交感神经——在这里彼此非常接近,所以椎间孔区域中的脊神经刺激方法是多方面的。

在临床检查中可以再次发现这种多面性,具有不同程度的神经支配障碍。位于 $L_5$ 处的运动,感官和交感神经控制的原生肌肉处于紧绷状态,皮肤表现出敏感性和保湿功能障碍,并出现可触摸到的水肿肿胀。

⏹ 注意

皮肤的感官障碍并不总是在上述的 $L_5$ 带中出现,而是可能在 $L_5$ 节段的不同位置分散地出现,例如,疼痛的大脚趾或疼痛的外踝。

脱离脊髓前根的交感神经纤维的刺激通过白交通支神经到达干神经节,从那里部分地经由灰交通支神经返回到脊神经的腹侧,到达另一部分以动脉血管交感神经辫的形式连接到动脉血管。这意味着血液流向腿部。这通常称作患者腿部的寒冷感觉或早期疲劳的主观感受。

到目前为止,对脊椎神经 $L_5$ 进行刺激并对结果进行讨论。然后,部分或全部的失败情况显示上述肌肉的局部麻痹以及 $L_5$ 植皮处于完全或部分麻醉状态。失败可能是由于交感神经强烈的局部刺激,通过机械阻断传导以及显著减少对脊神经和脊神经节的血液供应导致的。

从运动功能障碍的角度来看,从生物力学角度可推断出为下肢关节功能障碍。由此可以得出会得此类疾病的可能性。如果增加关节和关节囊的神经支配,可以通过脊神经 $L_5$ 的刺激来解释其他的关节疼痛。所以例如,髋关节的背部囊部分由脊神经 $L_5$ 供应,通过关节动脉和股四头肌,或约 2/3 的膝关节囊通过浅表神经($L_4$-$S_1$)和胫骨($L_4$-$S_3$)供应。

膝关节的内旋和屈曲通过半腱肌和半膜肌进行,由胫神经支配($L_4$-$S_3$)。这些肌肉的高血压(例如在包括交感神经部分在内的 $L_5$ 刺激的情况下)会导致膝内关节的内翻压力负荷,长期会出现内翻膝关节炎。在神经治疗方面,将采取注射到脊髓根 $L_5$ 的形式进行治疗。

从放射学方面，良性的内翻膝关节炎通常也可以长期保持无疼痛状态。无论如何，对于下肢部分的关节疾病还可以考虑刺激脊神经 $L_5$。可以选择脊神经 $L_5$ 的独立的病变作为例子，以便根据这种神经刺激的环境来了解腰椎和下肢的症状。这同样适用于脊神经 $L_1$-$S_3$。

### 18.6.2 注射到脊神经根 $L_1$-$L_4$（腰丛）

适应证

下列仅代表可能出现的部分适应证：

- $L_1$-$L_4$ 节段背痛
- 大腿内收肌障碍
- 四头肌肌肉紊乱
- 轻微腹股沟疼痛
- 闭孔神经痛
- 关节病
- 隐神经神经痛

能否取得预期成果取决于患者各自的"故障区域情况"。

解剖学和神经生理学

整理脊神经根 $L_1$-$L_4$，因为它们是诊断下肢疾病的功能单元。离开椎管后，脊神经进入腰丛，从这里作为周围神经供应腿的腹内侧部分，引起各脊神经的"融合"（▶图 18.16，▶图 18.17）。这种节段性脊神经融合到周围神经（髂腹下神经 $Th_{12}$-$L_1$，髂腹股沟神经 $Th_{12}$-$L_1$，生殖股神经 $L_1$-$L_2$，股外侧皮神经 $L_2$-$L_3$，闭孔神经 $L_2$-$L_4$，股间神经 $L_2$-$L_4$）导致肌肉的节段性"混合神经支配"，由于节段部分故障导致不同肌肉功能障碍，但不是全部肌肉。类似地，可以体现出腿的敏感支配。

对于神经疗法而言，以下事实最为重要：交感神经的纤维部分与所有脊神经平行，并且脊神经通过血管系统得到营养，而血管系统又由交感神经系统控制。

注射技术

**脊髓根 $L_1$** 对于上部躯干稍稍向前倾斜的患者，标记髂嵴线。最接近这条线的棘突是 $L_4$ 的棘突（$L_4$ 的棘突并不总是位于髂嵴线上，偶尔稍高于它）计算颅骨棘突并标记棘突 $L_1$。如果您经验较少，请通过头骨计数和所有棘突的标记来确保其正确性。8cm 长的针头穿刺位于棘突下缘水平，横向 3~4cm（取决于患者的体型）。建立丘疹后，针头稍微向收缩方向前进。根据患者的尺寸，大约到达 6~7cm 的深度，闪光灯进入 $L_1$ 区，必须事先通知患者。将针头缩回 1~2mm，将针头旋

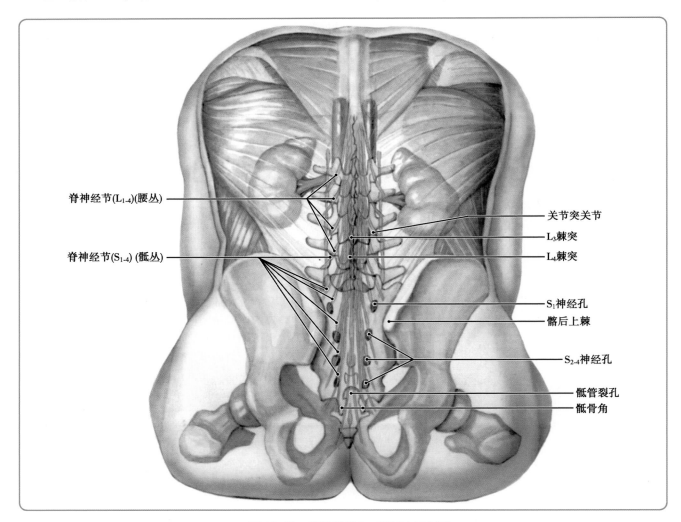

脊神经节($L_{1-4}$)(腰丛)

脊神经节($S_{1-4}$)(骶丛)

关节突关节

$L_3$棘突

$L_4$棘突

$S_1$神经孔

髂后上棘

$S_{2-4}$神经孔

骶管裂孔

骶骨角

▶图 18.16　脊柱根部 $L_{1-4}$（腰丛）解剖图

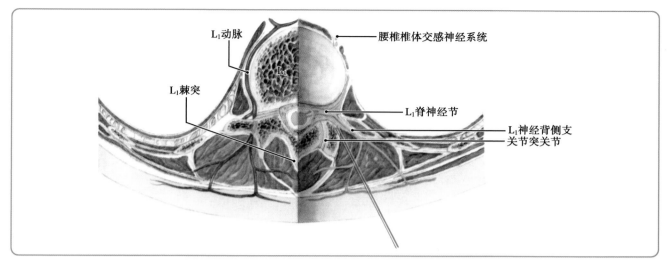

▶**图 18.17** L₁ 高度位置的横截面

转 180° 2 次，以排除血管内和鞘内的针头位置并渗入 2ml。如果在 4cm 处已经击中骨头，如果针的位置太靠内侧并且穿过了椎骨关节，或者如果它离侧面太远并且穿过 L₂ 的横突。

如果无法通过一个小的侧向或头部校正的导针器穿过骨头，则应该将针完全取下，并在检查穿刺点后重复该过程。如果在不触发电击的情况下能够安全通过骨骼，则可以将更大的注射量（约 5ml）输送至脊神经。如果抽吸过程中在注射器中出现液体，则该针头鞘内位于椎间孔区域中的袋状硬脊膜突起中。在这种情况下，取出针头直到不再有脑脊液出现，并且渗入 2～3ml 普鲁卡因。

在这种情况下不会出现脊髓麻醉的情况。注射的正确位置应在几分钟后进行临床控制和记录。

**脊髓根** L₂　患者稍微向前倾斜。标记髂嵴线和棘突 L₄，计数棘突 L₂ 并进行标记。如果 L₂ 节段受到刺激，则棘突对压力和敲击较为敏感。垂直于皮肤，侧向 3～4cm，并在棘突下缘处进行穿刺。建立丘疹后，向前推进针头，直到 L₂ 节段的疼痛触发深度为 5～7cm。将针头缩回 1mm 并在 2 次抽吸后注射 2ml。在无电击痛感的情况下，注入 5ml。如果针过于侧面，则可能会在下一个较高的节段引起电击疼痛，因为脊神经 L₁ 在此处运行。

**脊髓根** L₃　患者稍稍向前伸进行腰椎前屈。标记髂嵴线和棘突 L₄，计数至棘突 L₃。如果 L₃ 段受到刺激，则该棘突对压力敏感。垂直于皮肤，侧向 3～4cm，并在棘突的水平处进行穿刺（▶图 18.18）。建立丘疹后，向前推进针头，直至在节段 L₃ 中 5～7cm 的深度发生电击疼痛。缩回针头 1mm。针头旋转 180° 进行两次抽吸以记录针头的血管外位置和扩张位置，并注入 2ml 浸润物。注入 5ml 时不会产生电击痛感。几分钟后检查注射和文件的正确位置。

**脊髓根** L₄　患者稍稍向前伸进行腰椎前屈（▶图 18.19，▶图 18.20）。标记髂嵴线和棘突 L₄。垂直于皮肤，侧向 3～4cm，在棘突下缘水平，刺入 8cm 长的针管。建立丘疹后，向前推进针管，直至在节段 L₄ 中 5～7cm 的深度发生电击疼痛。缩回 1mm 针管，在 2 个平面抽吸并注入 2ml。如果没有触发电击痛感，注入 5ml。如果针头过于侧面，可能会在 L₃ 段产生

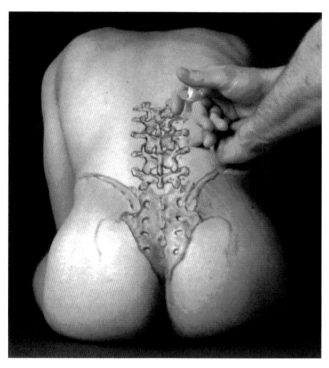

▶**图 18.18** 注射到脊髓根 L₃

疼痛。

### 18.6.3　材料

需要：
- 5ml 注射器
- 0.6mm×80mm 针头
- 1% 普鲁卡因，每次注射 2～5ml

### 18.6.4　注射至脊髓根部 L₅-S₃（骶丛）

适应证

下列仅代表可能出现的部分适应证：
- 具有或没有骶髂关节"堵塞"的腰痛

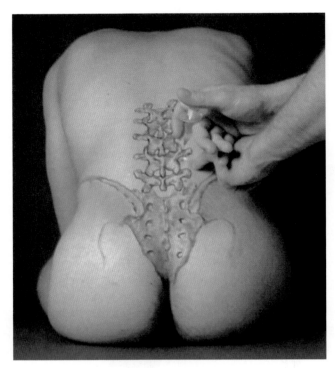

▶图 18.19　注射到脊髓根 $L_4$

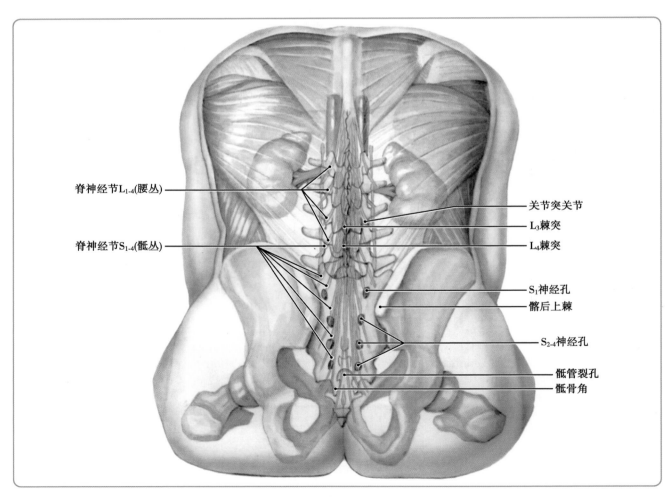

脊神经节$L_{1-4}$(腰丛)

脊神经节$S_{1-4}$(骶丛)

关节突关节

$L_3$棘突

$L_4$棘突

$S_1$神经孔

髂后上棘

$S_{2-4}$神经孔

骶管裂孔

骶骨角

▶图 18.20　脊髓根 $L_{1-4}$ 解剖图

- Lumboischialgie
- 坐骨神经痛
- $L_5$-$S_3$ 节段的下肢局部疼痛
- 臀部肌肉，大腿屈肌，小腿和脚部肌肉的肌肉功能障碍
- 新旧腓骨肌麻痹($L_5$)
- 椎间盘突出 $L_5$/$S_1$
- 内翻膝关节病($L_5$)
- 足跟骨刺($S_1$)
- 跟腱痛($S_1$)
- 髌骨痛(尖端综合征，髌下动脉病变)($S_1$)
- "多动腿"($L_5$/$L_4$ 和 $S_1$)
- 尾骨痛

　　能否取得预期成果取决于患者各自的"故障区域情况"。

## 解剖学和神经生理学

　　骶丛由脊神经 $L_5$-$S_3$ 的前部以及 $L_4$ 的腹侧部分构成。

**!** **注意**

对于诊断和神经治疗来说非常重要的是，在约 20% 的病例中，骶丛的成分可以在头部或尾部方向各移动 1 段[69]。

　　因此，也存在这种可能：骶丛不仅导出了节段 $L_3$ 的纤维部分，还缺少节段 $L_4$ 的纤维部分。供应区域仅包括前背侧腰背部和骶骨区域的交界处以及未被收集到神经丛中的背侧脊神经脊柱的下肢的屈肌侧。因此，如果脊神经受到刺激，则可对腰部或骶部和下肢部分的临床反应进行预估。

　　骶神经丛是人体有机体最强的周围神经——坐骨神经。它包含了脊神经所有的传入以及传出的体感和交感神经纤维部分。交感神经系统的另一部分是通过供应下肢的血管传出和传入。对于临床日常生活来说重要的是：除了关节软骨之外，根据组织和交感神经系统的不同部分以及交感神经的不同强度对腿的所有结构进行支配。对躯干神经组分的任何刺激还通过脊柱上的间接互连引起，同时会导致交感神经系统的刺激，反之，相应的体细胞系统的组织损伤(机械、热、化学)也会间接刺激交感神经系统。对于神经治疗十分重要的交感神经可将局部麻醉药注射到任何组织结构中，但是注射到周围神经和血管，背根神经节和腰部躯干的情况更为广泛。与局部麻醉相比，体神经组件的同时出现的阻塞现象是神经治疗的继发情况。局部和区域性交感神经溶解的目的在于改善微循环(血管相关的输送)，并且在对躯体神经系统和所有其他组织结构具有反射作用的疾病中，交感神经效应的在短期内有所降低。因此，可以理解在腰椎和骶骨病变以及在下肢疾病时通过骶丛的脊髓根部的神经进行治疗。

### 注射技术

　　**脊髓根 $L_5$**　在稍向前弯的患者中(▶图 18.21，▶图 18.22)，通过髂嵴线(▶图 18.21，▶图 18.22)识别并标记棘突 $L_4$。在矢状方向建立丘疹后(▶图 18.23，▶图 18.25)，触摸棘突 $L_5$ 并将 8cm 长的针头横向插入棘突边缘处。由于骶骨外侧的横截面非常接近 $L_5$ 横突，所以脊髓根部 $L_5$ 的区域更加难以到达。从 6~8cm 开始可以在 $L_5$ 节段触发电击痛感，这表明针头位置正确。在 2 次负向抽吸以及回缩 1mm 针头后，在触发电击痛感后注入 2ml，无电击痛感时注入 5ml。如果针头太靠前或太靠外侧，闭孔神经和股神经在腰大肌中横向延伸的距离也可能导致 $L_2$-$L_4$ 节段的电击痛感。

　　**脊髓根 $S_1$**　触摸髂后上棘；2 个横向指状物直接位于可触及的髂嵴边缘的正上方，建立丘疹后，用 8cm 长的针头与骶骨呈 45° 角进行穿刺(▶图 18.24，▶图 18.25)。推进针头会产生多种感觉，以便击中骶骨椎间孔。由于 30°~45° 骶骨的前屈位置，第一次与骶骨的骨接触只能在 4~5cm 的预期深度，当针头向前伸出 1cm 时(不能更多)，会发现椎间孔的背侧开口。2 次负向抽吸后，渗入 2~3ml。$S_1$ 节段的电击疼痛或稍微令人不舒服的拉伸可以显示注射的正确位置。

　　**脊髓根 $S_2$**　触摸棘突 $S_2$，6cm 长的针头的穿刺发生在它的高度为 1cm 的颅骨和侧面 2cm 处，与皮肤成约 20° 角。在约 2~3cm 深处，可以到达 $S_2$ 椎间孔的背侧开口。推进针头 0.5cm 后，负向抽吸 2 次，注入 2~3ml。$S_2$ 段的电击痛感或拉伸力表明注射的位置正确。

　　**脊髓根 $S_3$**　触摸棘突 $S_3$，在它的高度为 1cm 的颅骨和侧面 2cm 处将 6cm 长的针头在垂直于皮肤的矢状方向上进行穿刺。建立丘疹后，在 1~2cm 的深度位置发现骶骨椎间孔 3 的背侧开口，针头前进 0.5cm。2 次阴性抽吸后，渗入 2~3ml。$S_3$ 节段中的电击痛感或拉伸力表明注射位置正确。

### 材料

　　需要：

- 5ml 注射器
- 0.6mm×60~80mm 针头
- 1% 普鲁卡因，每次注射 2~5ml

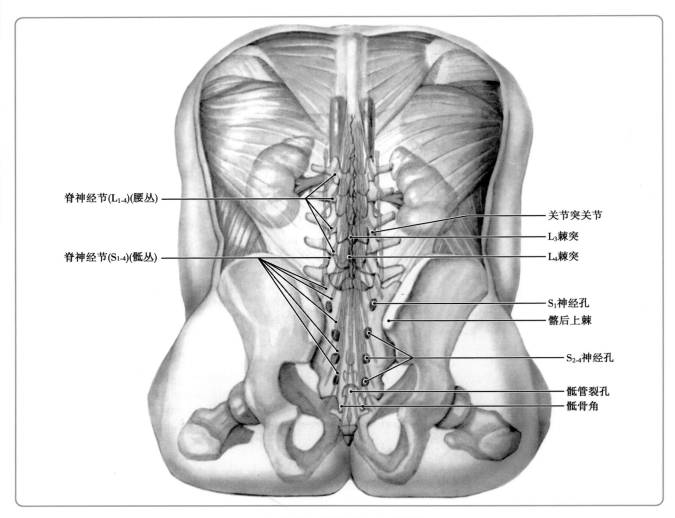

▶图 18.21　脊髓根 L₅-S₃ 解剖图

脊神经节(L₁₋₄)(腰丛)

脊神经节(S₁₋₄)(骶丛)

关节突关节

L₃棘突

L₄棘突

S₁神经孔

髂后上棘

S₂₋₄神经孔

骶管裂孔

骶骨角

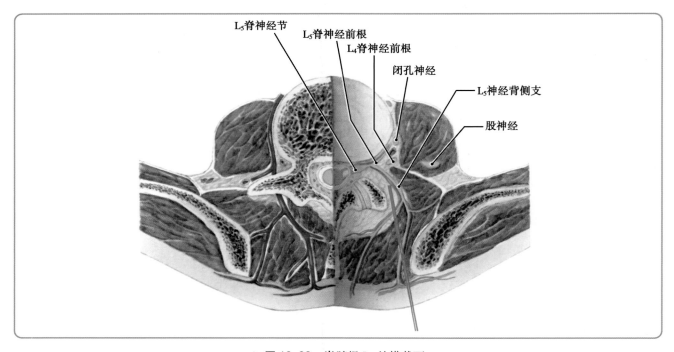

▶图 18.22　脊髓根 L₅ 处横截面

L₅脊神经节

L₅脊神经前根

L₄脊神经前根

闭孔神经

L₅神经背侧支

股神经

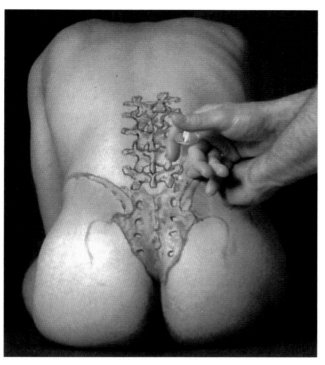

▶**图 18.23**　注射到脊髓根 $L_5$

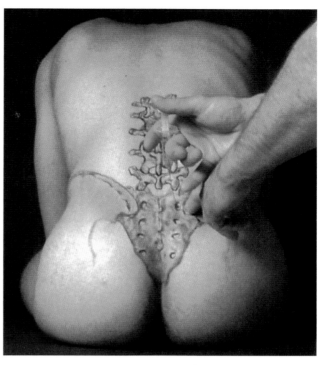

▶**图 18.24**　注射到脊髓根 $S_1$

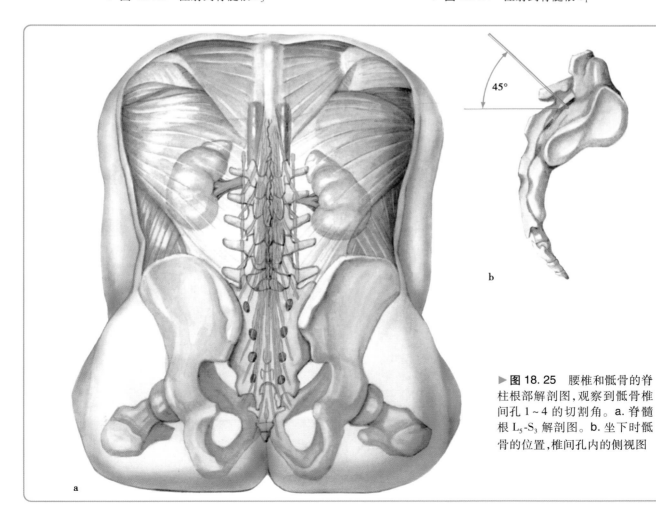

▶**图 18.25**　腰椎和骶骨的脊柱根部解剖图,观察到骶骨椎间孔 1～4 的切割角。a. 脊髓根 $L_5$-$S_3$ 解剖图。b. 坐下时骶骨的位置,椎间孔内的侧视图

## 18.7　骨盆区域注射

### 18.7.1　适应证

下列仅代表可能出现的部分适应证:
- 急性和慢性腰痛
- 骶骨、髋关节和耻骨联合部位疼痛
- 创伤后盆腔疾病(特别是出生后)
- 强直性脊柱炎

能否取得预期成果取决于患者各自的"故障区域情况"。

### 18.7.2　解剖学和神经生理学

由左右髋关节和骶骨组成的功能性三部分盆骨在神经治疗中占有特殊的地位。作为脊柱和下肢之间的连接部位,由于骨盆位于脊柱和髋关节的位置,它会承受各种不同应力。3个骨盆部位之间的基本连接是建立在非常强的韧带基础上的,通过韧带与脊柱和髋关节相连接。另一方面,这些骨骼部分的连接装置还包括显著影响骨盆位置的强肌肉组。3个骨盆部位的韧带通过骶髂关节和耻骨相互连接,并且只允许骨骼之间进行轻微的弹性移动。骶髂关节的骶髂腹侧和背侧(▶图18.26,▶图18.27)和耻骨弓韧带构成耻骨联合,其部分由软骨韧带弹性连接,类似于椎间。

骨盆由骶骨与坐骨结节之间的骶结节,以及骨盆由骶骨,尾骨之间的骶正中嵴和坐骨的坐骨棘构成了骶棘韧带装置。值得一提的另一个重要的能带结构是第4和第5腰椎横突与髂腰韧带背髂嵴之间的连接结构。

能带结构的神经供应和骨盆环的关节由体感和交感神经组成。交感神经一部分总是与体感传入神经共同运行,另一部分与关节囊带结构供应的血管一起运行,并将神经治疗作为目标。一方面,上述结构的注射意味着体感和交感神经传入的中断,从而减少脊柱段反射平面上的脉冲负载。另一方面,局部麻醉药的注射导致周围交感神经系统的交感神经分解,对骨盆环的韧带-关节囊状结构的营养状况产生积极作用。由此节段性消除疼痛并将紊乱的循环正常化。

### 18.7.3　注射技术

**骶髂关节**　触摸髂后上棘,其位于髂背侧韧带的稍微有弹性的部分,尾侧和稍微内侧排列。在最大压力痛感处,用6cm长的针头与皮肤垂直进行穿刺。建立丘疹后,针头在髂骨后缘周围呈约40°的角度向前推进,直到骶骨和髂骨之间的空间达到约3~5cm的深度。在髂背侧韧带区域(▶图18.28)进行2~3ml的注射。

**髂腰**　触摸 $L_4$ 棘突,其 $L_5$ 的横突位于下边缘高度。穿刺垂直于皮肤,位于棘突外侧4~5cm处(▶图18.29)。建立丘疹后,将6cm长的针头呈矢状向前推,直至感觉到4~6cm深处的带阻。注入2~3ml。

**耻骨(未显示)**　触摸耻骨。6cm长的针在耻骨中心穿刺。在1~2cm的深度,可以到达髂后上棘。注入1ml。位于背部位置的韧带可以通过6cm长的针头滑动到约2~3cm深处,滑过耻骨的后表面。这里也渗入1~2ml。

**骶尾关节**　在强烈的保护措施下的坐姿或侧腿抬起时,在臀裂开始时会触摸到骶骨角(▶图18.26)。在尾部约0.5cm,用4cm长的针头垂直刺穿皮肤的中线。建立丘疹后,在针头深度为0.5~1.5cm处接触到骨头后,在左侧和右侧注射1~2ml。注射应该不会遇到很多阻力。应避免骨膜刺激。通过这种注射,可以达到骶骨和尾骨之间的关节以及骶尾背侧和侧位。

### 18.7.4　材料

需要:

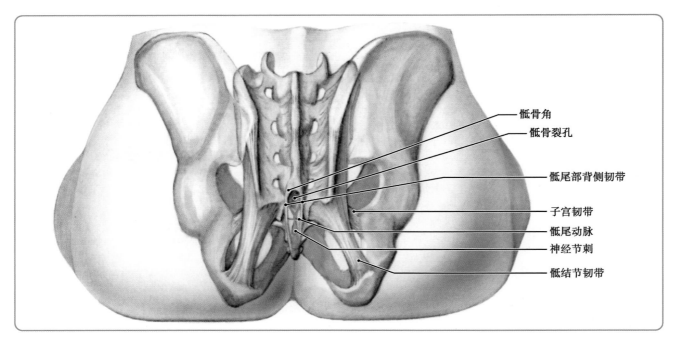

骶骨角
骶骨裂孔
骶尾部背侧韧带
子宫韧带
骶尾动脉
神经节刺
骶结节韧带

▶图18.26　韧带结构和神经节背部骨盆视图

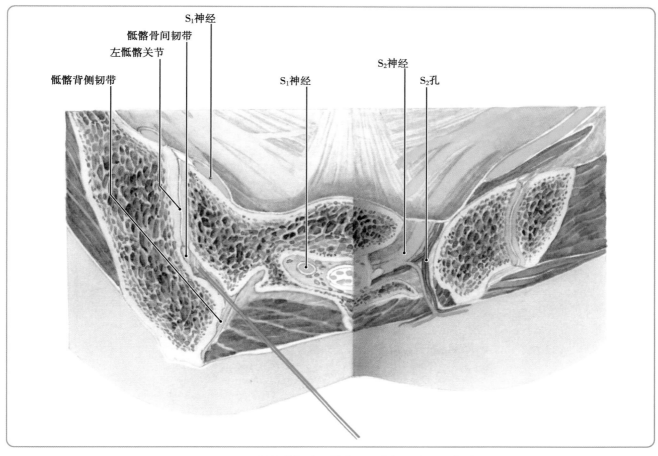

S₁神经
骶髂骨间韧带
左骶髂关节
骶髂背侧韧带
S₁神经
S₂神经
S₂孔

▶ **图 18.27**　骶骨椎间孔 2 横截面上背侧骨盆的示意图

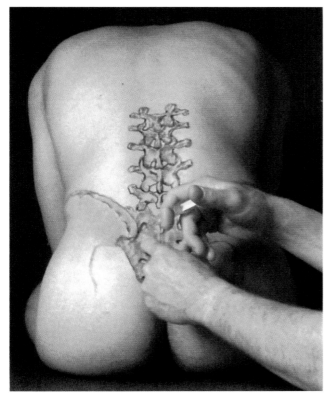

▶ **图 18.28**　注射至骶髂关节及骶尾背侧韧带

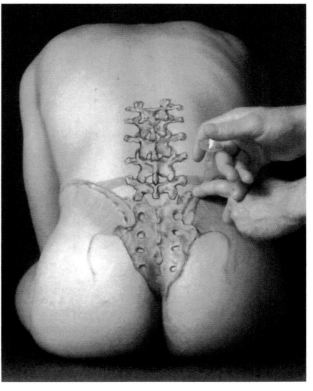

▶ **图 18.29**　注射至髂腰韧带

- 5ml 注射器
- 4~6cm 长的针头
- 1%普鲁卡因,每次注射 1~3ml

## 18.8    注射到腰部交界处

### 18.8.1    适应证

下列仅代表可能出现的部分适应证:

- 慢性和急性腰痛
- 骨盆和腿部的动脉循环障碍
- 术后腰痛
- "坐骨神经后循环障碍"(dysbasia)
- 尝试"多动腿"
- 幻肢痛
- 下肢退行性关节病
- 脚溃疡
- 静脉曲张
- 血栓形成
- 血栓性静脉炎
- 血栓后综合征
- 下肢淋巴水肿
- 下肢单侧痉挛
- 苏德克病(CRPS)
- 下肢多发性神经病变,脊髓硬脊膜注射 $L_4$-$S_1$

能否取得预期成果取决于患者各自的"故障区域情况"。

### 18.8.2    解剖学和神经生理学

腰间干的交界处在中间核的下胸椎和上腰椎髓内具有前节神经核心区。与胸部交界处相反,腰部交界神经节的排列存在明显的个体差异。腰大肌内侧的 3~4 个神经节最常见于椎体腹侧。

一方面,腰部干的交感神经供应区是带有相关的血管、关节、筋膜、韧带、肌肉、皮肤的传出和传入腰椎,另一方面是除关节软骨之外的整个下肢组织结构。

根据 Clara 的说法,腰椎交界处常常分裂成几段,在这种情况下神经节的形成数量会减少[69]。通过移位会产生明显的左右连接结构。在上部 3 个腰椎节段中,神经节前纤维作为腰内脏神经而不切换到椎旁神经节处,而是位于主动脉前方的房室神经丛。从腰干的示意图中可以很容易地推断交感神经在神经治疗中用途,特别是通过交感神经溶解改善循环。

### 18.8.3    注射技术

对于坐着稍微向前倾的患者,寻找到 $L_3$ 的棘突。用 8cm 长的针头在 $L_3$ 的棘突中心水平面上中线外侧 5cm 处进行穿刺(约 3 指宽)(▶图 18.30,▶图 18.32)。插入后,与中线呈约 20° 方向推进针头。在大约 4~5cm 处与骨头接触意味着与横突 $L_3$ 接触,在此过程中必须推动针头。根据身体的大小将

针头放在在骨头(椎骨侧表面)侧面 6~7cm 处,在该位置,针头必须在缩回 2~3cm 后再推进 3~4cm(▶图 18.31)。现在针头的位置位于椎体的腹外侧处。2 次抽吸样品后,注射 3~5ml。当抽血时,修正针头。

### 18.8.4    材料

需要:

- 5ml 注射器
- 8~10cm 长的针头
- 1%普鲁卡因,每次注射 3~5ml

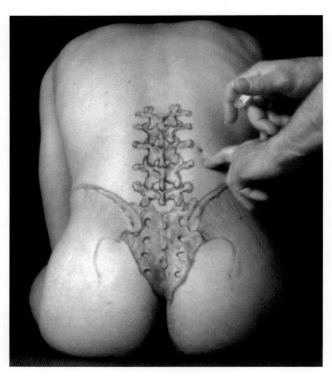

▶图 18.30    坐姿和穿刺点

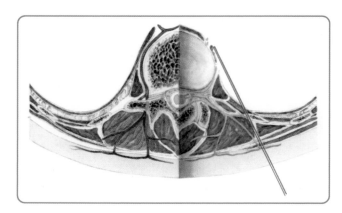

▶图 18.31    注射前的针头位置

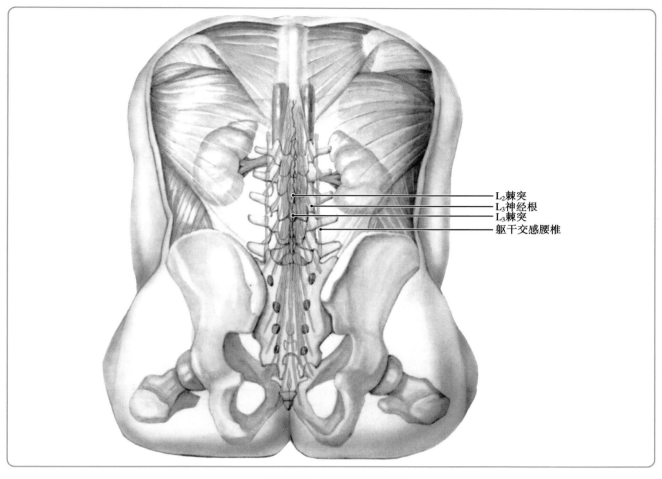

L₂棘突
L₃神经根
L₃棘突
躯干交感腰椎

▶ 图 18.32　腰部边缘解剖图

## 18.9　注入骶椎和腰部硬膜外腔

### 18.9.1　适应证

下列仅代表可能出现的部分适应证：

- 慢性腰痛
- 慢性坐骨神经痛
- 前列腺炎
- 盆腔炎
- 膀胱炎
- 前列腺
- 下肢循环障碍
- 冻伤
- 脚溃疡
- Sudeck 营养障碍（CRPS）
- 下肢幻痛
- 骨盆和下肢慢性骨髓炎
- 带状疱疹
- 血栓性静脉炎
- 血栓后综合征
- 雷诺病

- 腰椎和骶骨受伤后的慢性疼痛情况
- 椎间盘炎
- 椎体和椎管周围疼痛转移

能否取得预期成果取决于患者各自的"故障区域情况"。

### 18.9.2　解剖学和神经生理学

硬膜外或硬膜外腔是由脊柱骨膜和硬脊膜界定的椎管间隙。这种硬膜外腔由结缔组织和供应马尾神经的脂肪组织和硬脊膜以及椎管内的硬膜和韧带填充。对于神经治疗来说重要的是椎骨，硬脊膜，脊柱血管和神经滋养血管的交感神经支配，其通过源的经由自背侧交感神经根（R. dorsalis）的灰交通枝小分支进行。早先人们猜测：在硬膜外区域已经可以到达脊髓的前后根部，这一点已被证明是错误的，因为硬脊膜作为包膜延伸至脊神经节，并且从松散的结缔组织覆盖层之后的脊神经才直接开始[274]。

因此，带有局部麻醉药的纤维部分的脊神经仅位于可到达的脊神经节的远侧。在神经治疗时使用的 1% 普鲁卡因是不能够产生一个完整的硬膜外麻醉，当然也不追求全部麻醉。只有硬膜外区域交感神经的营养纤维才能到达。同时这也是手术麻醉以外硬膜外注射用于治疗目的背景。

在神经疗法治疗硬膜外腔的适应证名单上作出了进一步

的阐述:与局部循环障碍有关,因此也与交感神经功能的紊乱有关。由于硬膜外腔的浸润仅能到达交感神经的背侧,因此可预期硬膜血管的交感神经溶解可以使脊髓和马尾神经的灌注更佳,以及终止硬脊膜和椎骨骨膜的疼痛传入。达到的交感神经的主要部分仅在外鞘外,即在椎间孔外。

**骶椎硬膜外腔**　对于骶椎硬膜外腔的注射(▶图 18.33,▶图 18.34)来说重要的是:背根神经节位于骶椎管内,而腰椎则位于椎间孔内。围绕马尾神经的硬脊膜通常终止于第 2 节骶椎处,但偶尔可能会到达第 4 节骶椎。骶管的填充体积差别很大,介于 12 至 65ml 之间,这对计划的注射量很重要[274]。根据骶腔的个体构型,预计 10~15ml 的注射也能到达腰部硬膜外腔。如果要达到 $S_1$ 上方的硬膜外腔,则增加注射量;20ml 到达节段 $L_5$,达到节段 $Th_{12}$ 需要 25ml,30ml 时达到大约胸节段 $Th_8$-$Th_9$ 的位置。由于神经治疗目的将 1% 或 0.5%(总共 10ml)普鲁卡用于硬膜外腔浸润,预期不进行麻醉和消除运动技能纤维。在这种情况下,普鲁卡因对于营养纤维的选择性中断具有重要价值,特别是对于门诊使用,因为患者能够保持"认路"的状态。

**腰部硬膜外腔**　腰部硬膜外腔的注射(▶图 18.33,▶图18.35)要绕过骶椎硬膜外腔,需要较少的普鲁卡因。此外,这里是交感神经的解剖底物,其在治疗时以传入和传出交感神经的形式通过普鲁卡因使用。因此,一方面达到了脊神经部分,另一方面到达了血管周围部分,其能够控制椎管内的血液供应。从这些解剖学的背景来看,在脊柱和周围肌肉组织病变时会出现腰椎硬膜外注射的适应证,如下肢及其所有组织和功能部分,即骨骼、关节、关节囊-韧带结构、神经、血管和肌肉组织的病变。

胸段硬膜外注射是一种利用局部节段性交感神经溶解治疗胸腹部疾病的方法。因此在以下疾病中已经对胸腔硬膜外注射进行了测试:

- 肺栓塞
- 肋间
- 某些形式的肺炎腹部器官疾病
- 肝炎($Th_7$-$Th_8$)
  - 麻痹性肠梗阻($Th_9$-$Th_{11}$)
  - 胆绞痛
  - 肾绞痛
  - 痉挛性便秘
  - 胰腺炎
  - 胃溃疡

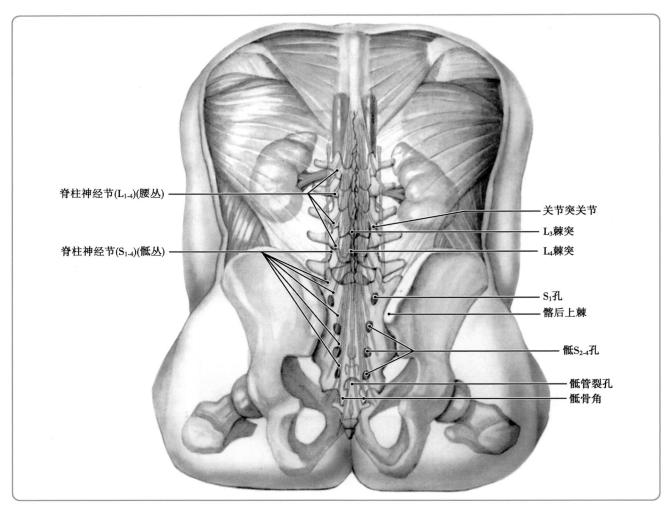

脊柱神经节($L_{1-4}$)(腰丛)

脊柱神经节($S_{1-4}$)(骶丛)

关节突关节
$L_3$棘突
$L_4$棘突
$S_1$孔
髂后上棘
骶$S_{2-4}$孔
骶管裂孔
骶骨角

▶图 18.33　腰椎和骶骨区域解剖图

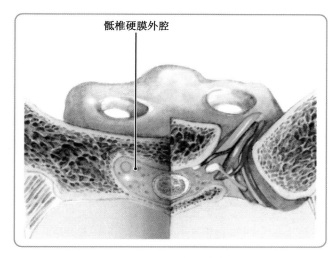

▶图 18.34 骶椎硬膜外腔

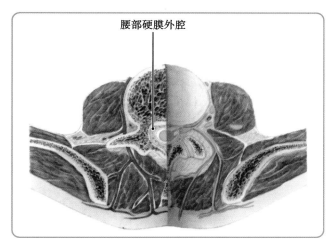

▶图 18.35 腰部硬膜外腔

这种胸腔硬膜外注射的神经生理学效应包括交感神经和副交感神经支配器官的选择性交感神经溶解。

!注意
在注射期间,腹腔血管运动中断,因此必须抑制循环并且在脊髓麻醉量较高的椎管内意外注射的情况下,必须对循环效应和由于胸肌的运动麻痹引起的呼吸窘迫进行估算。因此,该注射不适合门诊实践。

对于腹部和腹膜后腔器官疾病来说,注射到神经节毛囊是风险较低且特别有效的治疗选择。

从治疗的观点来看,颈椎硬膜外注射是不明智的,因为硬膜外腔的交感神经供应,如与脊神经的连接组织是通过颈椎交界线进行的,也可从神经支配方向进行逆向观察。颈椎和颈髓的交感神经核的交感神经供应仅从 $C_8$ 节段开始并延伸到第 5 节胸椎以上。为了治疗颈椎,头部和上肢,胸部及其器官病变,应合理选择颈部神经节作为注射目标,即星状神经节和颈上神经节。

### 18.9.3 注射技术

骶硬膜外注射(参照 Cathelin 和 Si-card)患者俯卧,骨盆凸起 20~30cm,侧身蹲腿或上身前倾坐下。在 ▶图 18.36 中所示的坐姿的优点是:治疗师容易在骶骨上定位;患者也舒适。治疗师最好确定其中一个可能的位置,因为这样导致误解的可能性最低。

在任何情况下,骶骨裂孔的触诊识别都是通过轻拍骶骨棘突线完成,以考虑常见骶骨裂孔异常情况。骶骨正常位于棘突 $S_4$ 下方(约34%的患者,约19%的患者略低,约47%患者高于 $S_4$)。第二个可安全触摸的结构是在棘突 $S_4$ 稍下方的两侧的骶骨。通常,检查的手指在棘突 $S_4$ 的正下方会感觉到一个稍微具有弹性的膜(表面骶尾背侧韧带)。皮肤彻底消毒后,在角膜缘处使用 4cm 长的针头与皮肤呈约 45° 角的方向进行穿刺(▶图 18.37)。建立丘疹后,在注射前在锥骨上用约 30° 角的针头穿过韧带。这导致阻力显著增加,其在 2~3mm 之后突然减小,其中针头在进一步向头部 20°~30° 后再前进约 1~2cm。在 2 次负面抽吸之后,根据计划的注射高度进行 5~30ml 的缓慢注射:

- 5ml $S_5$-$S_3$
- 10ml $S_5$-$S_2$
- 15ml $S_5$-$S_1$
- 20ml $S_5$-$L_5$
- 25ml $S_5$-$L_1$
- 30ml $S_5$-$Th_8$-$Th_9$

!注意
为了避免对硬膜造成损伤,应避免针头在骶管内进一步前移,硬膜通常延伸至 $S_2$ 的高度,但偶尔可延伸至 $S_4$。

缓慢注射,患者只会有轻微的压力感。自由手的示指直接放置在骶裂孔的针头上方。如果插管不在骶管内,您会立即感觉到皮下在注射药物。如果吸入血液,可以在校正针头位置并重新吸气后进一步注射。抽吸脑脊液时,可以校正针头位置并且在负面抽吸时进行注射。如果注射时出现剧烈疼痛,并且注射阻力非常高,则针头位于骶尾部深部,即后纵韧带的延续部位。此时,必须将针头缩回约 1~2mm。

腰椎硬膜外注射(根据 Dogliotti)当使用严格的节段(例如节段 $L_2$ 或节段 $L_4$)进行注射时,要显示腰椎区域的硬膜外注射是出于医疗目的。这种硬膜外注射的优点是使用少量普鲁卡因(最多 5ml)。缺点是技术难度较高,因为在腰部区域,黄韧带和硬脑膜之间的硬膜外间隙仅为 1~3mm 宽。

在标记了计划的节段高度(例如棘突 $L_3/L_4$)的棘突并对皮肤消毒后,当患者就座并稍微向前弯曲时,将 6cm 长的针头插入上方棘突的下边缘的中间部位,建立丘疹后,缓慢向前推动针头并缓慢注射。

!注意
使用的 5ml 注射剂应该含有 5ml 盐水,针尖应该是垂直的。

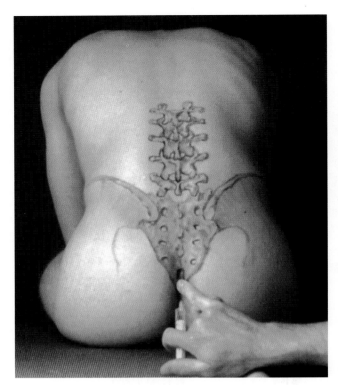

▶ **图 18.36**　骶椎硬膜外腔注射

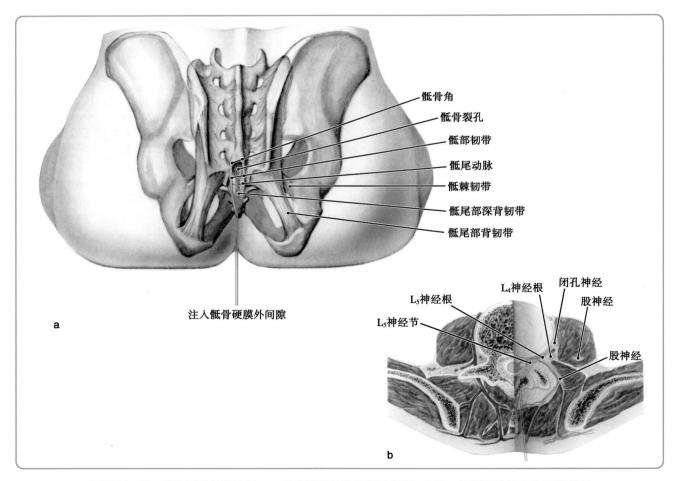

骶骨角

骶骨裂孔

骶部韧带

骶尾动脉

骶棘韧带

骶尾部深背韧带

骶尾部背韧带

注入骶骨硬膜外间隙

a

L₅神经根　　L₄神经根　　闭孔神经

股神经

L₅神经节

股神经

b

▶ **图 18.37**　骶椎硬膜外腔注射。a.骶椎硬膜外腔注射示意图。b. $L_{2-3}$ 处硬膜外针头位置横截面

正如增加的穿刺和注射压力所显示的那样,必须对三个带状结构进行穿刺。首先,刺穿薄的韧带;其次是棘突韧带,其注射阻力稍微增加。最后,刺穿黄韧带,其特征在于针刺的抵抗力略微增加且注射阻力明显增强。

在穿刺黄褐色黄韧带时,导针器可以灵巧处理,将自由手支撑在患者的背部,并且针头卡在锥骨上。这样可以安全地防止针头在通过黄韧带后穿入椎管。可以通过注射阻力的突然降低来阻止针尖进入。用盐水浸润可防止意外的脊髓麻醉。将针头旋转 180°,抽吸两次后,更换 5ml 注射液,这次用1% 普鲁卡因填充,在 2 个层面重复抽吸,负向抽吸样本时缓慢注射 5ml。

**❗ 注意**

注射时不能出现痛感。

偏转患者的位置有利于注射,因为马尾神经或延髓位于腹侧稍微偏点位置,因此背侧硬膜外间隙略宽。

### 18.9.4　材料

需要:

- 5ml 注射器
- 针头
  - 0.4mm×40mm 用于硬膜外-骶管注射的针头
  - 0.6mm×60mm 用于腰部硬膜外注射的针头
- 生理盐水 5ml
- 1% 普鲁卡因
  - 骶骨 5~25ml
  - 腰部 5ml

# 第 19 章　腹部和腹膜后腔

## 19.1　肾门和肾丛的注射

### 19.1.1　适应证

下列仅代表可能出现的部分适应证：

- 急性和慢性肾盂肾炎
- 肾结石
- 有或无结石证明的肾绞痛
- 肾积水
- 肾功能障碍的试验（少尿，无尿）
- 不清楚的侧面疼痛
- 睾丸和卵巢功能障碍试验
- 肾高血压
- "基本"的高血压试验
- 肾脏是病变后的故障领域

能否取得预期效果取决于患者各自的"故障区域情况"。

### 19.1.2　解剖学和神经生理学

肾脏位于第 11 节胸椎至第 3 节腰椎腹膜后腔的脊柱两侧；在这里，右肾与左肾相比位于尾部低约 2cm。肾门及其供血和排出血管以及从肾盂至输尿管的交界区通常位于椎体 $L_1$-$L_2$ 位置处，即大约在棘突 $L_1$ 的位置处，其作为重要的界标。来自腹腔神经节，腹丛，次内脏神经，内脏神经，腰交界神经节和迷走神经的纤维与肾动脉的交感神经丛到达肾门，供应肾脏组织，肾血管系统和输尿管。

肾门区域是注射的目标区域，以便更好的达到交感传入和传出神经，改善肾脏循环以及在病变情况下减少传入神经的刺激。同时因为这个丛包含了肾丛的部分交感神经纤维，所以通过睾丸丛或卵巢丛可以对睾丸和卵巢的治疗产生影响。

### 19.1.3　注射技术

对于坐姿稍微向前倾斜的患者，可以查看 $L_1$ 的棘突（▶图 19.1，▶图 19.2，▶图 19.3）；侧面 3 个横向指（约 5cm），用 8cm 长的针头刺穿。建立丘疹后，缓慢前推针管，穿刺方向大约为朝内侧 5°。如果在 4~5cm 处发现骨头，那么针头位于 $L_2$ 的横突内侧过远，针头应滑过横突。根据身高穿刺

深度为 6~8cm。如果一个人通过注射进行治疗，药物在克服背部肌肉以及在 $L_1$ 处的约 2cm 厚的腰大肌以及靠近腹膜后腔的肌肉筋膜的肌肉抵抗力后，并且在没有很大的冲压压力时方可流动。针尖现在在肾门位置。2 次负向抽吸后，缓慢注射 5ml。患者可能会在腰部感受到轻微压力。当纤维肾囊被针头触碰时发生疼痛。

### 19.1.4　材料

需要：

- 5ml 注射器
- 0.6mm×80mm 针头
- 1%普鲁卡因，每次注射 5ml

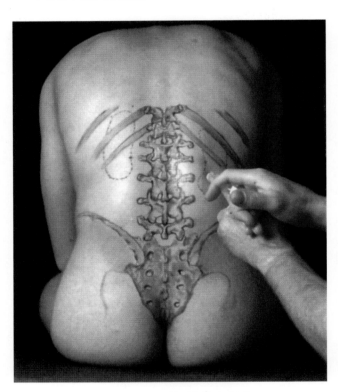

▶图 19.1　注射到肾门和肾丛

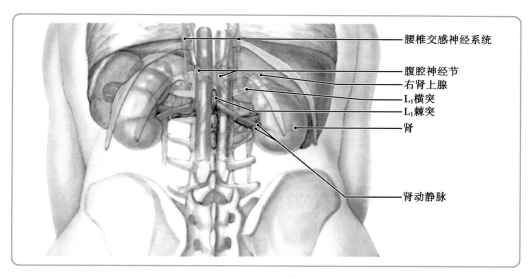

▶ 图 19.2　肾门解剖图

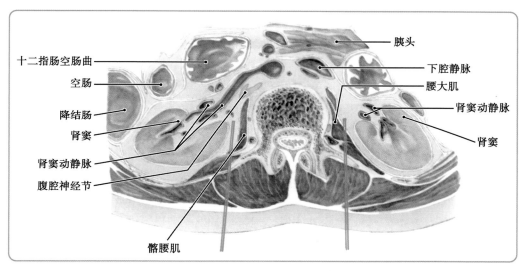

▶ 图 19.3　肾丛解剖图, L$_{1-2}$ 横截面

## 19.2　神经节毛囊和内脏神经主要和次要部位的注射

### 19.2.1　适应证

　　下列仅代表可能出现的部分适应证:
- 慢性消化不良(便秘,腹泻)
- 胃肠道慢性和急性炎症疾病
- 胃溃疡和十二指肠溃疡
- 幽门痉挛
- 失弛缓症
- 反流性食管炎
- 胃炎
- 慢性恶心
- 胰腺炎
- 慢性胰腺功能不全
- 肝炎(中毒,病毒)
- 中毒性肝病
- 胆汁分泌紊乱
- 血脂异常
- 胆囊炎
- 胆管炎
- 胆囊积水
- 胆绞痛
- 胆石病
- "胆囊切除术后综合征"
- 胃肠道细菌和病毒性炎症
- 食物不耐受试验(脂肪,奶制品,肠道中毒,食物过敏)
- 克罗恩病(探查病变区域后)
- 溃疡性结肠炎(探查病变区域后)
- 憩室炎
- 憩室形成
- 泌尿生殖系统的炎症和退行性疾病
- 泌尿生殖系统的功能性故障

- 慢性经常性呕吐
- 妊娠期中毒
- 肝肾综合征
- 腹部肿瘤疼痛
- 在病变或受伤期间或之后作腹部器官为故障区域
  能否取得预期成果取决于患者各自的"故障区域情况"

### 19.2.2　解剖学和神经生理学

　　腹腔神经节是植物性系统中最强的网络。它位于腹主动脉的近端肢体上,即在主动脉的腹面上,部分在右侧和左侧部分呈马蹄形围绕(▶图 19.5)。神经节毛喉肌的右侧部分与下腔静脉的背内侧壁连接,使得该神经节可以通过背侧注射[274](根据 Symington 修改,▶图 19.4,▶图 19.8)。

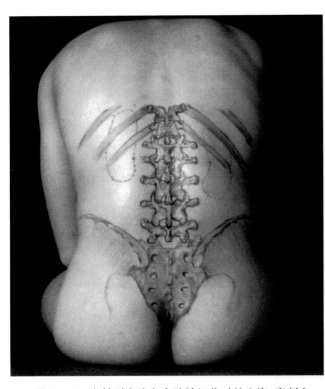

▶图 19.4　注射到腹腔和内脏神经节时的坐姿,穿刺点

　　腹腔神经节的交感神经传入和传出神经节来自 $Th_5$-$Th_9$(内脏次神经)和 $Th_{10}$-$Th_{11}$(内脏神经)。节前的传出神经节部分进入腹腔神经节,部分进入肠壁内神经节。交感传入神经采取相同的过程。它们被切换到背根神经节以及边缘神经节[69]。内脏神经在 $Th_{12}/L_1$ 交界区的椎旁运行,在那里通过横膈膜后进入神经节腹腔-射向指向腹侧的纤维。第一腰椎是注射到腹腔以及内脏神经节的定位标志。

　　腹腔神经节不是纯交感神经节,而是包含副交感神经流入,尤其是右迷走神经,其右膝迷走神经在左胃动脉到达腹腔神经节后,并从那里开始交感神经纤维到达胰腺、脾脏、肝脏、小肠、肾脏及肾上腺。

　　因此将局部麻醉药注射到腹腔和内脏神经节内,导致交感神经和副交感神经传入神经和传出神经两者的功能降低。因此,相对宽泛的适应证列表可以理解的,即腹部器官的炎性、退行性和功能性疾病,可以通过消除血管舒缩,以及内外分泌紊乱,肠的肌肉功能和内脏敏感性来实现。根据临床经验,短期选择性中断交感神经系统和/或副交感神经系统的病理性刺激足以使机体自我调节达到区域均衡。

### 19.2.3　注射技术

　　患者坐着微微向前弯腰,触摸 $L_1$ 棘突和第 12 节肋骨。根据身体的大小,用 8~12cm 长的针头垂直于皮肤在棘突 $L_1$ 的下方,在中线的右侧或左侧约 5cm(3 个横向指)处进行穿刺。建立丘疹后,针尖缓慢地向中间旋转约 10°~20°,向颅骨处旋转约 20°,并在冲压下缓慢进行。患者应该正常呼吸放松。针尖的目标是腰椎体的前颅侧部分,根据身高,其位于 7 到 9cm 深之间。从棘突尖到椎体前缘的距离在 7 到 9cm 之间。通过倾斜的导针器使此距离延长约 0.5~1cm。如果针头在 4~5cm 处已经碰到骨头,则 $L_1$ 的横突已经被击中,在此之后,针头必须在矫正之后塞进去。由于脊神经 $L_1$ 受到刺激,这可能导致 $L_1$ 中节段受到电击疼痛。

　　从 6~7cm 开始(体型较大的患者为 8~9cm),会碰到 $L_1$ 的椎体的外侧部分。在针头旋转 180° 并进行 2 次抽吸后,在此处注射 2~3ml,因为针尖位于内脏神经节附近。药物流动阻力非常小。然后将针头拉回约 2~3cm,轻微缩小穿刺方位,然后前进 3~4cm,即总共加深 1cm。现在,针头直接位于椎体前缘处,下腔静脉右后侧,腹主动脉的左背外侧。针头旋转 180° 后并进行 2 次抽吸后,药物几乎没有阻力地流入腹膜后腔。5ml 的注射量对于部分腹腔浸润是足够的。神经节本身位于前侧大约 1~2cm,腹主动脉前外侧。由于腹腔神经节包围着腹主动脉,而主动脉位于脊柱前方中间部位的左侧,因此从针尖至腹腔神经节左侧部分的距离比对侧稍短。

> **⚠ 注意**
>
> 针头的前进和渗透都不会引起疼痛,相应的侧腹区域或原生背部肌肉的只有轻微的压力。

　　用针尖碰触 $L_1$ 椎体对于定位针管位置具有重要意义,因为如果侧向推进过度肾上腺或肾被穿刺,那么在第二种情况下发生明显的疼痛反应(▶图 19.6,▶图 19.8,▶图 19.9)。在这种情况下,必须撤回针头并进行内侧矫正。如果针头向前推得太远,则抽吸时会在右侧出现暗红色血液和左侧出现鲜红色血液,能够显示静脉或动脉内针头的位置(▶图 19.7)。针头缩回后可在负向抽吸样本时进行注射。在正常凝血状态下,穿刺孔产生的腹膜后腔血肿并不具有临床意义。

　　在遵循所描述的技术规范条件下,不会出现肺损伤。

> **✋ 实践提示**
>
> 如果解剖条件改变(脊柱侧弯,腹膜后腔手术干预)或对此技术没有足够的经验,则可以使用成像技术。

　　神经治疗师的培训能够确保全面学习这种无需成像技术的注射。不要期望在应用成像技术时会降低注射风险,因为除了要精确考虑患者进行注射过程中的辐射负荷(CT 控制注

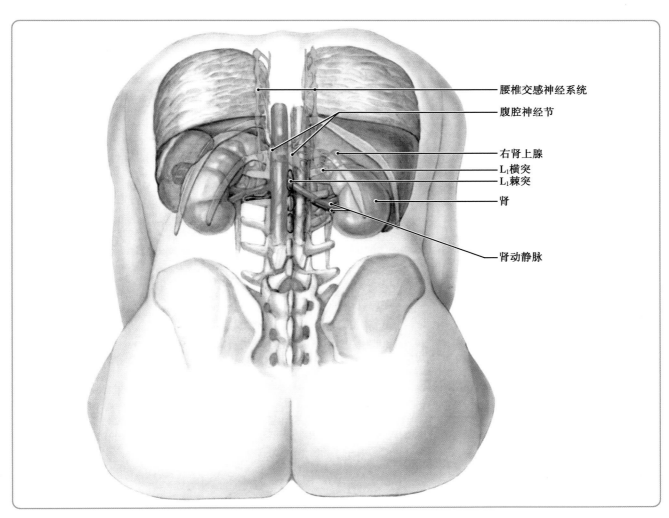

腰椎交感神经系统

腹腔神经节

右肾上腺

L₁横突

L₁棘突

肾

肾动静脉

▶ **图 19.5**　腹腔和内脏神经节解剖图

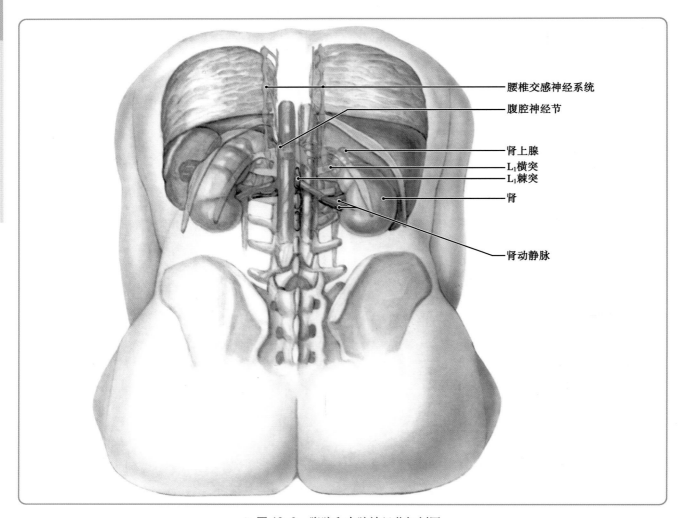

▶ 图 19.6 腹腔和内脏神经节解剖图

腰椎交感神经系统

腹腔神经节

肾上腺

L₁横突

L₁棘突

肾

肾动静脉

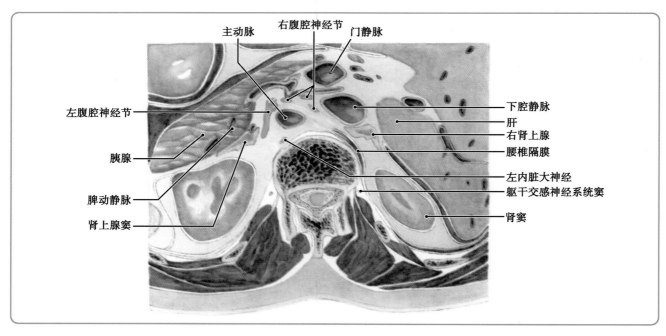

▶ 图 19.7 腹腔和内脏神经节解剖图，L₁ 上缘处的横截面

主动脉

右腹腔神经节

门静脉

左腹腔神经节

胰腺

脾动静脉

肾上腺窦

下腔静脉

肝

右肾上腺

腰椎隔膜

左内脏大神经

躯干交感神经系统窦

肾窦

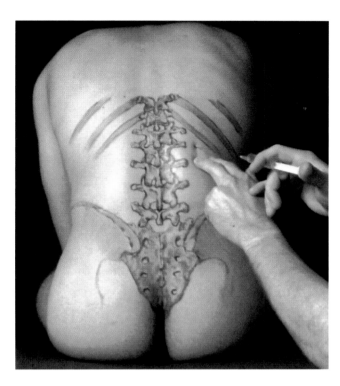

▶**图 19.8**　注射到右侧腹腔神经节，导针器（根据 Symington 修改），穿刺点

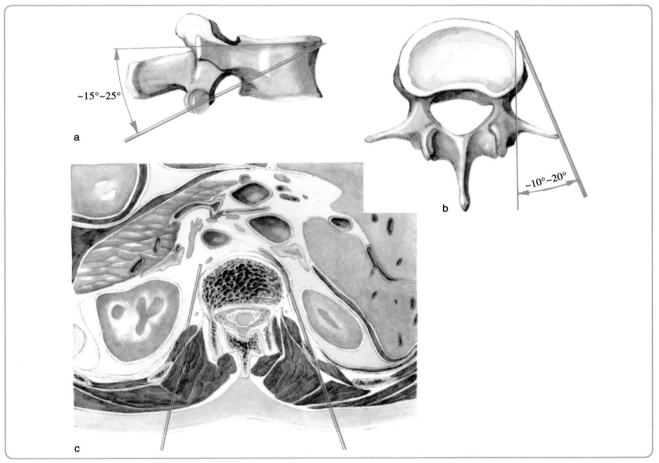

▶**图 19.9**　导针器。a.侧视图。b.矢状面视图。c.注射到左右腹腔神经节的针头位置。上椎 1/3 的 $L_1$ 水平段

射)之外,屏幕或"超声波"上的浓度会对注射器材进行敏感处理。在注射到腹腔/内脏神经节时,注射过程与某些注射(脊髓根注射,交界处注射,肾丛注射)比较十分相似,只需要向前推进约1~2cm的针头。

如果第一次注射对待治疗的症状未产生影响,则应该使用注射量的两倍(10ml 普鲁卡因)重复注射到腹腔神经节 1到 2 次,以确保到达神经节。

### 19.2.4　材料

需要:
- 10ml 注射器
- 0.6/0.8mm×80~100mm 针头
- 1%普鲁卡因,每次注射 5~10ml

## 19.3　注射到下腹神经丛(神经丛)

### 19.3.1　适应证

下列仅代表可能出现的部分适应证:
- 闭经
- 痛经
- 不育问题
- 植物性盆腔炎
- 内分泌和组织炎
- 盆腔炎(急性和慢性)
- 性功能障碍
- 生殖器功能障碍
- 阴道溢液
- 更年期症状(抑郁症情绪波动,无力症,睡眠障碍,"潮热")
- 膀胱炎(急性-慢性,细菌性,非特异性)
- 膀胱功能障碍(排尿困难,尿失禁,膀胱排空障碍)
- 小盆骨器官作为干扰区域(例如出生后,手术后,炎症后)能否取得预期效果取决于患者各自的"故障区域情况"。

### 19.3.2　解剖学和神经生理学

小骨盆及其器官的自主神经支配一方面通过下腹丛神经的主动脉部分交感,该神经丛从腰部交感核心区域获取纤维(▶图 19.10,▶图 19.11)。另一方面来自骨盆椎旁神经节,这是椎间孔内侧的骨盆。交感神经核心区位于下方的胸髓,并达到 $L_2/3$ 节段。对于交感神经供应来说,类似于腹腔神经节的交感神经和副交感神经组织,副交感神经部分通过盆内脏神经连接,其核心区位于 $S_2$ 和 $S_4$ 之间。这些交感神经副交感神经的"主要采集部位"被称为"下腹下神经丛"或"骨盆神经丛",并支配骨盆器官和外生殖器。从这个下腹下神经丛出现了下列其他的丛:
- 供应直肠的下直肠神经中丛
- 前列腺的前列腺丛
- 输精管丛,收缩输精管并供应输精管和附睾以及精囊
- 阴道神经丛(Frankenhauser),对应输精管丛,但明显更多地提供神经节细胞;它负责子宫和阴道,以及部分管道和卵巢的支配

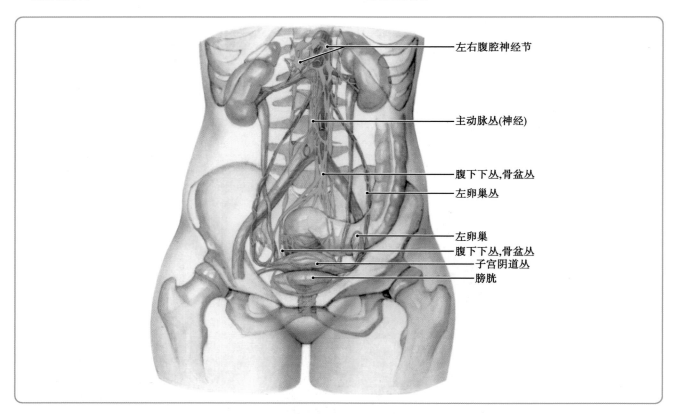

左右腹腔神经节

主动脉丛(神经)

腹下下丛,骨盆丛
左卵巢丛

左卵巢
腹下下丛,骨盆丛
子宫阴道丛
膀胱

▶图 19.10　女性泌尿生殖道解剖图

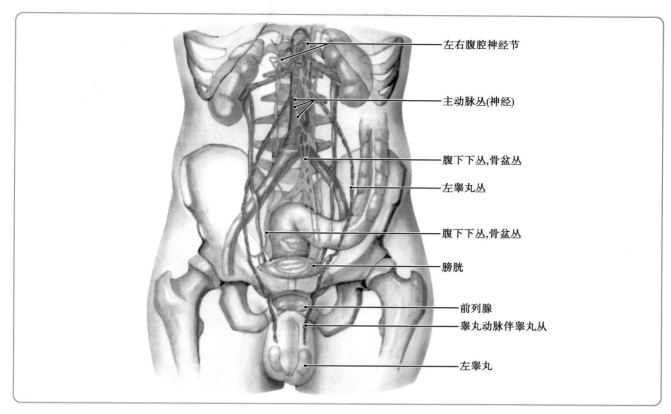

左右腹腔神经节

主动脉丛(神经)

腹下下丛,骨盆丛

左睾丸丛

腹下下丛,骨盆丛

膀胱

前列腺

睾丸动脉伴睾丸丛

左睾丸

▶图 19.11　男性泌尿生殖道解剖图

- 膀胱丛支配膀胱和膀胱排空功能(括约肌喷发的副交感神经部分和膀胱肌肉组织收缩)以及阴茎海绵体的功能以控制阴茎海绵体。

通过血管供应小骨盆器官,血管连接的传入和传出交感神经也具有重要意义,其负责这些器官的循环,应通过神经治疗注射来完成。

将局部麻醉药注射到下腹下丛或盆丛的分支区域,使得交感神经和副交感神经的病理性传出神经和传入神经部分中断,使器官功能紊乱正常化。

### 19.3.3　注射技术

注射到子宫阴道丛分支

**耻骨通道**　触摸耻骨联合和右侧和左侧的耻骨结节,插入腹股沟韧带。在耻骨结节高度几乎没有手指宽的颅骨,深压 3~4cm 的腹壁,根据给定的腹壁厚度,当膀胱排空时,4~8cm 长的针头与皮肤垂直。

!　注意

由于腹壁上动脉存在受伤风险,不得继续在侧面进行注射。

建立丘疹后,在尽量不接触骨头的情况下,针头向耻骨联合旋转约 30°~40°,汇合推进约 10°(▶图 19.12,▶图 19.13)。在轻微的冲压压力下,根据解剖条件,将针在该方向推进 4~8cm 深,直到患者在尿道,膀胱和阴道区域表现出轻微的感觉迟钝。将针抽出 2 次并旋转 180°以排除血管内或膀胱内的针

头位置。吸入阴性样本后,现在注入 3~5ml 1%普鲁卡因,取出针头。抽血时,应在新的负向抽吸后纠正针头位置并注射。当吸入尿液时,应取下针头和注射器,用新注射器重复注射,针头稍微朝中间调整(5°以下)。

### 19.3.4　并发症

膀胱的意外穿刺在临床上毫无意义。静脉或更少见的动脉穿刺会在子宫阴道腔内产生血肿,会在几天内偶尔对膀胱区域产生中等压力感。在没有血肿的情况下,几天内感受到严重的压力感觉或持续数天的排尿困难表明所谓的反应现象是小骨盆的干扰性疾病,因此应该进行故障区域诊断。

如果解剖结构完整,则可以排除上述注射技术中的腹腔内针头位置。

!　注意

颅骨刺穿距离过远可能会导致浅表腹壁动脉分支受伤,导致腹壁血肿疼痛。针头位置过于侧面(在耻骨结节的外侧)可能会损伤腹壁下动脉并伴有腹膜前血肿,这可能需要手术修复。

在正常凝血状态下,下腹壁或浅表腹膜动脉的损伤不会形成任何相关的血肿。

省略了阴道入路到子宫阴道神经丛分支的描述。他需要一个特殊的仪器和一个"妇科"检查椅,因为它需要在膀胱截石位下检查。对应宫旁管道阻塞进行注射,受过培训的妇科医师对此熟悉。

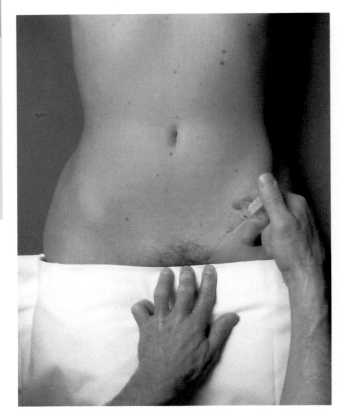

▶图 19.12   注射到子宫阴道腔的子宫生殖器丛的分支

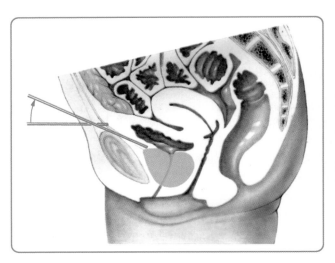

▶图 19.13   子宫阴道的子宫阴道神经丛分支注射的针头位置

## 19.3.5   材料

需要：
- 5ml 注射器
- 0.4~0.6mm×40~80mm 针头
- 1%普鲁卡因，每次注射 5ml

## 19.4   注射前列腺中前列腺丛的分支

### 19.4.1   适应证

下列仅代表可能出现的部分适应证：
- 急慢性前列腺炎和膀胱炎
- 排尿障碍
- 有排尿障碍和无排尿障碍的前列腺增生症
- 手术后排尿困难（导尿管，膀胱镜，经尿道切除术）
- 勃起功能障碍
- 前列腺和膀胱是病变后的故障区域
  能否取得预期成果取决于患者各自的"故障区域情况"。

### 19.4.2   解剖学和神经生理学

男性骨盆的神经解剖学和神经生理学情况与女性骨盆相似。

### 19.4.3   注射技术

**耻骨/会阴通道**   触摸耻骨联合及右侧和左侧的耻骨结节。6~8cm 长的针头在耻骨结节上方大约手指宽的部位进行注射。建立丘疹后首先垂直于皮肤进行注射。在轻微的冲压压力下，将针头穿过耻骨上方，当腹壁推入 3~4cm 时，然后向尾部推进大约 30°~40°，汇合后推进 10°（▶图 19.14），直到患者表示阴茎龟头轻微灼痛。这表明针头已经抵达前列腺（▶图 19.15）。

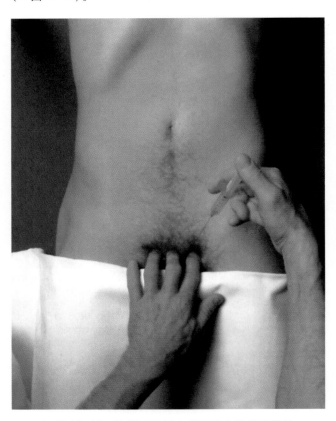

▶图 19.14   注射到耻骨上前列腺中的前列腺丛

抽吸两次后,将针头转过 180°,在负向抽吸样本的情况下注射 3~5ml 的 1% 普鲁卡因。如果在相同的位置将针头进一步推入约 1cm,则能够刺穿前列腺,正如所显示的阴茎阻力明显增加并且阴茎头拉力增加。在前列腺内浸润的情况下,注射量应该约为 1~2ml。

🔹 **注意**

这种注射应缓慢进行,否则注射过程会增加痛感。

在会阴注射时,将 8cm 长的针头插入肛门环前 2cm 和中缝侧面 1cm 处。对于平躺的经肛门,通过触摸的手指注射至前列腺。前列腺包膜穿孔时,阴茎龟头会出现轻微刺伤性疼痛,针头前进 1cm 进入前列腺间隙,显示针头位置正确。缓慢渗入 2~3ml 普鲁卡因,另外 2ml 在前列腺周围进行注射并去除针头。

### 19.4.4　并发症

如果抽血,在负向抽吸之后再次注射之前必须稍微回缩针头。回抽出淡黄色尿液表明意外刺穿膀胱。在这种情况下,取下注射器和针头,并用新器械重复注射。

在静脉血管供应时,前列腺周围结缔组织形成血肿十分频繁,但在临床上无关紧要。这种血肿可能会引起膀胱区轻微的压迫感。

如果在前列腺内进行注射,如果出现任何轻微尿道出血或血性射精,应告知患者。这并不影响治疗结果。

### 19.4.5　材料

需要:

- 5ml 注射器
- 0.6mm×80mm 针头
- 1% 普鲁卡因,每次注射 2~5ml

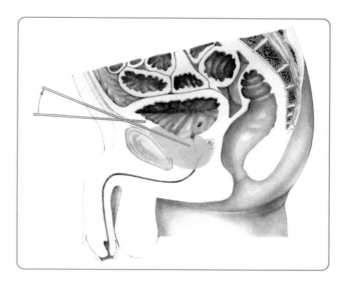

▶ **图 19.15**　注射到前列腺中的前列腺丛的针头位置

# 第 20 章　关节

## 20.1　肩关节和肩胛带注射

### 20.1.1　适应证

下列仅代表可能出现的部分适应证：

- 肩关节的新伤和旧伤（在缺少手术适应证的情况下）
- 急性（非细菌性）和肩关节慢性炎症
- 退行性疾病
- 肩胛带的创伤痛感（也是术后）
- 关节囊-韧带-器官的炎症和退行性疾病（肩袖），肌腱和肩胛带
- 肩关节作为疾病或受伤后的干扰场

能否取得预期成果取决于患者各自的"故障区域情况"和供应肩关节的脊神经的刺激状态。

### 20.1.2　解剖学和神经生理学

肩关节是所有关节中运动范围最大的球关节。这是由相对于肱骨头较小的、扁平的关节窝保障的。这导致需要一个良好的肌肉导向装置和强壮的关节囊。当关节窝的位置的较大变化时，通过肩胛骨的同步滑动，可以很好地缓冲肩关节的整个运动范围同时扩大活动范围。在功能方面，胸骨和肩胛骨之间的锁骨关节可以添加到肩关节。充当"拉杆"的锁骨确保了肌肉组织与躯干肩关节的稳定性。

肩关节的血管供应机构位于回旋肱骨前后壁（▶图20.1，▶图20.2）。

肩关节的血管供应位于 Aa。回旋肱骨前后壁（▶图20.1，▶图20.2）。对于血管，除了关节软骨之外，血管周围的交感神经会支配所有由动脉系统供应的肩关节结构。肩关节敏感的供应装置非常复杂，其从腋神经（$C_5/C_6$）、肌皮神经

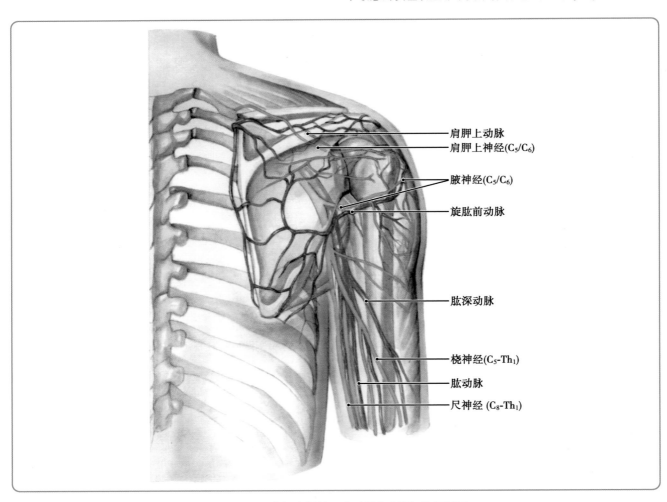

肩胛上动脉
肩胛上神经（$C_5/C_6$）
腋神经（$C_5/C_6$）
旋肱前动脉
肱深动脉
桡神经（$C_5-Th_1$）
肱动脉
尺神经（$C_8-Th_1$）

▶图20.1　背部右侧神经和动脉解剖图，背部视图

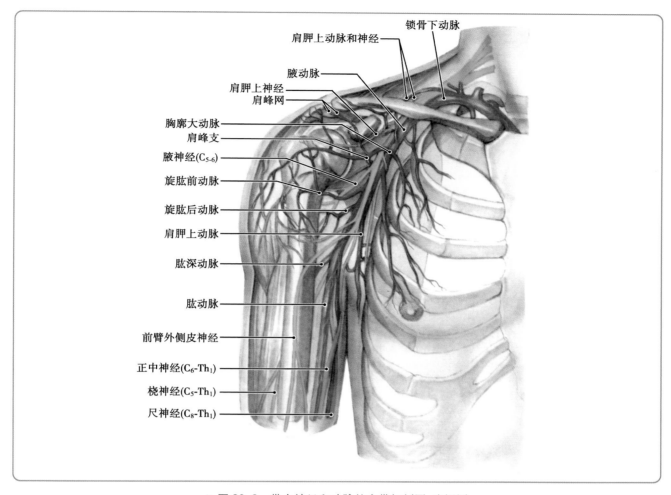

▶ 图 20.2　带有神经和动脉的肩带解剖图,腹视图

（$C_5$-$C_7$）、肩胛下神经（$C_4$-$C_6$）和肩胛上神经（$C_5$/$C_6$）中发出。交感神经纤维也支配敏感的组织结构与这些体感神经。一部分,交感神经传入部分与体节神经运行到 $C_5$-$Th_5$ 段的背根神经节,并在这里进行切换。另一部分他们与血管一起运行至交感神经的干神经节 $Th_{1-5}$ 和星状神经节。根据交感神经解剖图,可以得出神经治疗的注射位置。

## 20.1.3　注射技术

在注射肩关节和肩带等较深结构之前,应在肩部区域（$C_4$ 和 $C_5$）建立丘疹,并略微浸润肩关节和肩胛骨部位的肌肉。

**肩峰下空腔**　在手臂下垂,触碰肩峰的背侧时。6cm 长的针头的穿刺点是在肩峰外侧边缘的靠中间的 1 指宽处,并且接近 1 指宽尾部下方。然后将针头沿严格的矢状方向穿过三角肌,然后稍微倾斜（约 5°）至 3～4cm 的头部方向。如果早期发现骨头接触,肱骨头受到撞击。然后针头必须稍微撤回并继续指向头部。抽出 3～5ml 后渗透。如果达到黏液囊,囊包脂肪组织,颅囊部分和肱骨上部肌腱,其应在刺激时直接进行注射。

**冈下肌和小圆肌的肌肉附着**　在侧面边界交界处触摸背侧肩峰边界。穿刺点的垂直宽度为 2.5 指宽,交界处的下方。

4cm 长的针头在大约 2.5～3.5cm 的深度处触碰到骨头。它位于冈下肌肌腱部位和大结节处的背囊。抽吸后注射 2～3ml。

**腋神经和旋肱后动脉**　穿刺点位于在上臂下方悬挂的 3～4 指宽,肩峰尖内侧的 1～2 指宽处。将针头呈矢状推进 3.5～4.5cm。现在,针尖位于腋神经和肱骨的后部环绕的紧邻处,其在外支颈处横向延伸至肱骨。抽吸后注入 2～3ml 普鲁卡因。肩膀温暖的感觉以及外展运动时的弱点会显示正确的注射坐姿。

**腹侧肩关节囊,肩胛下腱,二头肌肌腱（结节间沟）**　触摸肩峰的外侧边界及其前缘。在肩锁关节的垂直排列中,4cm 长针头的穿刺点位于肩峰以下的 3 指宽。在严重矢状穿刺方向上,肩胛下肌的肌腱和肩关节的腹关节囊部分必须达到 1.5～3cm 的深度。如果发生骨骼接触,在抽吸后注射 1～2ml 普鲁卡因之前,针头缩回 2～3mm。在侧面指向的穿刺方向（约 10°）处,大结节到达肩胛下肌附着。这里注射 1ml 普鲁卡因。进一步向下约 1cm,到达结节间沟,其中滑动长的二头肌肌腱。这里再次注射 1ml 普鲁卡因。

**腋动脉**　在外展肩关节 90° 仰卧位时,在腋窝颅侧区触诊具有明显脉动的腋动脉。患者应稍微转向注射的一侧,以便放松动脉后方的胸大肌。触摸指停在具有搏动的动脉上。

将4cm长的针头插入触摸指的上方。建立丘疹后,针头沿颅骨方向缓慢前进。在2~3cm深处,到达腋动脉,靠近旋肱分支。在动脉可能穿刺的情况下,在动脉内注射1~2ml普鲁卡因。如果穿刺失败,则注射3~4ml普鲁卡因,使其能够到达血管的交感神经。

> **注意**
>
> 可能的是桡骨或尺骨束的刺激,患者在桡神经或尺神经的过程中表现为轻微电击。在这些情况下,针头略微缩回。此注射不应出现疼痛。

临床上手臂具有温暖的感觉表明注射正确。此外,这种注射可以达到肌皮神经和腋神经以及桡神经的关节处。

**肩胛上神经**　触摸喙突。在相同高度内侧的指宽处用4cm长的针头进行穿刺。在2~3.5cm处,针头在靠近肩胛切迹的喙突的底部。患者表示可以腹侧肩部区域进行适度拉伸。抽吸后,注射2~3ml普鲁卡因。

**肩锁关节**　在肩峰外侧边缘的内侧的2指宽处可以清楚地看到肩锁关节。通过肩锁韧带,可以触摸作为小凹地的带有关节盘的关节间隙。在肩关节间韧带(锁骨下)受伤的喙突和锁骨之间的在肩关节压缩期间保持锁骨,类似于膝关节的十字韧带装置,其肩关节表面位于喙突上。将2cm长的针头轻柔地插入关节间隙,以便已经处于稍微低于皮肤的韧带装置中。渗入0.5~1ml普鲁卡因。

**胸锁关节**　胸锁关节位于可见的手指宽的颈部侧面。由锁骨韧带,肋锁韧带和关节囊所固定的锁骨关节头位于胸骨关节面上并通过关节盘进行缓冲。建立丘疹后,在关节的下边缘用2cm长的针头进行穿刺。在颅内侧包膜(非囊内或关节内)后注射0.5~1ml普鲁卡因是在针管缩回后通过向内侧锁骨和第一根肋骨之间深度约1cm的韧带注射1ml后完成的。

**肩关节**　肩关节注射最好在背部完成。穿刺点远低于背侧肩峰缘,在肩峰外侧边界内侧的2指宽处。建立丘疹后,在1.5~3.5cm深度处,用4cm长的针头穿过三角肌和冈下肌后插入关节腔的关节囊。此处注射2~3ml普鲁卡因。

## 20.1.4　材料

需要:
- 5ml注射器
- 0.4~0.6cm×4~6cm针头
- 2~5ml 1%普鲁卡因

## 20.2　注射到肘关节

### 20.2.1　适应证

下列仅代表可能出现的部分适应证:
- 肘关节的新伤和旧伤(在缺少手术适应证的情况下)
- 肘关节损伤(缺少手术适应证)
- 急性和慢性炎症(非细菌性)
- 上髁炎
- 插入性肌腱病

- 肘关节退行性疾病
- 尺骨病综合征(URS)
- 肘关节作为病变和受伤后的故障区域

能否取得预期效果取决于患者各自的"故障区域情况"。

### 20.2.2　解剖学和神经生理学

肘关节由3根骨头组成,在上臂和下臂之间形成铰接连接。肱尺关节代表关节的主要组成部分,而肱尺关节作为从动关节尽量使前臂对上臂做轴向旋转运动。两个关节在关节联合空间中相互连接。可触及的骨骼结构是尺骨,尺骨上髁和桡骨上髁和桡骨。

通过来自尺侧和桡侧、桡动脉和尺神经动脉网络进行关节和关机囊的血液供应和交感神经支配(▶图20.3)。关节的感觉供应通过右侧桡侧腕部和尺神经前侧的伸肌侧通过尺侧正中神经的腕关节和桡侧屈肌侧的桡侧腕关节运动神经进行。同样,交感神经部分与这些体感神经共同运行至关节和关节囊供应。

### 20.2.3　注射技术

> **注意**
>
> 在开始注射肘关节之前,排除前臂延长部分和屈肌的肌肉触发点,并在必要时进行注射。

**尺骨和肱骨上髁**　在皮肤下很容易触摸到两个上髁。把肘关节的并行韧带装置,也是伸展肌的主要部分和前臂、手和手指屈肌的主要部分。用2cm长的针头在上髁上方进行穿刺,在不接触骨头的情况下注射1ml普鲁卡因。

**桡侧副韧带和肱桡关节**　触摸上髁桡骨。在肘关节轻微弯曲的情况下,穿刺点在离上髁0.5cm,可触及的桡骨和上髁的中间位置。只有在感受到点状压力疼痛时才需要在桡侧副韧带处进行穿刺,并且在冲压压力下应缓慢进行。腱鞘周可以注入0.5~1ml普鲁卡因,用2cm长的针头推进肱桡关节上方屈侧1cm。

**尺侧副韧带和肱尺关节**　触摸外上髁;2cm长的针头的穿刺点位于上髁约0.5cm的位置。建立丘疹后,将2cm长的针头应非常缓慢地推进1.5cm,穿过屈肌位于上髁的源头。现在针管位于关节周围,抽吸后注入1~2ml普鲁卡因。

**肱骨**　肱骨可以在远端上臂的三分之一处肱通过内侧独特的脉动进行识别。在两个触摸指之间,稍微张开并固定动脉,用2cm长的针头进行穿刺。应用风疹后,可以在皮下注入1~2ml普鲁卡因。使用相同的技术进行动脉内注射。血管内的位置要通过抽吸进行记录。注射2ml普鲁卡因。

**尺神经沟**　触摸尺骨上髁和尺神经沟。2cm长的针头的穿刺点直接位于尺侧腕屈肌腱弓的前方,尺神经在其下方延续。慢性神经浸润0.5~1ml的普鲁卡因,同时到达属于肘板的上侧副动脉。

**肘关节**　在严格无菌条件下,对于90°弯曲的肘关节,将4cm长的针头插入鹰嘴尖上方2指宽处。建立丘疹后,将针头推进2~3cm,尖端略微朝尾部指向肱三头肌肌肉,直到接触到骨骼。现在针头的尖端位于鹰嘴窝中,该窝通过滑膜凹槽与关节腔连通。抽吸后,滴注2~3ml普鲁卡因。

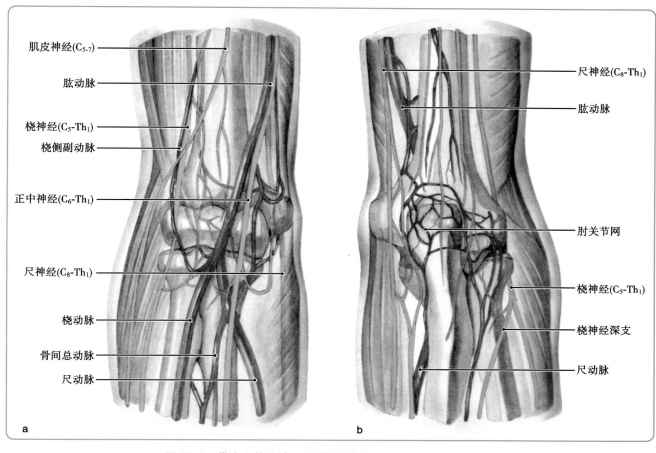

肌皮神经($C_{5-7}$)

肱动脉

桡神经($C_5$-$Th_1$)

桡侧副动脉

正中神经($C_6$-$Th_1$)

尺神经($C_8$-$Th_1$)

桡动脉

骨间总动脉

尺动脉

a

尺神经($C_8$-$Th_1$)

肱动脉

肘关节网

桡神经($C_5$-$Th_1$)

桡神经深支

尺动脉

b

▶ 图 20.3　带有血管和神经的肘关节解剖图。a. 腹视图。b. 背视图

## 20.2.4　材料

需要：
- 5ml 注射器
- 0.4cm×4cm 针头
- 1~3ml 1% 普鲁卡因

## 20.3　注射到手腕和手指关节

### 20.3.1　适应证

下列仅代表可能出现的部分适应证：
- 无手术指征时的手腕、腕骨、手掌和指关节的新伤和旧伤
- 腕关节和手指关节的特异性和非特异性炎症和退行性疾病
- 在没有手术指征的情况下韧带囊装置的病变和损伤
- 腱膜挛缩症腱鞘炎
- 肌腱炎（例如，扳机指）
- 腕关节综合征
- 手腕和手指关节作为病变或受伤后的故障区域
  能否取得预期效果取决于患者各自的"故障区域情况"。

### 20.3.2　解剖学和神经生理学

腕关节代表前臂和手之间的活动连接，实际上纯手腕运动发生在远侧桡骨，舟骨和月骨之间。尺骨的近端和远端以及彼此的半径之间的关节连接以及尺骨和肱骨近端和桡骨与腕骨远端之间形成的唯一关节结构允许前臂以及手的旋前和旋后。这些运动在功能上与单纯的腕关节运动相同。

手腕的动脉灌注，其稳定和活动部分通过桡动脉和尺动脉进行（▶图 20.4，▶图 20.5）。对手和手指的供应是通过同一动脉进行的，其通过表面和不规则的拱形在手掌区域形成广泛的侧支循环。通过这些动脉，将环管交感神经拉入毛细管终端血管并控制所有组织成分的循环。

尺神经，正中神经和桡神经确保了手腕和手的躯体支配。交感神经的传入和传出神经部分，负责皮肤腺体（皮脂，汗液）的功能，毛发直立体以及原病的敏感性。输精管的核心区域位于 $C_8$ 和 $Th_6$ 之间，并且在星状神经节中部分切换到第 1 个神经元。对手腕，手和手指的不同组织部分进行治疗，局部麻醉药的注射不仅对"患病"或"受伤"结构具有重要意义，而且对于血管，周围神经和星状神经节同样有效。

### 20.3.3　注射技术

⚠ 注意

在注射腕部、手部中间或手指之前，应排除前臂肌肉的肌肉触发点，并在必要时注射！

**远端桡尺关节**　触摸桡骨远端伸展侧；因此 2cm 长针头的穿刺点位于桡背侧伸肌的径向和中线的径向位置。建立丘

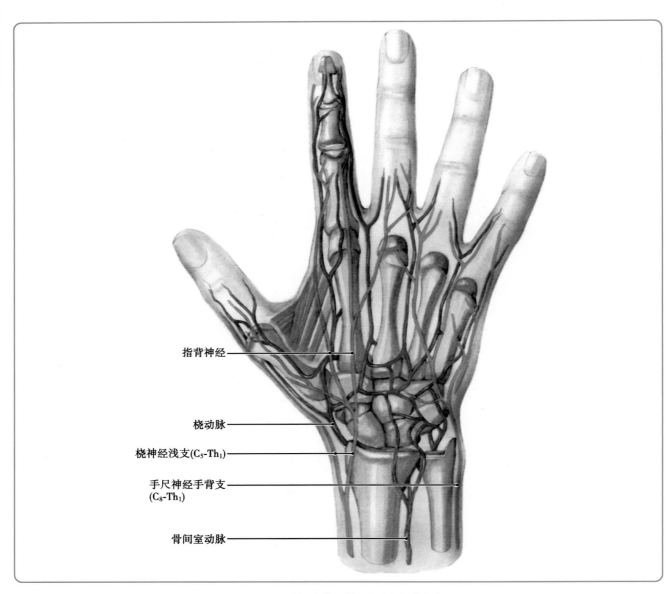

指背神经

桡动脉

桡神经浅支($C_5$-$Th_1$)

手尺神经手背支
($C_8$-$Th_1$)

骨间室动脉

▶ **图 20.4**　手部动脉和神经解剖图,背部视图

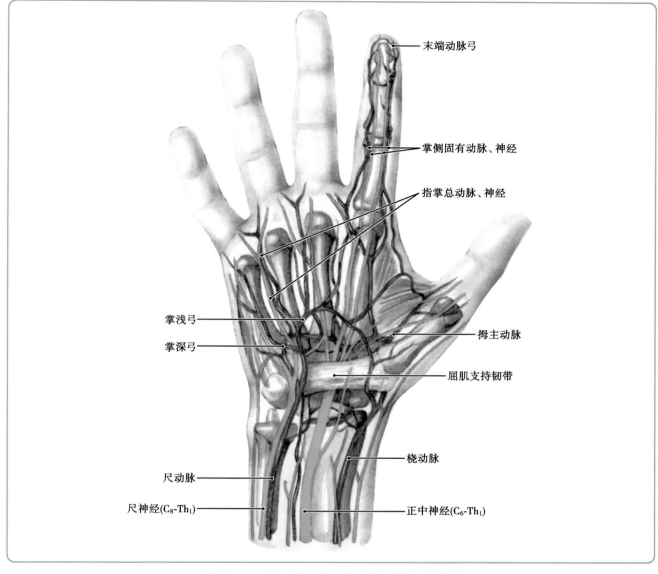

末端动脉弓

掌侧固有动脉、神经

指掌总动脉、神经

掌浅弓

掌深弓

拇主动脉

屈肌支持韧带

尺动脉

桡动脉

尺神经($C_8$-$Th_1$)

正中神经($C_6$-$Th_1$)

▶ **图 20.5**　带有动脉和神经的手掌解剖图,手掌视图

疹后,首先垂直插入的针头尖端指向径向位置,并稍稍向拇指伸肌下方手背位置推动约 1cm。现在针尖位于背侧腕关节囊上。注入 1ml 普鲁卡因。将针头缩回到皮下空间中,并再次使针头在手指的伸肌下方朝尺骨方向稍微倾斜。在 1cm 深度处,针尖位于远侧桡尺关节前方。此处也应注射 1ml 的普鲁卡因。

**指关节**　触摸要注射的手指关节。使用 2cm 长的针头在关节间隙的水平径向和尺寸上将 0.5ml 普鲁卡在皮下注入侧副韧带区域。通过将针头沿拉伸侧和屈侧切向推进,可以通过再次注射 0.5ml 普鲁卡因到达神经的背侧束和腹侧束以及交感神经。

**桡腕关节**　在严格无菌条件下,触摸桡骨远端的横向背侧边缘。在拇指伸肌和手指伸肌之间有一个小间隙,通过该间隙垂直插入 2cm 长的针头。在 0.5~1cm 的深度,针头也在腕关节中。抽吸后,注入 2ml 普鲁卡因。药物流入关节无太多阻力。

**桡骨**　触摸位于远端半径轴上的桡动脉侧。通常在松弛的前臂中可以看见到桡动脉的脉动。用 2cm 长的针头在两条可触摸的动脉和这些轻微张开的手指之间进行穿刺。在 0.5cm 的深度处,桡动脉注射 1ml 的普鲁卡因,以到达血管周围的交感神经网络。使用相同的技术刺穿动脉,并通过抽吸记录血管内针头的位置。在动脉内给予 1ml 普鲁卡因,然后轻压穿刺部位。

**尺骨**　触摸靠近尺骨侧的豌豆骨。在径向 0.5 和 1cm 之间,人们可以触摸具有脉动的尺桡骨。2cm 长的针头在 0.5~1cm 的深度能够到达动脉及其交感神经周围网。注入 0.5~1ml 普鲁卡因。由于尺动脉非常薄,因此穿刺困难。

**尺神经**　紧接着可触及的尺动脉的背外侧平行于外周尺神经,可以通过相同的注射技术将其注射到尺动脉中;第 5 指和第 4 指略微"触电"显示针头的正确位置。

**正中神经**　触摸掌长肌腱,其靠近手腕作为屈指肌腱。在紧邻肌腱的径向方向,用 2cm 长的针头垂直于皮肤进行穿刺;这可能导致手掌方向受到痛感,表明表层的分支(正中神经)受到刺激。偶尔,由于正中神经与尺神经之间的弓形神经分支(交通枝和尺神经),尺神经区域会出现轻微的电击感觉。现在,略微指向手掌的针头在趾掌肌腱和桡侧屈肌腱之间前进至约 1~1.5cm 的深度,导致在手掌中和第三和第四根手指中感受到电击的痛感,表面正中神经受到刺激。针头缩回 1mm,并且非常缓慢地注入 0.5ml 普鲁卡因。

**!** 注意

在注射过程中,不应发生疼痛!

药物分布在屈肌支持带下方。

作为保守治疗形式,这种注射剂特别适合腕管综合征。每隔 3~4 天进行一次,后期间隔时间可以更长,常常可以避免屈肌支持带全裂的手术治疗。普鲁卡因通过药物的抗水肿作用实现尺神经的保守"减压",同时改善屈肌肌腱下的腱鞘循环。

### 20.3.4　材料

需要:

- 5ml 注射器
- 0.4cm×2~4cm 针头
- 1~2ml 1% 普鲁卡因

## 20.4　注射到髋关节

### 20.4.1　适应证

下列仅代表可能出现的部分适应证:

- 髋关节的新伤和旧伤(无手术指征)
- 髋关节退行性和炎性疾病
- 髋关节发育不良的试验
- 髋关节
- 髋关节移动的肌肉组织的肛门肌腱
- 髋关节作为受伤或生病后的故障区域

能否取得预期成果取决于患者各自的"故障区域情况"和支配髋关节的脊神经的刺激。

### 20.4.2　解剖学和神经生理学

髋关节为骨盆和大腿之间的关节连接,其形状为球形关节,并具有相应的大范围运动 3 个韧带结合在囊韧带装置中。髂股动脉,股动脉和股动脉-股动脉确保在内镜的运动范围内防止股骨头在髋臼内脱位。应强调两个临床特征:髋关节所有关节的畸形率(发育异常)最高,退行性改变率最高,可导致临床症状。强大的机械应力以及容易刺激的动脉血管供应

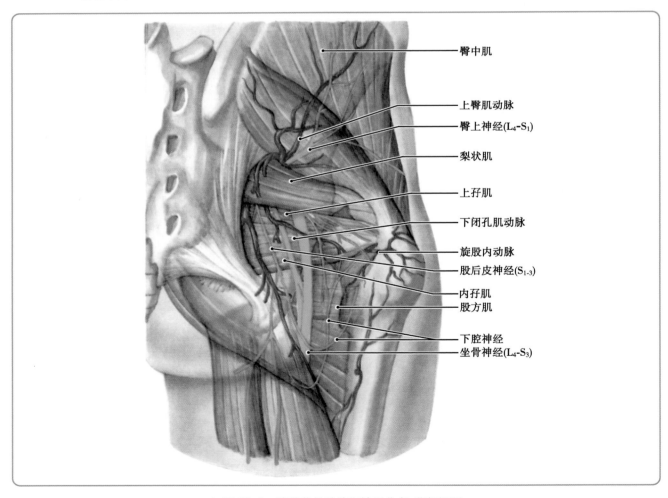

图中标注(从上到下):
- 臀中肌
- 上臀肌动脉
- 臀上神经(L₄-S₁)
- 梨状肌
- 上孖肌
- 下闭孔肌动脉
- 旋股内动脉
- 股后皮神经(S₁₋₃)
- 内孖肌
- 股方肌
- 下腔神经
- 坐骨神经(L₄-S₃)

▶ 图 20.6　髋关节的动脉和神经分布,背部视图

可能起着至关重要的作用。

髋关节的动脉供应基本上依靠起源于股动脉的内侧和外侧回旋动脉。向靠近髋臼部位的股骨头供应血液的血管，需要穿行较长的距离。当股骨头坏死或者这些血管痉挛性或栓塞性闭塞时，股骨头部分会立即在 X 线表现出"囊肿"样的"变性区"。在成年人中通常不存在经过股骨头韧带的动脉。

随着动脉供应髋关节，控制血管宽度并由此控制关节营养的交感神经、囊-韧带组织、滑膜和间接的关节软骨也吸引血管周围网络。腓肠神经供应（不同的）由闭孔神经（▶图 20.6，▶图 20.7）、闭孔辅助神经和股神经进行；背侧关节区域由来自股四头肌二次肌点的关节敏感地提供，其源自骶骨丛。躯体不同的神经吸引不同的交感神经纤维，一方面控制滑膜的功能，另一方面控制导致原发性疼痛传导的不同纤维。

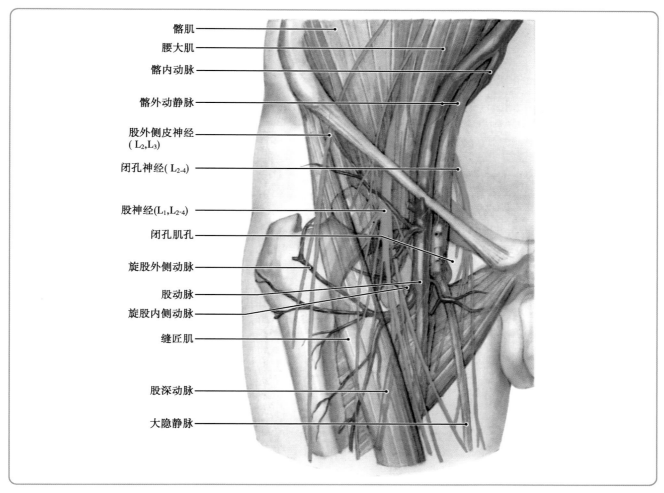

髂肌
腰大肌
髂内动脉
髂外动静脉
股外侧皮神经
（L₂,L₃）
闭孔神经（L₂₋₄）
股神经（L₁,L₂₋₄）
闭孔肌孔
旋股外侧动脉
股动脉
旋股内侧动脉
缝匠肌
股深动脉
大隐静脉

▶ 图 20.7　髋关节的动脉和神经分布，腹视图

因此，髋关节的神经治疗处理是通过将局部麻醉药直接应用于交感神经供应的"患病"组织结构以及脊神经和动脉血管来实现的，所述脊髓神经和动脉血管通过伴随的交感神经纤维控制。

### 20.4.3　注射技术

**髋关节**　触摸大转子。在大转子上方近 1 指宽处，8cm 长的针头垂直刺入并在建立丘疹后，继续进针。针头必须穿过臀大肌、臀中肌和臀小肌，最后在股骨颈到股骨头连接处到达关节囊。此处也是股内侧和股外侧屈肌的分支处。此处的股骨头动脉负责向筋膜、骨骼、滑膜以及周围交感神经提供营养。回吸后，进行 3~5ml 普鲁卡因的渗透。

**坐骨神经孔处的骶丛神经**　对于坐着的患者，触摸髂后

上棘，垂直于该点的 3 个横向手指处便是 8~10cm 长的针头的穿刺点，在此处建立丘疹后，继续进针。在 6~9cm 深处，如在腿部和臀部发现了一闪而过的疼痛，表明进针部位正确。缩回约 1~2mm 的针头，并缓慢渗入 1~2ml 普鲁卡因。

应该提醒患者，当站立或行走时，局部麻醉药的活动时间会导致不安全，因此他不适合"行进"。清晰感觉腿部温暖表明注射正确。

**股动脉**　在腹股沟韧带的下方，大约两个横向于耻骨结节的横向手指，一个感测股动脉的脉动。在 2 指宽处，4cm 长的针头垂直插入。目前的抽吸显示套管的血管内位置，血液轻微地脉动进入注射器。在正常的 $PO_2$ 中，血液呈鲜红色，可以很好地区分静脉血液。注射 2~3ml 普鲁卡因。随着套管缩回，1~2ml 普鲁卡因被注射到穿过股动脉的交感神经网络。

**股神经** 位于股动脉外侧,在髂凹内行走于腰大肌和髂腰肌之间,经腹股沟韧带中点深面入股部。使用 4cm 长的针头,建立丘疹后在腹股沟韧带下进行穿刺。在针尖附近,2.5~3.5cm 深处,大腿伸肌侧有轻微的跳动疼痛。缩回针头 1mm,并渗入 1~2ml 普鲁卡因神经。大腿伸侧的温暖感表明注射正确。

**股外侧皮神经** 髂前上棘的关键和腹股沟韧带的外侧插入。使用 4cm 长的针头进行穿刺时,只需在垂直于皮肤的脊柱内侧线上建立丘疹即可。在 3~4cm 深处,腹股沟和大腿外侧大腿可能会发生闪电疼痛。渗入 2~3ml 普鲁卡因。温暖的轻微感觉和大腿外侧区域麻木的感觉表明注射正确。

**闭孔神经** 触摸耻骨结节。8cm 长针头的穿刺点是在结节外面的 1 横指处。建立丘疹后,将针头尖端指向前后约 10°。在 6~8cm 的深度处,针头位于耻骨下方孔闭孔处的闭孔神经区域。腹股沟和背膝关节区域出现一闪而过的疼痛,这表明针头的位置正确。缩回针头 1mm,渗入 1~2ml 普鲁卡因。在上述区域没有闪电疼痛的情况下,渗入 5ml 普鲁卡因。

**髋关节** 在无菌条件下,触摸大转子。从中间稍远处,将 12cm 长的针头插入转子上方 1cm 以下,垂直于皮肤,并采用严格的侧向引导。穿过臀部肌肉组织后,针头到达颅关节囊。这会在髋部周围造成中度疼痛。在渗入 1ml 普鲁卡因和短暂的等待时间之后,针头在冲压下缓慢前进。由于其粗糙的结构,囊状组织难以渗透。当渗透压突然下降时,针尖在关节内的。在关节积液存在的情况下,可以回吸得到琥珀色的液体。随后滴注 3ml 普鲁卡因。穿透深度变化很大,取决于特定的软组织情况以及股骨颈的位置。

### 20.4.4 材料

需要:
- 5ml 注射器
- 0.4~0.6~0.8cm×8~12cm 针头
- 1~5ml 1% 普鲁卡因

## 20.5 注射到膝关节

### 20.5.1 适应证

下列仅代表可能出现的部分适应证:
- 膝关节和髌骨的新旧伤(无手术指征)
- 膝关节和髌骨的退行性和非细菌性炎性疾病
- 膝关节在受伤或生病后作为故障区域

能否取得预期效果取决于患者各自的"故障区域情况"以及供应膝关节的脊神经的刺激。

### 20.5.2 解剖学和神经生理学

膝关节是人体最大的关节。韧带关节囊装置确保了各个层面的可移动性。在球关节中最明显的骨导向结构的尺寸减少到呈微喙状的胫骨大小。由于负责移动和稳定膝盖的肌肉功能障碍,根据临床经验,可以实现内侧和外侧间隔错位。例

如,在肌肉群的高张力状态下,膝关节可能会受到内翻或外翻压力,长期处于这种情况会导致内侧或外侧膝关节以及韧带-关节囊的损伤。

由动脉网络保障(Rete articulare,Rete patellae)膝关节和髌骨的灌注,其基本结构类似于肘关节的网络结构。侧面多个结构确保了"循环安全",即使在运动过程中具有不同的软组织覆膜应力并且在关节受到相应的动脉压缩时也会持续存在。通过该动脉网络,交感神经进入末端血管并控制膝关节及其韧带-囊结构到关节囊的灌注。

通过与闭孔神经、胫神经和普通神经(▶图 20.8)出口相连的腕关节背侧进行膝关节及其韧带-囊设备的感觉支配。在伸肌侧,神经通过股神经分支支配股外侧肌、股内肌、股内侧肌和隐神经(▶图 20.9)。这些躯体神经也携带交感神经纤维,负责原始感觉。

局部麻醉药直接注入或注射到带有稳定或移动结构的膝关节,以及主管的血管且神经总是到达相应的交感神经部分,神经部分控制营养供应,从而控制组织功能。

### 20.5.3 注射技术

> **! 注意**
>
> 在注射膝关节之前,应排除上肢和下肢肌肉的肌肉触发点,或在必要时注射!

**膝关节动脉** 当关节间隙处的膝孔中间的膝关节弯曲 10° 时,在患者侧卧位位置触摸膝关节。用 6cm 长的针头在中线稍微内侧的位置进行穿刺。在建立丘疹后,向前推动针头,针尖稍微偏向指向,直至达到神经血管束(腘动脉,腘静脉,胫神经)附近 3~4cm 深的位置。抽吸后,注射 2~3ml 普鲁卡因。

> **! 注意**
>
> 当小腿和脚底触发电击痛感时,针头位于太远侧面。

将针头缩回 1~2mm 并注入普鲁卡因。

**十字韧带(关节内注射)** 在严格的无菌条件下,在侧卧,膝盖微屈的患者(5°)的关节间隙处,将½指宽插入腘动脉内侧,6cm 长的针头垂直于皮肤。在 4~5cm 的深度处,针尖位于后十字韧带的关中。该关节囊背部较薄并且不会对针管产生阻力。前十字韧带的股动脉途径也邻近股骨外侧后内表面。抽吸后,注射 2~3ml 普鲁卡因。

**副韧带** 触摸股骨外上髁;在关节间隙上方的 1 指宽,有一个粗糙的轻微突起,其显示了外侧副韧带的股骨附着。用 2cm 长的针头垂直于皮肤进行穿刺。建立丘疹后,在皮下注射 0.5ml 普鲁卡因。在按压腓骨近端头之后,以相同的方式对侧面外侧韧带的腓骨进行注射。用于内侧副韧带的相同程序,其中外侧韧带的远侧接近几乎不是在胫骨平台的关节间隙之下的 1 指宽。在膝关节疾病中,副韧带通常对压力很敏感,因此很容易找到。

**伸肌肌群和髌骨** 触摸髌骨上缘(髌骨基底),插入到四头肌肌腱的主要部分。

1~2cm 长的针头在垂直于皮肤的骨边缘上方进行穿刺;建立丘疹后,在皮下注入 0.5ml 普鲁卡因,0.2ml 注入肌腱。髌骨韧带在髌骨和胫骨粗隆上骨骼途径的方式相同。应仔细

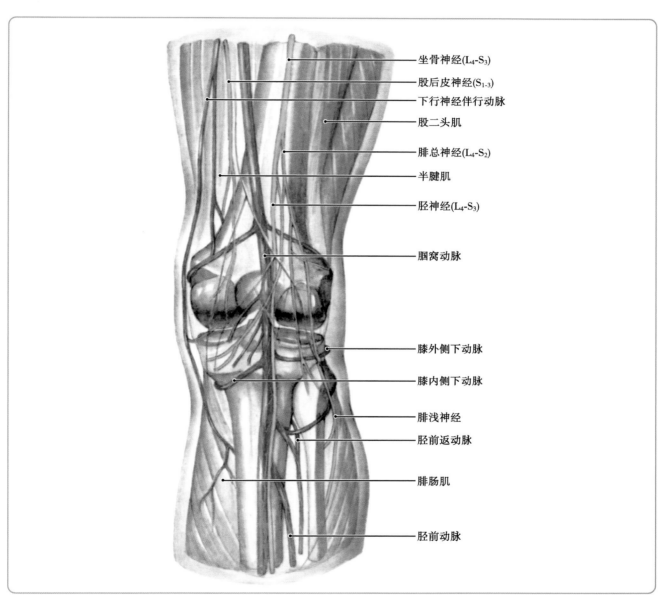

坐骨神经(L$_4$-S$_3$)

股后皮神经(S$_{1-3}$)

下行神经伴行动脉

股二头肌

腓总神经(L$_4$-S$_2$)

半腱肌

胫神经(L$_4$-S$_3$)

腘窝动脉

膝外侧下动脉

膝内侧下动脉

腓浅神经

胫前返动脉

腓肠肌

胫前动脉

▶图 20.8　带有血管和神经的膝盖关节解剖图,背面视图

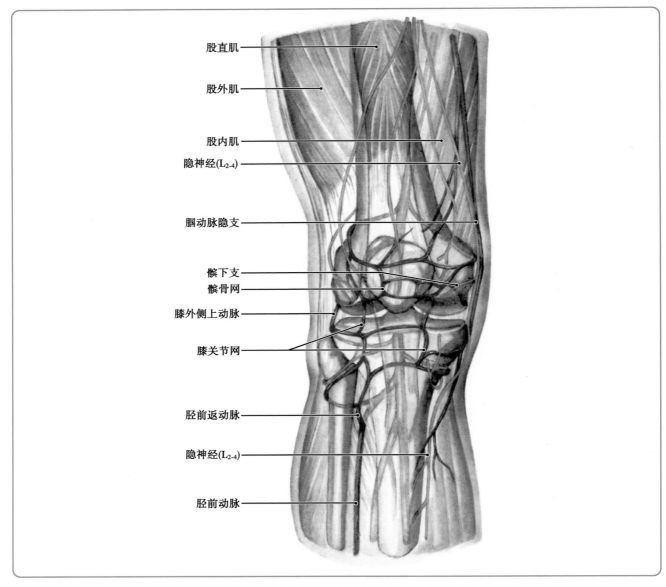

股直肌

股外肌

股内肌

隐神经(L~2-4~)

腘动脉隐支

髌下支
髌骨网

膝外侧上动脉

膝关节网

胫前返动脉

隐神经(L~2-4~)

胫前动脉

▶ **图 20.9**　带有血管和神经的膝关节解剖图,正面图

检查股四头肌腱和髌韧带准确的(针头大小)疼痛点并使用相同技术进行注射。

**腓浅神经**　触摸腓骨头。在尖端下方有近 1 根指宽的位置,腓浅神经从颅面向尾侧对角延伸。穿过骨骼的神经很容易触及骨骼。这里也是神经可以被外部压力(石膏,支撑,挫伤,拉伤)损伤的地方。将 2cm 长的针头垂直插入神经。

建立丘疹后,进行 0.5ml 普鲁卡因的皮下神经注射。

**胫腓关节**　触摸腹外侧腓骨。胫骨凹陷的位置是 2cm 长针头的刺入点。建立丘疹后,针头以约 45°的角度前进到槽沟上。在约 1~1.5cm 深度处,针头位于腱膜韧带前方。现在将 1ml 的普鲁卡因注入周围和肠内。

**膝关节**　在严格的无菌条件下,膝关节以大约 25°的屈曲角度安装在滚轴上。触摸侧面和头颅髌骨边缘。在髌骨上方有一指宽,其侧面 1 指宽处,用 4cm 长的针头从外侧进行刺穿。通过在内侧建立丘疹并推动针头,针头可以稍微降低到

大腿伸肌侧。刺穿外侧髌骨带状韧带后,针头"落入"上侧凹陷部。抽吸结束后,可能会渗出积液,将 3~5ml 普鲁卡因注入膝关节。

### 20.5.4　材料

需要:
- 5ml 注射器
- 0.4~0.6cm×4~6cm 针头
- 1~5ml 1%普鲁卡因

## 20.6　注射到上下脚踝、跗骨跖骨关节

### 20.6.1　适应证

下列仅代表可能出现的部分适应证:
- 没有手术指征的踝关节,脚趾关节的新伤和旧伤

- 关节,韧带-关节囊装置和关节活动的结构的退行性和炎性疾病
- 足部作为受伤或病变后的故障区域

能否取得预期成果取决于患者各自的"故障区域情况"以及踝关节、跗骨跖骨和脚趾的脊柱神经。

### 20.6.2　解剖学和神经生理学

踝关节由胫骨,腓骨和距骨组成,其通过踝叉在其运动范围内运动,其支撑背部和脚掌的运动;距骨和跟骨之间的下踝,关节内旋和旋后。上踝的关节运动取决于坚固的韧带装置,但是具有坚固的骨骼导向装置,以便弹性固定踝关节。这种韧带(三角肌韧带,腓骨远端韧带,后韧带,跟腓韧带,以及胫腓韧带和胫后韧带)经常涉及足部受伤。

跗骨使得跖骨骨骼活动性减弱;反过来,其提供了与脚趾的连接,由于其良好的流动性,在脚趾的滚动和挤压过程中起着重要作用。与手的解剖结构相似,有许多囊和肌腱鞘,显著影响脚的移动性和脚部骨骼的静态。

动脉血液循环从位于前部和上端的胫骨动及肺动脉开始,下降至踝骨和跟骨形成动脉丛并下延伸至脚趾的伸肌和屈肌侧( ▶ 图 20.10)。在这些动脉之后,作为血管周围网的交感神经延伸到末端管并调节所有组织成分的供应。交感神经功能紊乱引起组织营养紊乱,随后扰乱相应组织的功能。感官上对脚踝的支配来自腓骨神经、隐神经、深胫骨肌神经和腓肠神经;对跗骨、距骨和脚趾关节的感官支配。有了这些躯体感觉神经,交感神经纤维就可以用于原发性感觉。因此,用于治疗的局部麻醉药通过注射到踝关节的每个结构以及骨根,距骨和趾关节的关节以及通过注射到血管,脊髓神经和腰部交界处而到达交感神经系统。

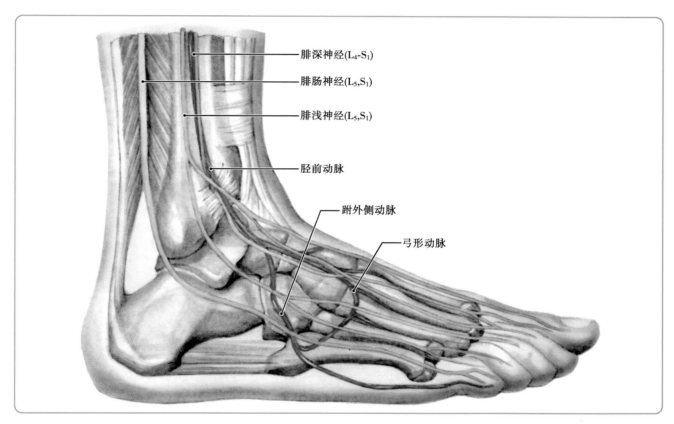

腓深神经(L₄-S₁)

腓肠神经(L₅,S₁)

腓浅神经(L₅,S₁)

胫前动脉

跗外侧动脉

弓形动脉

▶ 图 20.10　足部动脉和神经解剖图,腓骨视图

### 20.6.3　注射技术

**腓肠神经**　在外踝尖上方有好的 4 指宽,背向可触及的腓骨边缘的 1 指宽处是 2cm 长的针头的穿刺点。建立丘疹后,推进针头约 1 ~ 1.5cm。

> ⓘ 注意
> 与腓肠神经直接接触会使小脚趾受到电击痛感。

在感受到电击痛感时,针头缩回 2mm,注入 0.2 ~ 0.5ml。无电击痛感时注入 2ml 普鲁卡因。

**腓浅神经**　触摸腓骨远端,踝关节前缘的手掌会阴神经在手指下朝腹侧和背侧滑动。用 2cm 长的针头在触摸的手指旁边进行穿刺。用 0.5 ~ 1ml 普鲁卡因进行神经浸润。

**胫腓前后韧带和上踝关节**　在踝骨上方可触及的 1 指宽处将胫腓前韧带从腹侧腓骨边缘斜向上拉至胫骨。大约 1.5 ~ 2cm 宽的粗糙带在跖屈和前足处容易触到。直接在韧带上方插入 2cm 长的针头并且在皮下渗入 0.5 ~ 1ml 普鲁卡因。从腹部指向尖端的穿刺中,针管在可触知的伸肌腱下前进 1.5cm,在前关节囊上注入 1 ~ 2ml 的普鲁卡因。

**上踝和下踝的外侧韧带**　2cm 长的针头的穿刺点是在外踝尖中心下方的 1 指宽处。建立丘疹后,将针头在皮下向背

部方向,然后向前推进,注射 1~2ml 普鲁卡因。从相同的起始位置,将可触及的跟骨腓韧带前缘的针管严格地前进到骨侧至 1~2cm 的深度;针管在这里回缩 1~2mm 后,重新在下脚踝的侧面的韧带囊装置上注入 1~2ml 的普鲁卡因。

**足背动脉**　足背动脉(▶图 20.11)在皮下可触及足背的中线处,远离前踝关节褶皱 1~2 指宽处。2cm 长针头在手指的前方进行穿刺。在皮下血管注入 0.5~1ml 普鲁卡因。

**趾关节**　通过脚趾关节的负向运动显示。用 2cm 长的针

头直接在腓骨和胫骨上在侧副韧带装置处进行注射。每次注射使用 0.5ml 普鲁卡因。

**脚趾神经束(结肠麻醉)**　在基部肢体的脚趾根部腓骨和胫骨处,用 2cm 长的针头从伸肌侧垂直于趾部插入。皮下后注入 0.5ml 普鲁卡因,将针头推进到脚趾的屈侧,在那里也注入 0.5ml 普鲁卡因。

**隐神经**　在下脚踝边缘和胫骨远端之间的角上方的 1 指宽处与的隐动脉和隐神经一起运行(▶图 20.11),并且在那

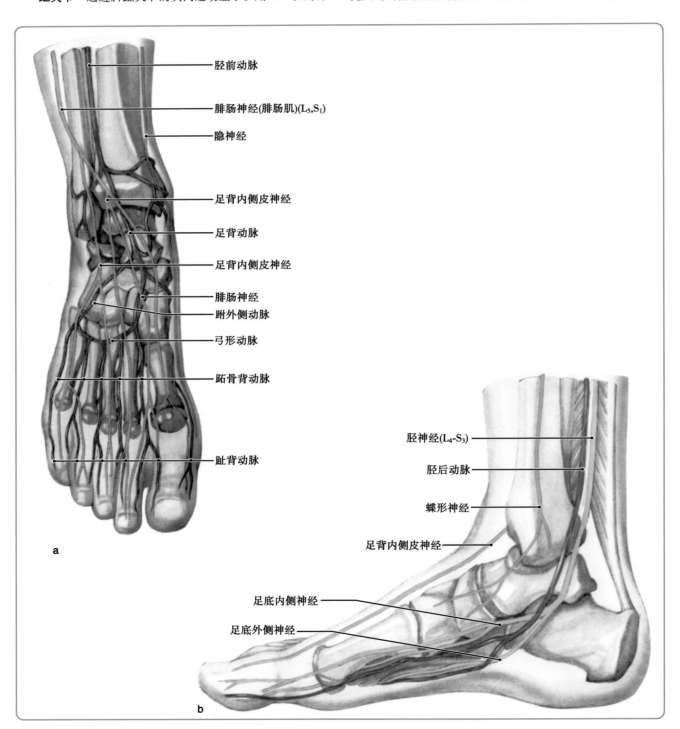

图中标注:
胫前动脉
腓肠神经(腓肠肌)($L_5$,$S_1$)
隐神经
足背内侧皮神经
足背动脉
足背内侧皮神经
腓肠神经
跗外侧动脉
弓形动脉
跖骨背动脉
趾背动脉

a

胫神经($L_4$-$S_3$)
胫后动脉
蝶形神经
足背内侧皮神经
足底内侧神经
足底外侧神经

b

▶**图 20.11**　带有神经和动脉的脚部解剖图。a. 腹部视图。b. 内侧视图

里很容易触摸到。将 2cm 长的针头刺入触摸手指前方,并注入 0.5~1ml 的普鲁卡因。

**胫骨后动脉和胫神经**　胫动脉在踝内侧后缘可见并可触摸。在数字控制下用 2cm 长的针头进行穿刺。在大约 0.5cm 的深度,将 1ml 普鲁卡因注入皮肤。胫神经延伸在动脉后面几毫米,并且可以通过相同的技术,通过相同的注射方式到达那里。

踝关节肌腱韧带和距下关节。内侧踝尖下方的 1 指宽处由 2cm 长的针头进行穿刺。在约 0.5cm 的深度中,将 1~1.5ml 的普鲁卡因注入腹侧和背侧三角肌韧带。

内侧韧带囊装置位于内踝尖下方的几乎两个指宽处。在这里用 2cm 长的针头进行穿刺。在大约 1.5cm 的深度中,将 1mg 的普鲁卡注入腹膜内和背侧周膜。

### 20.6.3　材料

需要:

- 5ml 注射器
- 0.4cm×2cm 针头
- 0.5~2ml 1%普鲁卡因

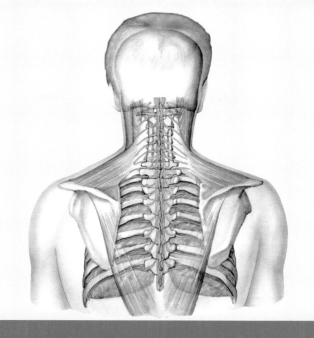

# 第四部分　适应证及治疗方法

# 第 21 章 适应证及治疗方法

## 21.1 导言

鉴于交感神经系统在生物体中无处不在的分布,通过神经疗法进行调节的方法以及没有交感神经分布的地方不会产生病变这一事实,Huneke 神经疗法的应用非常广泛。该方法几乎可用于所有医学学科,因此全科医生和专科医师可以同时接触。

一般来说,与交感神经系统的急性或慢性刺激和功能障碍相关并因此导致微循环障碍的所有疾病属于适应证的范围。这些包括非特异性炎症同样可以造成的组织的退行性疾病和炎性疾病,如细菌或病毒。不包括寄生虫病。任何类型的肌肉骨骼系统功能性疾病,尤其是器官功能障碍,都被包含在适应证目录以及免疫性疾病(如过敏性疾病)中。对于肿瘤疾病,神经治疗只是一种辅助措施,部分肿瘤疼痛可以受到很好的影响。如果您将自己的症状定位成最常见的疼痛,可以借助神经疗法非常成功地进行治疗,特别是通过故障区域疗法。

可以在心理疾病中找到适应证的限制方法,其可以找出发生心理冲突情况中病变的主要原因。由于心身疾病的转变和真正的因果关系并不总是很清楚,所以在有疑问的情况下会进行治疗尝试。因为在神经疗法的帮助下,心因性疾病常常被证明是体细胞病。

> **注意**
> 除神经疗法的适应证之外是需要手术的精神病,神经病和遗传疾病的疾病。疾病诱导或药物诱导的凝血障碍属于相对禁忌证。

患者的配合对治疗成功具有决定性意义。因为 Huneke 的神经疗法是一种注射治疗,所以每次治疗患者必须忍受疼痛。对注射的恐惧会干扰患者和医生之间的详细沟通。如果无法在第一次或第二次治疗中缓解患者的"注射焦虑",即使给出适应证的治疗方案,也应该停止治疗。

在进行儿童治疗时,要求治疗师给予特殊的同情心、非常"温柔"的爱抚以及陪同父母的信任和同意。尽管大多数儿童能够宽容,但是我们也不应忽视注射治疗负担过重的儿童。相互权衡临床图片和给神经疗法。对于干扰场病变和从医学上来说必须关闭干扰场的情况,为了能够进行有效的治疗,不可避免地要进行注射。

原则上,是将神经治疗作为一种治疗模式来保持成果控制;这对许多疾病来说是行得通的。对于服用不可改变药物的多发病患者而言,这种成果控制有时更加困难,因为一些药物限制了生物体的调节能力。

> **注意**
> 糖皮质激素、细胞抑制剂、精神药物和许多抗生素能够通过神经疗法阻碍或中和自我调节,因此神经治疗师很难成功,甚至无法确定疗效。

因此,根据临床情况,有必要权衡这些制剂是否可以在神经治疗治疗的同时停止或"逐渐"减少。

神经疗法也可以作为辅助疗法。一方面,与其他治疗方法相结合,例如顺势疗法或针灸,这可以从神经治疗方面安全地主导患病区域的治疗。

另一方面,神经治疗也可以作为危及患者生命力的急性疾病的附加疗法。例如:

- 肺栓塞
- 心肌梗死
- 脑损伤
- 肾功能衰竭
- 心脏衰竭
- 传染病,如细菌或病毒性肺炎、斑疹伤寒、霍乱和痢疾

在这些情况下,采用这种方法来改善或消除与交感神经疾病相关的功能障碍,以及通过使交感神经张力正常化,通过改善组织注射来缩短疾病进程的可能性太小。

下面介绍的可以使用神经疗法来治疗的诊断和症状当然是不完整的。然而,最后一章是全面介绍神经治疗方法和治疗策略的必要框架,因此也有可能将非上述疾病纳入自己的适应证清单。一方面,由于许多诊断仅基于症状和病因学,而实际病因尚不清楚,另一方面,神经治疗的概念包含了通过关系诊断进行病因学检索的基本因素。如果没有发现病变图像的联系,那么在神经治疗中没有治疗效果。这种情况在疼痛疾病的诊断和治疗中特别突出,有时候确实可以识别出与疼痛相关结构,但不是导致这种疾病的因果关系链。这里可以通常提供清晰的节段和干扰场诊断。

这些诊断并未单独列入随后的治疗中,而是根据身体区域进行总结,因为治疗性干预必须根据疾病患者的疾病相关性(甚至是相同的诊断)进行单独调整。治疗说明仅包括最初进行节段治疗或在失败时进行干扰场探索以及根据相应疾病图片进行干扰场治疗。

总之,在所列出的所有疾病中,交感神经诱导的,发病过程中确定的灌注和微循环障碍及其对疾病相关组织的影响是临床图像的关键组成部分,其必须是从神经治疗的适应证中得出的。只有在成功完成治疗后,才能明确该病的病因。

# 第 22 章　头部

## 22.1　头痛

### 22.1.1　诊断

以下是头痛诊断最为常见的形式（超过 90%）：

- 紧张型头痛，阵发性，慢性
  - 没有明确的时间限制
  - 没有典型的癫痫特征
  - 每日频繁头痛
  - ⅔的患者主要为双侧，多见于额颞部，枕部较少
  - 女性比男性更多
  - 部分与颈椎和面部肌肉的张力有关
  - 伴有偏头痛和血管性头痛的症状；怀疑是头部、颈部或面部肌肉的痉挛[117,121,219,242,305]
- 偏头痛
  - 癫痫样额颞头痛
  - 一个和两个方面超过 4~72 小时
  - 每月 1~4 次
  - 女性比男性多
  - 恶心
  - 呕吐
  - 光线和噪音敏感
  - 不同的触发因素（压力，痛苦，周期，避孕药具，食物）
  - 伴随症状：气氛，例如：纤毛性暗点
  - 特殊偏头痛形式：
    - 眼肌麻痹性偏头痛
    - 视网膜偏头痛
    - 基底型偏头痛
    - 偏瘫性偏头痛
    - 烦躁性偏头痛
  - 偏头痛最初表示为血管痉挛，随后从枕骨到额叶的血管扩张，表明交感神经和副交感神经在偏头痛的发病过程中起了参与作用[13,79,98,352,357,389]
- 血管性头痛
  - 没有固定的时间限制
  - 头部周围的单侧，双侧和双侧环状
  - 由特定的因素（谷氨酸钠，亚硝酸盐，寒冷，尼古丁，酒精，睡眠不足）触发
  - 植物人症状（交感神经/副交感神经诱导）[336,483,505]：
    - 多汗症
    - 心动过速
    - 手足发绀
    - 头晕
    - 低血压
    - 伴随血管舒张和带有水肿的毛细血管通透性增加

- 丛集性头痛[6,95,165,319,366,398]
  - 偏头痛相关的头痛形式
  - 发生在眼睛周围
  - 同侧鼻漏
  - 流泪
  - 眼睛发红（不完全霍纳综合征）
  - （翼腭神经节缺氧，通过副交感神经血管扩张与脑血管连接）
  - 癫痫发作持续时间：15 分钟至 2 小时，有时一天数次
  - 晚上比白天更频繁
  - 男性多于女性
  - 每月症状无间隔
- 创伤后头痛
  - 创伤性脑损伤后或手术后第一次出现
  - 没有统一的症状
  - 部分地区性或分散的
  - 部分具有其他非的痛苦症状：
    - 注意力不集中
    - 快速疲劳
    - 学习障碍
    - 头晕
    - 烦躁
    - 抑郁症
    - 与交感神经诱导的微循环减慢导致相关的脑灌注受损

根据国际头痛协会的指导方针，其他罕见类型的头痛通常可以按照与头痛形式相同的方式进行治疗，只有部分符合各自头痛定义的标准。

### 22.1.2　治疗

将所有头痛形式的神经疗法定位为：治疗不同形式头痛中与病理生理相关的疼痛介导神经结构的灌注和微循环障碍。灌注紊乱的结构能够决定临床症状，从而确定诊断。受病理性刺激的交感神经对三叉神经、舌咽神经、面神经和支配颅骨的脊神经 $C_2$ 和 $C_3$ 或三叉神经节，翼腭神经节或脉管神经节的影响在不同的症状中可以表现为耳炎和由此产生的易激惹性缺氧症。缺氧诱导的神经递质分布变化和从相应细胞结构传输产生疼痛的神经肽是慢性疼痛病症中刺激慢性交感神经的直接后果。通过交感神经的分布系统和功能，可以解释整个临床症状，如水肿、发红、肿胀和肌肉功能障碍，包括疼痛在内。通过血管、大脑以及支配颅骨的脊神经来分布交感神经。这种分布模式使得偏头痛及其特殊形式的发病机制更清楚，例如紧张型头痛和丛集性头痛，并且神经治疗性干预更加合乎逻辑。

Mumenthaler 在其教科书[362]中指出："头痛和面部疼痛要

么是有症状的,即脑结构对特定疾病的表达,或者更多的是血管舒缩或神经调节紊乱的后果。"

还应该记住,当出现头痛时,支配血管的交感神经系统的反应性可能存在个体差异。微循环正常化的基本治疗理念表明有时候神经治疗与经典药物治疗同时进行,虽然治疗方式不同,但它们都是寻求用适当的药物来治疗血管疼痛症状。然而,神经治疗的优势在于它可以选择性地中断交感神经紊乱而不会产生一般药物治疗的副作用。与传统治疗相反,可以通过自动调节机制(灌注控制)来纠正头痛疾病。

即使在相同的诊断情况下,神经性头痛治疗的效果也因患者而异。该节段的治疗包括子宫下注射、瘢痕或经食管浸润,包括对侧、向颞动脉、上颌动脉、面动脉、三叉神经的神经出口点以及枕神经的神经束注射。在任何情况下必须注入患者指示的颅骨和面部个人压力点,因为必须在触诊过程中发现压敏点。根据主要枕骨症状的情况,颈椎应该包括在诊断和治疗中。在肘静脉上注射 1ml 普鲁卡因,患侧单侧头痛在所难免。如果成功率不够,星状神经节或颈上神经节的注射在右侧或左侧交替出现弥漫性头痛的情况下进行,单侧头痛症状主要表现为同侧。

先前描述的用于治疗头痛的节段性注射并非用在每个疗程中。基于检查结果和患者提供的主观信息进行注射,每次新的治疗必须重新评估。如果进行 1 次节段治疗或最多 2 次时头痛无变化甚至出现恶化,则不再进行分节段治疗,并且根据干扰场的现场诊断进行记录。

对于慢性持续性头痛或者甚至是急性头痛来说治疗监控检查很简单,因为治疗后不久(几分钟至 24 小时内)就会出现症状的改善。如果出现间歇性头痛或与与之相关的头痛,成果控制会变得更加困难,因为只有头痛持续时间较长时才能表明治疗的正确性。

根据神经治疗的经验,在干扰场诱导频率不同时,任何慢性头痛疾病也可以由干扰场诱导。在以下的头痛中出现干扰场的频率明显比创伤后头痛更高:
- 丛集性头痛
- 所有偏头痛
- 紧张性头痛
- 血管性头痛

例如,如果偏头痛是周期性的,出现在妊娠、初潮或绝经、首次刮宫、切片或子宫摘除后,必须通过注射到子宫阴道神经丛进行干扰场的现场诊断神经治疗。如果在此之后偏头痛持续存在,或者如果偏头痛的强度和频率发生改变,则应继续注射同一剂量,直至永久免于疼痛;通过甲状腺叶和静脉注射来实现治疗结果。

如果头痛是由酒精、特殊食物或药物引起的,除了触发相应的等待期之外,还应考虑腹部器官的异常情况,最常见的情况出现在肝脏。在这种情况下,对右侧神经节库叶和右侧肋弓上的沃格勒压力点进行注射,在上腹部中间的腹膜前和腹腔内进行注射并对眶上束神经进行压力麻醉。如果偏头痛,紧张型头痛,丛集性头痛,甚至未纳入这些典型诊断的头痛都是由冷饮,吃冰淇淋或高浓度酒精引发的,那么估计故障区域很可能是口腔和咽部,即在牙齿或扁桃体区域。冷刺激或浓缩酒精对扁桃体或被感染的牙齿的额外刺激是造成头痛的原因。

**🛈 注意**

无论头痛属于何种类型,对头痛患者的情况作出反应具有重要意义。值得注意的是,头痛发生的具体诊断不能决定头痛的治疗途径,而是根据头痛发生的情况决定的。

国际上对于头痛的分类虽然不是很全面,但还是指出了头痛诊断中的这些关系。例如,在内科、眼科或耳鼻喉科疾病以及多种营养性"伴随症状"中,头痛属于常见症状,从神经元的角度来看,为头痛病因学提供了重要线索。因此,局部麻醉药实现中断交感神经的病理刺激,正常化微循环和停止对疼痛的慢性刺激(包括伴随的营养症状)的神经治疗应用的目的是一致的。

同样,应对例如植入刺激性兴奋剂以中断丛集性头痛或偏头痛的治疗方案进行评估。非生理性("治疗性")电刺激导致局部"交感神经溶解",即局部麻醉药交感神经溶解的可比效应,并因此导致交感神经诱导的疼痛过程的中断。这种神经治疗过程与神经"脱敏"相当,因为在成功完成治疗后,之前触发的因素失去其触发功能,类似于过敏原在脱敏后不再引发过敏反应。

旨在使包括微循环在内的受损血管功能正常化的神经治疗方法不如典型的头痛疗专业,其中头痛类型的定义决定了通常标准化的症状,在一般情况下采取药物治疗方法。

**↪ 实践提示**

无论如何,在进行神经治疗之前,必须进行专科诊断,以避免忽略手术治疗的异常情况,如肿瘤或蛛网膜下腔出血。应该在神经治疗开始前提供头痛患者的专家评估,如果存在特定的诊断不确定性,在存在疑虑的情况下重复进行。如有必要,眼科医生,耳鼻喉科医生,骨科医生,内科医生以及牙医可以集中会诊,以便将引起头痛的证据具体化或者排除。

头痛患者的数量并不少,他们的疾病不能归类为经典的诊断,或者提供不同头痛部位的混合图片,应该比神经疗法更好处理。头痛症状的准确调查和记录对于这些患者很重要,因此他们不能忽视神经治疗的变化。可能有几个干扰场对头痛症状负责,因此只有同时考虑所有的干扰场才能实现长时间无疼痛状态。同样,头痛的一些症状可以通过节段治疗来解决,其他的仅能通过一个或多个干扰场来解决,因此必须结合干扰场治疗。

在微妙的诊断和进程控制条件下,大多数情况下,针对头痛的神经治疗方法是成功的。由于症状长期消失而被评估为治疗成功,但根据神经治疗学的观点,只有通过打断病理原因,明确诊断时才有确定。作为偏头痛,只有在完成治疗后才有可能,例如:由先天性心脏病或内生殖器功能障碍引起的先兆偏头痛。

## 22.2　神经痛

### 22.2.1　诊断

术语"神经痛"是各种疼痛状况的病原学描述,疼痛部位可在周围神经的感觉支配区、神经丛、神经根或神经节。通常,只能稍微甚至难以察觉出神经病理学改变,因为神经病变非常轻微,常表现为病变神经的感觉支配区从中心区域到外周的突然、短期的刺痛(相对于实际的传入疼痛传导)。

更深处的疼痛、更迟钝、持续的疼痛也可能出现。支配头部和口咽的脑神经痛的已知原因是由神经或其支配组织的局部病毒、细菌或非特异性炎症引发的;然而,在许多病例中病因尚不清楚。从神经治疗的角度来看,交感神经系统诱导的神经元经血管神经或血管缺氧灌注能够说明受累脑神经或脊神经的病理刺激是病因。仍不清楚的是疼痛的扩散,患者通常将其描述为逆向扩散,即从神经元轴突方向的中心向外周以及相反方向进行,这是神经痛的典型表现。

**三叉神经痛** 三叉神经外周神经分支中突然、刺射样、剧烈的疼痛,多累及第二和/或第三支,少见于第一、第二支或全部三支,仅在特殊情况下累及第一支。在大多数情况下,都有特定的触发机制;常常缺乏神经行为病理学。50 岁后发生率更高,且女性比男性更常见。除了剧痛、刺痛外,患者可能感觉到轻微的压痛。目前已知病因为三叉神经节的退行性炎性改变(因过微循环受损而退化)、血管异常或肿瘤的压迫等。

**Raeder 综合征(极其罕见)** 表现为眶上神经痛。临床表现为神经供应区出现疼痛感,并同时伴有非眼球内陷性质的不完全霍纳综合征。病因为眼内神经及与内颈丛神经平行传播的交感神经炎症(筛窦炎、额窦炎)、肿瘤性或创伤性损伤造成的刺激所致。

**Charlin 综合征(鼻睫状神经综合征)** 临床表现为眼内眦角、眼球出现短期剧烈的疼痛,伴有单侧鼻炎、严重的鼻液溢、结膜炎、流泪及身体同侧额头出汗。病因为鼻睫状神经炎症所致(筛窦炎、额窦炎)。

**Sluder 神经痛(蝶腭节神经痛)** 临床表现为一侧下半面部的剧烈疼痛,疼痛范围从咽喉至软腭,于眼眶、鼻根和上颌骨区域,出现打喷嚏的症状,疼痛时间持续 10 分钟至 2 小时不等。Soyka 认为该病征与丛集性头痛相似[466]。

病因上假定与蝶窦炎性相关疾病造成刺激所致。

**耳颞神经痛(罕见)** 临床表现为阵发性的耳颞神经供应区域出现灼痛、发红及多汗。因耳颞神经(三叉神经的第三支)以及平行延伸的交感神经纤维部分受到刺激所致。病因主要为腮腺、下颌(牙齿)与下颌角(炎症、肿瘤、术后、淋巴结、脓肿)的疾病所致。

**中间神经痛(Hunt 神经痛,极其罕见)** 临床表现为从外耳道至乳突、颈部、上颚、上颚的急性疼痛,最初为数秒,之后持续数分钟甚至数小时,有时伴有面神经麻痹。已知的原因为膝状神经节的病毒(带状疱疹)感染以及内耳、中耳及多骨区域的炎症所致。

**舌咽神经痛(罕见)** 临床表现为与喉咙、舌根、扁桃体区域及软腭出现的一侧剧烈疼痛,有时疼痛甚至会放射到耳朵,从下颌升支到牙齿。症状包括口干、唾液粘稠和味觉异常,以上为症状性神经系统局部刺激的迹象。疼痛通常骤然发作、突然停止。最常见的病因为扁桃体发炎或扁桃体切除后出现的瘢状变化,此处为征状触发区域。

**喉上神经痛** 症状包括于一侧喉头水平持续数秒至数分钟的一侧剧烈疼痛,疼痛一直放射至下颌、耳朵,有时至肩膀,每日无数次的间歇性。触发点位于舌骨外侧支和喉之间进入神经的通道中。当颈部旋转、打哈欠、咳嗽、吞咽或说话发作。

就病因而言,是否为喉部炎症所致仍有待考证。

**枕大神经痛(极其罕见)** 枕部神经痛的症状包括偶发性、放射性、剧烈性的枕部神经疼痛。有时表现为阵发性加剧的刺痛。触发因素包括皮肤区域的轻微刺激(波峰、压力)以及颈运动或枕神经出口点受到指压。造成的原因可能为枕骨神经出口点区域的肌肉筋膜或背侧支的其他近端刺激,包括脊神经节 $C_2$ 炎症刺激所致。

## 22.2.2 治疗

国际头痛学会的头部神经痛分类,为大量的头痛患者提供了一个框架,这些患者突出的病理基础是在各自的脑神经和前三颈椎神经区域出现原发性电灼性逆向疼痛传播。治疗的决定性标准是低氧诱导的交感神经系统的参与,从神经治疗的角度来看,在神经痛的病因学上起着主导作用。因此,从临床观察来看,如果病理性交感神经系统刺激源于脑神经或脊神经供应的区域,普鲁卡因的注射直接对受影响的神经以及相关的交感神经节具有持久的治疗效果。

当密切观察所示的症状时,几乎在所有的病人都会出现头部神经系统的放射性疼痛,这是神经痛的特征。当症状被密切观察时,仅代表相应神经可能的刺激条件的一部分。只考虑对神经的最大刺激,即最轻微的额外刺激就会引起放射性疼痛。无论是起伏性的还是持续性的疼痛,可能发生在上述脑神经和脊神经的供应区,是由于控制灌注的交感神经系统受到较弱的病理刺激所致。

> **注意**
> 在神经诊断和治疗中,疼痛的强度是次要的,重要的是神经刺激。

若神经痛是在相应神经供应的区域(牙齿,牙龈,口腔黏膜,面部皮肤,扁桃体)内,或者在外部以干扰场的形式(例如,在迷走神经的供应区域中,连接与三叉神经的脊柱核区域)出现,则找到引起神经痛的主要原因非常重要。神经疗法不可能对症治疗:只有找到引起刺激的原因,即刺激本身,疗法才能成功。

**三叉神经痛** 对于脑神经痛,应首先从诊断上探讨神经痛起源的全部供应区域。对于三叉神经痛,由于牙齿是由三叉神经的第二、第三分支和交感神经系统供应的,因此第二和第三分支的主要参与已经表明牙齿是可能的原因。这意味着应对牙齿进行神经治疗测试。由于无法完全检测到各种"亚临床"炎症变化,因此只根据常规的活性测试和 X 射线诊断对牙齿和颌面部区域的感染诊断是不够的。正是这些牙齿、牙周组织和下颌骨的炎症变化,以及拔牙后的持续性骨炎、牙残体或异物,展现了在没有任何症状的情况下会存在局部刺激。但是会导致交感神经系统引起的三叉神经慢性刺激,以及在临床上令人印象深刻的三叉神经痛中最强烈的刺激形式。

若以上述病理关系为基础,则三叉神经痛的诊断分类将更为全面。按照神经疗法对神经痛进行分类时,同时检测到三叉神经刺激的所有等级并以相同的方式进行治疗。因此,治疗的一部分包括根据上述诊断对牙齿和颌面区域进行细微的修复,并反复注射现有的瘢痕(上颌空白区域)。

若三叉神经同时造成鼻旁窦的慢性炎症,则应在神经出口点(眶上神经,腕上上神经,眶下神经)进行注射,或在蝶腭神经节和上颌动脉更中间的区域进行。在同时发生牙齿感染的情况下,必须首先消除炎症,这是鼻窦炎症持续性恢复的唯一途径。三叉神经支配区的瘢痕必须进行浸润,因为三叉神经的刺激很可能源自这些瘢痕(瘢痕出现阶段性、慢性炎性改变)。

**！注意**

> 只有在消除所有交感神经系统引起的所有三叉神经刺激因素后,三叉神经痛才能消退。

由于不存在造成三叉神经痛的统一原因,因此神经治疗的目标为稍微地减少周围的交感神经刺激。如果从缺氧引起的神经痛的角度来考虑三叉半月神经节的血管供应,则可产生类似的病理生理学可能性。颈内动脉立即进入内颅骨后形成动脉的供应以及与交感神经系统的连接。交感神经通过上颈神经节和颈交感神经干进行,由此传出的核酸区域位于$C_8$-$T_5/T_6$区域。理论上,交感神经系统影响范围内的所有慢性刺激都可以通过交感传导弧诱导并维持三叉神经痛。

三叉神经的正常功能与正常的血液输送有关,而血液又取决于交感神经系统的功能。三叉神经痛的临床症状相当于癫痫发作,由此得出交感神经系统引起的神经元缺氧是造成三叉神经痛的主要原因。三叉神经的周围供应区可能产生多种刺激,同时刺激交感神经系统,导致流向神经本身的血液中断,三叉神经痛的所有细微差别也很容易解释。治疗的结果是导致对三叉神经分支进行反复注射,包括血管束或更高水平的三叉神经痛一侧的星状神经节。

若出现额外的或单独的干扰场,则应继续进行研究。同样,主要进行牙齿、扁桃体或扁桃体切除瘢痕、鼻旁窦、中耳检查或根据病史和检查结果进一步研究干扰场。

**蝶腭节神经痛**　表现为慢性发炎,通常为无症状的牙齿炎症、鼻旁窦和扁桃体疾病,由于通过上颈神经节的相互交感神经供应,所以成为面部颅骨神经痛的最常见原因。因此,对疑似症状的牙齿、鼻旁窦和扁桃体进行注射。在牙齿疾病的临床诊断上,进行 X 射线或神经治疗,一般不应避免进行修复。该方法同样适用于丛集性头痛的治疗。

**中间神经痛**　中间神经痛主要表现为中耳和内耳的无症状疾病,因此,通过对乳突和上颈干神经胶质瘤的注射来进行治疗。若此局部治疗无效,则应考虑是否为牙齿、鼻旁窦或扁桃体引起的问题。在各种情况下,术后耳朵区域的瘢痕,甚至是耳饰造成的瘢痕都应进行浸润。

**舌咽神经痛**　在神经治疗方面,该疾病通常很容易受到通过对扁桃体或扁桃体切除瘢痕反复注射的影响。阻生智齿必须包括在治疗中,或在必要时拔除。一个更近端的影响步骤是向颈上/星状神经节注射,其中舌咽神经也包括在内。如果局部治疗失败,应增加干扰场诊断,从牙齿/颌骨区域、鼻旁窦和中耳开始。

**喉上神经痛**　治疗包括反复注射这些神经,如果不成功,则注射颈上神经节。如果这种神经痛仍然未能缓解,则应重点检查扁桃体、牙齿和鼻旁窦。

**枕神经痛**　这种神经紊乱通常是由干扰场引起的,因此直接注射到神经上长期成功的概率很低。无论如何,它应该

作为治疗的第一步。

**！注意**

> 最常见的干扰场定位在牙颌区和鼻旁窦,即三叉神经支配的区域。

枕大神经($C_2$)与三叉神经之间的神经联系是通过三叉神经的脊髓核酸区延伸至颈段 $C_2/C_3$ 并与之形成突触联系。神经治疗的方法包括牙齿注射、三叉神经的神经出口点注射或翼腭部注射。其他常见的干扰野位置是腭扁桃体和咽扁桃体。头皮和面部骨骼的瘢痕无论如何都要渗入。

最后,三叉神经的脊椎核酸区与迷走神经的传入纤维,从而也与前 3 个颈脊椎节段的连接是三叉神经供应区的干扰野排列的先决条件。因此,在迷走神经供区(胸腹脏器)进行节段性治疗是枕神经痛"干扰场治疗"的合理选择。

## 22.3　脑部疾病和损伤

### 22.3.1　诊断

- 循环障碍(脑硬化症、认知障碍、卒中、卒中后症状)
- 脑炎、脑脑膜炎、脑膜炎(细菌性、病毒性)
- 炎症消退后的症状
- 多发性硬化症、帕金森病、肌萎缩侧索硬化症的研究
- 颅脑损伤伴脑受累(颅骨/脑损伤Ⅰ~Ⅳ级)
- 创伤后和术后脑功能障碍

### 22.3.2　治疗

目的是通过局部反复的同步化,尽快使受干扰的循环状态恢复正常。神经治疗的一般概念允许治疗基于血管痉挛、细菌或病毒诱导的炎症循环紊乱以及颅脑创伤或手术后的循环障碍的脑损伤。

**！注意**

> 越早开始治疗,预防永久性脑损伤的作用就越好。已经形成的组织坏死不能被治疗。

要对星状神经节进行反向注射,或者更有效的是对上颈神经节的反向注射。症状学的现状决定了注射的频率。最初,每天注射一次到多次,短期内等待反应。由于易于控制,普鲁卡因优于其他局麻药。

在脑卒中的情况下,注射应主要在脑损伤的一侧进行,即对侧的周围性瘫痪。对于脑和脑膜的炎性疾病,在指定神经节的左右进行注射,间隔最短 1 小时;在脑/颅骨外伤、日晒甚至手术后颅骨循环障碍的情况下,星状神经节或颈上神经节左右交替浸润,注射间隔至少 1 小时。对于颅脑创伤,可能的撞击部位和对冲也应使用普鲁卡因渗入治疗。Ⅰ级和Ⅱ级颅脑损伤有时可以通过损伤部位的浸润和多次的肾盂下注射很快恢复正常,因此不需要额外的治疗。

总之,在男性急性疾病的神经治疗措施是成功的,是非常有用的辅助治疗,目的是改善组织灌注。

在细菌性脑炎或脑膜炎的病例中,抗生素治疗的效果显著改善,这是因为药物可以通过在灌注受损的炎症部位的病理溶解而变得更有效。在脑硬化或脑外伤后的情况下,脑部

循环障碍也是如此,因为当血管痉挛减轻时,组织的氧气供应迅速恢复正常。

慢性脑循环障碍、脑硬化症、卒中、创伤或炎症的治疗方法相同,但治疗间隔较长(约 1 周)。以下症状很容易受到头皮以下颅骨缝合线区域感染、颞动脉和面部动脉感染以及触诊触痛时枕神经感染的影响。

- 睡眠障碍
- 注意力集中困难
- 驾驶障碍
- 癫痫症
- 认知功能、运动功能和敏感度受损
- 头痛
- 头晕
- 抑郁

创伤或手术后的瘢痕,甚至旧的撞击部位、个人按压点或触诊时没有发现的压痛也应浸润。

患者经常报告在第一次治疗后症状有了显著改善。如果疼痛症状没有改变,应尝试每周左右交替向颈交感干神经节注射。如果经过一两次尝试仍然没有成功,探索干扰场在任何情况下都是有用的。此外,通过复杂的干扰场治疗早期痴呆(干扰场:肠道、牙齿、鼻旁窦、内生殖器、咽扁桃体)和颅骨节段治疗是有希望的。每次治疗结束后静脉注射 1ml 普鲁卡因。

多发性硬化的治疗,无论是脑的还是脊椎的,仅限于对各种运动或感觉神经支配障碍的辅助措施,可以部分改善。

因此,注射交感神经颈干偶尔能够缓解现有的痉挛。帽状腱膜下注射肯定可以改善患者的总体健康状况,而硬膜外浸润可以改善膀胱或肠的功能。此外,根据记忆资料和神经治疗经验进行干扰野治疗(如肠道、牙齿、鼻窦)是有价值的。

> **！注意**
>
> 多发性硬化症症状的正常化在任何情况下都不应该被期望。但病情的进展可以减轻或中断。这些有限的治疗选择应该向患者详细解释,以避免不切实际的期望。

肌萎缩侧索硬化症的治疗方法与多发性硬化症相似,在这种情况下,干扰野探查始终是主要的方法(牙齿、鼻旁窦、扁桃体、腹部器官),其中应特别注意牙齿和鼻旁窦的炎症改变。在细菌性牙齿病变的情况下,外科矫正总是必要的。对颅骨(触发点、瘢痕、个人痛点)的分段治疗以及对颈交感神经干和颈上神经节(两侧交替进行)的超压注射加强了神经治疗过程。疾病的快速进展可以被中断。需要在神经生理基础上进行物理治疗。尽早开始是治疗的关键。

对于帕金森病(脑炎后,创伤后),椎动脉和星状神经节注射是治疗的选择。应尝试通过交感神经松解由椎动脉辅助分支供应的变性修饰黑质来影响受损的多巴胺合成。作为多巴胺水平受损的标志的僵硬、震颤和运动迟缓的 3 个主要症状可以得到一定程度的改善,从而甚至可以偶尔减少药物替代。此外,特别是在并发认知缺陷、抑郁和意识受损的情况

下——例如脑炎、颅脑外伤、手术后或作为脑硬化的一部分——颈上神经节和颈内动脉的注射已经成功,因为部分动脉供应是通过颈内动脉和 Willis 环之间的吻合进行的。在任何情况下,微妙的干扰场治疗必须包括在治疗中,因为——与所有慢性疾病一样——帕金森病的症状确实可以由干扰场引起。

## 22.4　眼部疾病

### 22.4.1　诊断

神经治疗主要是通过交感神经系统改善病变或损伤组织的微循环,以确定愈合过程和再生:

- 睑缘炎
- 睑腺炎
- 睑板腺囊肿(冰雹)
- 泪囊炎
- 泪腺炎
- 非特异性结膜炎
- 带状疱疹
- 角膜炎
- 虹膜睫状体炎
- 脉络膜炎
- 脉络膜视网膜炎
- 糖尿病性视网膜病变
- 动脉和静脉闭塞
- 退行性视网膜疾病
- 黄斑变性
- 视神经炎
- 青光眼
- 不需要手术的眼部损伤(如挫伤、角膜表面损伤)

### 22.4.2　治疗

根据发现部位的不同,循环障碍可以通过直接注射组织来实现,如眼睑、泪腺和泪管系统的障碍,以及当眼睛本身受到影响时,通过注射周围神经、血管和神经节来实现。

> **⚡ 可行性建议**
>
> 根据症状的严重程度,注射于眶上神经和滑车下神经,在结膜囊滴注普鲁卡因(不含任何添加剂)。如此可抵达表面层的失调处(眼睑、泪腺和皮脂腺、角膜和视网膜)。

普鲁卡因除了可以麻醉局部交感神经,还可舒张血管、"封闭"毛细血管、稳定细胞膜。可将普鲁卡因注射到睫状神经节或最好进行球后浸润,球后浸润效果更佳,不仅可以作用于副交感神经节,而且可以作用于眼睛的交感神经纤维部分,对炎症和退行性疾病以及眼睛损伤的情况下受到损害的所有组织进行组织灌注。

翼腭神经节注射也非常适合于治疗眼部疾病,因为眼眶分支正是从翼腭神经节连接泪管和视神经鞘。第三种可作用于眼部疾病的注射是向颈上神经节或星状神经节双注射,可

改善头部同侧半部的组织灌注。这一点很重要,因为不仅可触及眼睛,还可触及其他组织成分(如牙齿、扁桃体、鼻旁窦),它们会通过干扰场影响眼睛疾病。但无论如何,此注射都不应替代慢性或慢性复发性眼科疾病所需的干扰治疗。干扰场诊断和治疗是在干扰场中或向干扰场中注射,或在无法直接到达干扰场时通过交感神经流入和流出(周围神经、动脉、神经节)进行注射。

> ⚠ **注意**
> 诊断不明时,应最大限度地利用专业医疗诊断,同时考虑治疗结果的客观化。

以下将最重要的注射剂与相应的疾病治疗对应起来。通过在发炎的眼睑组织和眶上及眶下神经内注射少量增量的普鲁卡因治疗以下疾病:

- 睑炎
- 睑板腺囊肿
- 睑板腺囊肿
- 泪囊炎
- 泪腺炎

每天数次向结膜囊滴入 1~2 滴 1% 普鲁卡因,对治疗疼痛有很好的效果。第一次治疗后,发炎组织通常会有明显改善,因此最多需要两到三次治疗,直至治疗结束。注射到下颌骨的淋巴引流处也有帮助。如果首次治疗后没有明显改善,建议向同侧星状神经节或颈上神经节注射。

以下疾病的神经治疗包括睫状神经节和翼腭神经节注射:

- 虹膜炎
- 虹膜睫状体炎
- 脉络膜视网膜炎
- 糖尿病视网膜病变
- 糖尿病视网膜病变
- 动脉或静脉闭塞
- 退行性视网膜疾病
- 黄斑变性
- 视神经炎
- 青光眼
- 无需手术的眼部外伤

若第二次治疗后症状无明显改善。建议注射到患处的星状神经节或颈上神经节。

对于慢性疾病,应始终考虑干扰场来源,主要是牙齿、鼻旁窦和扁桃体。重要的是要注意,对于炎性,特别是细菌和病毒疾病的治疗,普鲁卡因以其药理学特性而优于所有其他局部麻醉剂。

## 22.5  鼻部疾病及鼻窦炎

### 22.5.1  诊断

神经治疗主要是通过交感神经系统改善病变或损伤组织的微循环,从而促发愈合和再生:

- 急性/慢性鼻窦炎
- 鼻窦支气管综合征
- 花粉症
- 过敏性体质
- 血管神经性水肿
- 臭鼻症
- 慢性复发性鼻炎
- 非机械性诱发的鼻塞

### 22.5.2  治疗

神经治疗中,应特别考虑鼻窦疾病、轻微程度鼻部疾病,以及由此产生的症状。由鼻窦病灶引起并可能影响整个身体的不同病变更是如此。除了显而易见是由急性鼻窦炎引起的局部疼痛症状外,大量慢性局部疾病也表明存在鼻窦病。其中包括:

- 交替性或永久性鼻呼吸障碍
- 早上鼻咽处有痰
- 鼻音
- 颞部反复不适(蝶窦)
  - 眼后(筛窦)
  - 在前额(额窦)
  - 在上颌窦上方
- 眼睑的不同单侧或双侧水肿
- 嗅觉失灵

从神经治疗的角度来看,支气管肺主诉,如慢性干咳、反复发作的支气管炎直至痉挛性支气管炎和支气管哮喘、疼痛,甚至枕骨区和上颈椎周围的紧缩感,都是不鲜明的鼻窦炎症状在慢性发作。变应性疾病,如花粉症、对不同物质的过敏,甚至血管神经性水肿,通常基于慢性鼻窦疾病,因此尽管持续暴露于过敏原,其神经治疗仍可终止过敏反应。

因为鼻窦的自主神经支配和鼻黏膜的微循环标准化,针对明确过敏的因果疗法的鼻窦治疗建议呈现了不同于传统过敏治疗的方法。当然,其他干扰场也可能引发过敏疾病,就像鼻窦经常是非过敏性慢性病的干扰场一样。正是由于这种双重性,应再次提及的是,即使病史中无症状或体征,始终也应将鼻窦这个干扰场考虑在内。

以下注射用于鼻窦的神经治疗或由此引起的疾病(干扰场)以及鼻部疾病:

- 注射至三叉神经第一、二分支(眶上神经、滑车下神经、鼻支、鼻睫神经的外鼻支)
- 或者,向两侧翼腭神经节和上颌动脉注射,尤其是存在急性鼻窦炎伴疼痛、发热和积液的情况
- 若以上注射未有明显疗效,则向颈上神经节甚至星状神经节注射
- 肘静脉注射普鲁卡因 1ml
- 在下颌角面部颅骨和鼻窦淋巴引流处进行额外皮下注射
- 将不加任何添加剂的普鲁卡因 1% 喷入鼻内,或用棉棒蘸取普鲁卡因涂于上鼻腔

若局部治疗无效,对干扰场的探究重心应放在牙齿疾病以及源自扁桃体的疾病上。面部、头部、颈部的瘢痕(如烫伤瘢痕)也应注射。应特别关注慢性或已消退的胃肠道疾病,这些疾病通常是慢性鼻窦病的基础表现。

## 22.6　耳部和平衡器官疾病

### 22.6.1　诊断

神经治疗处理主要是通过交感神经改善患病或受伤组织的微循环以促进愈合和再生：

- 急性/慢性中耳炎
- 外耳炎
- 原因不明的耳痛
- 耳鸣
- 听觉过敏
- 突发性耳聋
- 眩晕
- 晕船和晕车
- 梅尼埃病

### 22.6.2　治疗

对耳部和平衡器官的神经性治疗，主要针对因为微循环障碍而产生的主要或次要障碍，如退化，炎症或过度使用。待治疗的疾病和相应症状是指通过临床发现的耳部和平衡器官功能性障碍。如果循环正常，则相应注射的位置总是与神经束相关联，与诊断无关，它是为耳部提供交感神经支配的载体。

这些是为了：

- 外耳
  - A. 颞浅
  - A. 上颌
  - A. 枕骨
- 内耳
  - A. 迷路神经和颞浅脊椎
- 中耳
  - Aa. 鼓膜浅表下，鼓膜前部，后部
  - Aa. 脑膜媒介，咽上腺，颌骨和茎突孔——来自颈外动脉

由于不能直接进入中耳和内耳血管，只能在外围进行注射，即在椎动脉、颈外动脉、星状神经节和颈上神经节上进行注射。

在乳突上使用用于中耳和内耳神经治疗处理的贴近耳部的注射，由此到达枕动脉的乳突和后耳耳甲。出现外耳疾病时，向颞浅动脉注射以及直接向病理改变组织注射。只有少量普鲁卡因可以浸润到耳廓瘢痕区（例如，冻伤、烧伤、耳环瘢痕）以及在乳突区域和耳部的压痛点。发炎时，通过下颌皮下注射，来改善淋巴循环。

> 🔧 实践提示
>
> 如果在炎症或损伤后出现耳膜瘢痕，或者如果发现急性炎症迹象，可滴几滴普鲁卡因。

比较好的治疗方法，但不是治疗的第一个步骤，便是在星状神经节处注射普鲁卡因，或者是疾病一侧的颈部神经节，亦或左右交替注射到双侧疾病处。除了突发性听力损失和美尼尔病外，除了需要对局部进行治疗外，还必须向星状神经节进

行注射。在任何情况下，即使在发生急性疾病情况下，也要考虑涉及干扰场的可能性，因为即使在疾病发作之前，内耳或平衡器官可能已经存在干扰场负荷！

儿童患中耳炎时，只能在乳突处进行注射，通常会出现惊人的成果。临床表现为短时间内出现溃烂，所以要尽可能地在患病后 24 小时内进行注射，但不要在发炎区域多次使用抗生素。在这种情况下，需要每天注射，直到炎症消退。对伴有感冒打喷嚏或扁桃体炎的儿童，只进行乳突局部治疗通常是不够的。这种情况下，在颌角区，每天 2~3 次进行浸润治疗，效果更好。

耳鸣和听觉过敏症状，通常发生在传染病后，因此需要尽早对其进行神经性治疗。可以在乳突处，下颚角的淋巴循环处，耳神经节和星状神经节处进行注射。如果在第一轮 2~3 次治疗后，情况没有得到改善，则需要进行细致的干扰场探索。首先应考虑到的干扰场是智齿和扁桃体。特别是在治疗耳鸣方面，早期的神经治疗法成果显著；然而，即使在耳鸣初期，个例中也有检验结果正常的可能。

在局部治疗失败后，向乳突或神经节进行注射，治疗耳源性眩晕。

> ❗ 注意
>
> 在出现耳源性眩晕时，查看患者既往病症很重要。

如果平常晕船或晕车，在出发前，可以事先对双侧乳突或直接对甲状腺进行注射，避免出现难受症状。

## 22.7　口腔和咽喉疾病

### 22.7.1　扁桃体和咽部

诊断

神经治疗处理主要是通过交感神经改善患病或受伤组织的微循环以促进愈合和再生：

- 急慢性扁桃体炎
- 咽炎
- "单侧咽炎"特别是在扁桃体摘除后
- 单核细胞增多症（传染性单核白细胞增多症）
- 慢性复发性输卵管黏膜炎
- 不明原因的吞咽困难症
- 鼻咽部反复感染
- 扁桃体增生

治疗

咽部淋巴环的疾病，尤其是一些正在发作的炎症，对神经疗法具有特殊意义。因为扁桃体不仅具有传染性，还能引起其他部位（例如心脏、肾脏、关节）中毒，但更多的是引起自主神经系统，尤其是交感神经系统的多样化非传染性疾病。

> ❗ 注意
>
> 扁桃体呈现干扰场功能，这在不可计数的病例报告中被证明。这同样适用于扁桃体切除后留下的瘢痕。原因可能是靠近颈交感神经，尤其是颈部神经节。

在颌角淋巴循环处进行多次皮下注射反复浸润，治疗急

性扁桃体炎。如果每天重复治疗,2~3天炎症便会消失。白喉和猩红热主要通过抗生素来治疗,同时在淋巴循环处进行注射疗法。在任何情况下,2~3周后,每周多次对扁桃体进行注射。与慢性扁桃体炎类似,在第一次注射扁桃体后会出现轻度发炎,症状在数小时后消退,最迟1~2天后消退。然后,应当每周重复向扁桃体注射,直至咽部不再发炎。

当扁桃体反复发炎,反复感冒打喷嚏或者鼻咽敏感时;在扁桃体切割后,反复出现咽炎或单侧咽炎时,在扁桃体处反复注射。如果没有其他慢性炎症,特别是牙齿和牙腭区域,则按照炎症安全标准化进行治疗。

> **⚠ 注意**
>
> 重要的是,每次治疗扁桃体时,不要忘记检查咽部扁桃体,否则可能会出现"治疗失败"的可能。

> **▶ 实践提示**
>
> 特别提醒,扁桃体会在早晨发炎,白天消退,并且仅在第二天早晨再次出现发炎症状。这通常因为肠道的干扰场负荷导致。因此,通过截肠进行治疗,在扁桃体处注射,不起作用。

治疗后,很少会出现扁桃体周围脓肿。它不属于医源性症状,而是慢性细菌性炎症恶化的结果。在这种情况下,应该立即开始使用抗生素,必要时还应进行手术。每日多次用普鲁卡因清洗伤口,可以加速伤口愈合;这种治疗适用于每种细菌性炎症。除了加速愈合之外,还可以迅速缓解疼痛,甚至免于疼痛。

必须重申的是,只能使用普鲁卡因进行浸润治疗。由于注射部位局部血管收缩,若组织恶化和出现炎症,可能是蜂窝织炎恶化。作为急性扁桃体炎神经治疗的进一步可能性,每隔一段时间,向包括神经节或颈神经节左右交替注射。通常在第一次注射后,局部炎症快速改善并出现伴随症状,例如,发热,疼痛和全身不适。

治疗急性咽炎,每日重复在下颌角淋巴循环处进行注射。在慢性复发情况下,在扁桃体处进行注射(特别常见的是肠道、鼻窦和牙齿)。慢性输卵管黏膜炎的治疗方法相同,因为在很多情况下,都存在淋巴咽环或慢性鼻窦炎等疾病。在这些病例中,例如需要在三叉神经处或神经节处两侧进行注射。

吞咽困难,主要发生在扁桃体反复发炎或扁桃体切除后,通常通过在扁桃体处进行注射或通过扁桃体切除后所留瘢痕处浸润法进行治疗。

扁桃体增生时,特别是在儿童时期,以2~3周间隔期,对下颌角淋巴循环处进行注射。很少有症状缓慢的慢性中耳炎或鼻窦炎,在鼻窦或神经节或乳突处进行注射。对于儿童,只需在上排牙齿和上唇之间的上颌窦内注射,便足够了。

由于这种用于治疗慢性复发性扁桃体炎的神经疗法成功率很高,因此只有在保守治疗方案失败后,才会切除扁桃体。参考文献中再次提到,与慢性鼻窦炎类似,在扁桃体切除前,都必须仔细检查牙齿,必要时,对牙齿进行修复。由于扁桃体具有极其常见的干扰场功能,因此与其他疾病相关的是,对扁桃体或扁桃体切除后瘢痕处进行注射,属于干扰场探索,即使没有病变也没有局部炎症等症状,也存在早期扁桃体疾病的可能。

## 22.7.2 唾液腺、口腔和咽部黏膜

诊断

神经治疗处理主要是通过交感神经改善患病或受伤组织的微循环以促进愈合和再生:

* 慢性和急性涎腺炎
* 流行性腮腺炎
* 非特异性腮腺炎
* 唾液腺疼痛不明
* 单纯疱疹
* 口腔黏膜感染(口疮,口腔溃疡)

治疗

治疗唾液腺炎症疾病,通过神经治疗,使用普鲁卡因浸润发炎腺体,很快炎症会减轻。这在治疗流行性腮腺炎和非特异性腮腺炎时,令人印象深刻。一般来说,连续治疗2~3天便可以痊愈。在外科手术,在摘取唾液腺结实或切除整个唾液腺前,可进行相同的注射治疗,因为神经性疗法经常用于治疗疼痛。

通常治疗病毒性口腔黏膜炎疾病,可直接浸润普鲁卡因。可以快速缓解疼痛,缩短伤口愈合时间。值得注意的是,在口腔黏膜单纯疱疹病变以及口腔疱疹感染的"旧地方",使用普鲁卡因浸润2~3次后,将不会复发,甚至痊愈。如果在感染早期,向皮肤或黏膜处浸润普鲁卡因,则不会形成水泡或造成皮肤或黏膜破损。

## 22.7.3 牙齿、牙周和牙龈

诊断

神经治疗处理主要是通过交感神经改善患病或受伤组织的微循环以促进愈合和再生:

* 原因不明的牙齿疼痛
* 牙周炎
* 牙齿治疗或拔牙后不明原因的疼痛
* 拔牙后伤口处理
* 牙龈炎

治疗

神经疗法治疗牙齿疾病仅适用于不需要进行牙齿或口腔手术的疾病,包括不明原因的疼痛、与病理学无关的不适感或疼痛,或者传统意义上的活力障碍。

当个别牙齿出现不明原因的疼痛时,在牙齿及韧带内多次重复注射,是否可以缓解疼痛。所谓的"桥墩"也被毁坏,这在检查结果和病理学上很难解释。加冠,填充物或根部治疗后,部分持续的不适感可通过神经疗法进行补救。在牙龈处浸润和仔细的在牙齿旁进行注射后,牙龈疼痛伴随牙齿疼痛症状反复持续出现,直至痛感消失。可以对部分用义齿支撑的牙齿,使用相同的方法,轻松进行治疗。

反复进入可提高拔牙后伤口愈合的速度,因此不需要使用抗生素。通常,在第一次治疗后,可长时间消除疼痛症状。由于浸润处组织状况明显恶化,所以常用的,作为拔牙过程中局部麻醉药的添加成分,可能会干扰伤口的愈合。这种效果很

好,被普鲁卡因吸收。除非在普鲁卡因无法浸润的腭骨中存在骨炎,否则必须通在牙科轴承或无齿处反复渗透普鲁卡因,治疗伤口愈合后的疼痛症状。这种情况下,通过外车手术治疗骨炎。

普遍的牙周病和慢性复发性牙周炎,可以通过重复使用普拉卡因渗透,来进行治疗。采用筒式注射器,在病变牙齿处进行注射,可以到达牙周牙龈,更可以达到近端牙槽区。在第一次 2~3 轮治疗后,通常牙龈不在疼痛,出血现象也消失了。这种治疗应当每年进行 2~3 次,每次重复进行 6~7 次浸润,中断经常出现的骨吸收。通过在牙龈和牙周组织的浸润,对牙周病采用神经治疗法,重复浸润使被慢性病干扰的循环正常化。当骨骼受累时,必须进行下述神经治疗"后处理",已达到无刺激性伤口愈合效果。

再次观察使用普鲁卡因治疗后,炎症组织正常化的可能性,来证明产品的价值。

**!** 注意

在出现牙周病时,扁桃体,鼻窦,肠和男科妇科,是最常见的干扰场。

牙龈炎,尤其是慢性复发病程,反复使用普鲁卡因浸润和每日使用 1% 普鲁卡因冲洗效果相同,都很好。牙龈袋变小,牙龈失去红色,略带玻璃质结构。出现冠状牙齿时,牙齿周围的牙龈发炎,在浸润过程中,炎性渗出物经常出现在牙齿和牙龈之间,从而消除骨炎,防止骨吸收。

与牙齿一样,牙周组织、牙龈和腭骨往往对其他疾病来说是干扰场。如果一个牙齿或多个牙齿被明确确定为干扰场,应该在多次使用神经疗法进行牙齿修复之前,通过重复浸润治疗。但是,如果只能在短时间内(几天)改善临床病症,则必须拔牙或刮除疱疹。

# 第 23 章　颈部

## 23.1　甲状腺疾病和功能障碍

### 23.1.1　诊断

神经治疗处理主要是通过交感神经改善患病或受伤组织的微循环以促进愈合和再生：

- 甲状腺肿大
- 甲状腺功能低下/高症
- 格雷夫斯病
- 甲状腺炎
- 植物性肌张力障碍
- 睡眠障碍
- 多汗
- 注意力不集中
- 月经过多/过少
- 痛经
- 反复流产
- 习惯性流产
- 癔症
- 抑郁症
- 焦虑症疲劳综合征
- 更年期（女性，男性）

### 23.1.2　治疗

治疗甲状腺疾病和其功能性障碍，一方面，神经治疗法更全面，另一方面，在器官传统评估中并不具有特异性。神经疗法不仅适用于甲状腺功能过度和功能不足症状，也适用于许多其他疾病和症状，即使没有实验化学的修改，也可归因于该器官功能紊乱。除身体症状外，也有许多临床照片可供参考。

甲状腺功能超支或功能低下，没有器官增大，且甲状腺功能正常时，可以每周对双侧甲状腺进行重复浸润，短期实验监控以及临床表明，器官功能正常。

如果情况在 2~3 周内没有得到改善，应立即做切片检查。因为牙齿以及内生殖器官作为干扰场，最可能被考虑。自主神经腺瘤和伴有气管压迫症状的甲状腺增肥症，必须手术治疗。

甲状腺炎几乎都是由干扰场（牙齿，扁桃体，鼻窦）引起的，所以应该先对干扰场进行诊断。同样，患者的主观感受以及实验室参数检查控对于成功至关重要。如果发现干扰场，症状会明显改善（睡眠正常，出汗停止，消除内心不安症状），同时实验室值逐渐正常化。

临床或实验数据中没有发现器官功能性疾病，通常，是在甲状腺功能过度或不足情况下被发现的。依照传统观点，由于客观发现经验不足，它们不被归为甲状腺功能障碍之列，包括功能运行障碍、怀孕障碍以及伴随多种症状的更年期。即

使每周只进行一次甲状腺、妇科、男科的治疗，症状也会消失，恢复正常。用同样的方法，在甲状腺两侧重复少次浸润，来消除以下症状：

- 失眠障碍
- 植物性肌张力障碍
- 疲劳综合征
- 注意力不集中
- 过度兴奋
- 抑郁症
- 焦虑症
- 在压力情况下发热
- 在压力情况下出现的其他病症
- 癔球症
- 多汗症

原因不明的障碍，如动力缺失、迅速疲劳、焦虑、紧张、易怒、正常压力下短时间障碍，几乎都是通过每周多次反复注射或浸润来治疗甲状腺疾病。可以观察到，症状更为严重的病患，在进行第一次治疗后，病症得到缓解。偶尔，这些患者在接受首次治疗后，会产生多位的强制性葡萄酒。在甲状腺处反复注射，治疗所谓的身心疾病，不会在几次治疗后，症状就消失。

> **! 注意**
> 神经疗法无法治疗"真正的"身心疾病。

当纯粹的器官浸润无法持久改善症状以及干扰场治疗不成功时，则通过神经节对甲状腺进行神经治疗。

## 23.2　咽喉疾病和功能障碍

### 23.2.1　诊断

神经治疗处理主要是通过交感神经改善患病或受伤组织的微循环以促进愈合和再生：

- 急性和慢性咽炎
- 喉上神经的神经炎
- 慢性声音沙哑
- 慢性咳嗽
- 癔球症

### 23.2.2　治疗

在喉上神经处反复注射，治疗喉部非手术疾病功能障碍。急性喉炎，伴随呼吸疼痛和阻塞，在向神经处注射后，症状得到缓解。通过雾化器吸入浓度为 1% 的普利卡因，治疗该病。如果没有干扰场（鼻旁窦，扁桃体），则可能发展为慢性咽炎。

在经过 2~3 次治疗后，由上呼吸道感染而偶尔发生的慢

性声音沙哑和慢性咳嗽和肿块或异物感,已经消失。

**❗ 注意**

　如果诊断存在不确定性,则由专科医生检查,排除慢性沙哑症有肿瘤的可能。

　排除肿瘤和局部治疗失败后,慢性过敏性咳嗽可看作是鼻窦综合征意义上的鼻窦原发疾病,在干扰场疾病意义上,也较少出现慢性扁桃体炎。

　由于喉返神经功能受到感染,出现声音沙哑和声音弱等症状。最常见的是,这种疾病发生在甲状腺手术后,意外切断神经,而导致神经麻痹复发,这种情况很罕见。通过每周反复浸润伤痕遍布的剩余甲状腺,可以使声带功能正常化。如果局部治疗失败,则必须查找干扰原因(牙齿)。在神经横断情况下,这是不可能的。

# 第 24 章　胸部

## 24.1　支气管和肺部疾病

### 24.1.1　诊断

神经治疗处理主要是通过交感神经改善患病或受伤组织的微循环以促进愈合和再生：

- 急慢性支气管炎
- 支气管哮喘
- 肺炎（细菌，病毒）
- 非物质性肺炎
- 肺炎（例如，因为辐射）
- 肺气肿
- 矽肺
- 肺纤维化
- 胸膜炎
- 肺挫伤
- 肺栓塞
- 肋骨骨折
- 肋间神经痛

### 24.1.2　治疗

根据病情程度和持续时间，采用神经疗法或通过对星状神经节或干扰场注射治疗支气管病，肺部疾病和胸廓损伤。最简单的疗法是对椎旁胸椎和胸骨两侧 1~4 处以及静脉内注射进入肘静脉。在胸部区域的瘢痕以及胸部肌肉刺痛点处，采用浸润疗法。这种治疗特别适用于慢性病，如慢性支气管炎、肺气肿、肺纤维化、硅沉着病、肺炎和胸膜炎。如果在星状神经节相互浸润不起作用，每隔一周进行一次。1~2 次治疗后情况没有明显改善，则表示干扰场探索。

最初通过向胸椎和胸骨旁四头肌及胸部和胸骨刺痛点浸润进行治疗。治疗后，呼吸得到持续改善，干咳时咳痰减少，慢性支气管炎或支气管分泌物症状减轻。如果未达到理想效果，则需要在星状神经节左右侧交替注射，通常 2~3 次治疗后，症状便可以消退。

在胸部丘疹处和刺痛点最严重的地方，双侧交替进行浸润治疗。与病原体无关，因为，通过交感神经治疗使得与感染有关的微循环紊乱得到改善。细菌性肺炎则必须使用抗生素，效果明显且大大缩短治疗时间。

#### 实践提示

细菌性肺炎时，需要进行病原体检查，使用抗生素有针对性的治疗很重要。在使用抗生素后 2~3 天或者更长的时间，结合之前的星状神经节注射，以达到治疗的最好效果。肺部疾病消退后进行 X 线检查，并做记录。

病毒性以及间质性肺炎，用同样的方法，每天在星状神经节处交替浸润进行治疗。由病毒或肺炎支原体引起的非典型肺炎，通常没有典型的细菌性肺炎的初期的严重症状。临床可能通过检查痰液对病情进行判断：

- 溃烂，血痰，可能是需氧细菌性肺炎
- 厌氧菌感染，出现恶臭痰，例如拟杆菌属或消化链球菌
- 无浓痰是感染病毒性或支原体肺炎的征兆

胸膜炎的伴随症状可以通过在胸部丘疹处和同一区域的肋间神经处进行注射，从而改善病情，通常效果显著。

治疗支气管哮喘，很少进行胸部治疗，而是通过干扰场治疗。最常见的干扰部位是牙齿和颚部、鼻旁窦、扁桃体、耳部、内生殖器区域和瘢痕部位。短期内通过星状神经节浸润来改善哮喘发作情况。支原体系统的高反应性表现为，支气管阻塞和形成大量黏液，交感神经过度的区域性活动（支气管系统微循环紊乱），属于正常现象。既往病史对于哮喘开始或即将发作大有帮助（过敏原诱导，创伤后，感染后，怀孕后）。

#### 注意

在任何情况下都不能停用现有药物，尤其是类固醇药物。应降低与神经治疗相关的药物剂量。

在每次哮喘发作时，经考虑使用常用且众所周知的药物进行治疗。如果干扰场探索失败，则可以尝试向颈上神经节，交替注射，每周 2 次。

肺栓塞可能是植物性，部分有害的伴随症状，通过对星状神经节两侧交替浸润，每 30 分钟一次进行治疗，从而使循环稳定[372]。涉及交感神经和副交感神经"出轨"，由肺循环延长导致，患者需要进行肺组织切除手术（部分切除，肺切除术），不需要停止心脏循环。目的是，在短时间内完成血栓溶解。

肺部闭合非手术病变，例如伴有或不伴有肋骨骨折，也应该通过对星状神经节浸润进行治疗，目的是通过交感神经，更好的灌注。同时，胸壁的损伤部位通过"丘疹"或肋间肌群浸润进行治疗。通常在对哮喘有明显限制的肋骨骨折处，使用 1~2ml 的普鲁卡因浸润，远超过麻醉时间，无痛。与 X 线相比，检查者的摸索手指是最好的注射诊断器。

如果没有干扰场，可以通过在相应的肋间神经处进行注射，来治疗肋间神经痛。如果胸部出现疱疹，则应尽早每日进行浸润治疗或者同时在星状神经节两侧浸润，因为这是最安全的复原方法。应当注意的是，持久的带状疱疹神经痛则无法通过分段或干扰场治疗，得到改善。基本上，刚出现的带状疱疹神经痛相比较于旧疾，同感会快速消失。

## 24.2 心脏和纵隔空间的疾病

### 24.2.1 诊断

神经治疗主要是通过交感神经改善患病或受伤组织的微循环以促进愈合和再生：

- 伴有心绞痛的冠心病和无心绞痛的冠心病
- 心律失常
- 心功能不全
- 心内膜炎/心肌炎
- 功能性心脏病

### 24.2.2 治疗

心脏病神经疗法，作为现有经典药物治疗的辅助办法，可改善持续疼痛，减少药物使用。另一方面，对于不需要立即心脏急救的病症，可以作为单药治疗。

---案例---

急性心脏病，尤其是那些有明显心脏失代偿的疾病，不使用神经疗法。

---

在 $C_8$-$Th_5$ 心脏段反射通路上的交感神经处进行治疗，星状神经节浸润或干扰场治疗。治疗的基本目的是，改善通过小动脉和毛细血管的心脏血流，治疗心肌和刺激控制系统的退行性和炎症性疾病。

冠状动脉心脏病伴有或者无心绞痛的患者，可以通过心脏 $Th_{1-5}$ 左侧心前区和胸部反复刺激神经元，而得到改善。压痛点位于隔离的皮下，锁骨下 1~2 横指处和第 1~5 根肋骨处。通常，患者可以指出这些疼痛点，通过按摩，缓解心脏疼痛。在原始肌肉组织中的椎旁压力点或胸部第 1~5 根肋骨处进行浸润治疗。如果第 1 次治疗后，症状得到明显改善，则表示注射到了星状神经节左侧位置。如果经过 1~2 次重复治疗，症状无改变，则可以停止寻找干扰场。在干扰场寻找中牙齿[173]和扁桃体扮演了重要角色。使用 1ml 普鲁卡因在左肘静脉处注射治疗。

治疗失代偿失调征象的心律失常，可以向静脉注射 1ml 的普鲁卡因或者在其他心前区和胸部第 1~5 根肋骨左侧浸润。如果经过间隔多日重复在星状交感神经节左右两次交替注射，心律失常没有缓解，则再次注射 1~2 次，从而使病情稳定。干扰场探索后，特别是在牙齿区域[173]（智齿）进行循环。在甲状腺处注射，可以缓解不明原因的心律失常或心动过速，通常，不存在明显的甲亢症状不存在。

通常，通过神经辅助疗法，对伴有瓣功能不全或狭窄的心内膜炎并发症急性治疗。

使用抗生素治疗细菌性心内膜炎，即长期服用低剂量的阿司匹林或者进行换瓣手术。在这个区域，可以对丘疹和疼痛点浸润，以此来缓解疼痛。当未达到预期效果时，则在星状神经节双侧交替浸润。然而，治疗重点主要为神经治疗干扰抑制和手术切除被细菌感染的部位，即切除扁桃体或者对被细菌污染的牙齿或腭骨进行正畸修复。由于大部分心内膜炎患者都有"风湿病"的背景，心脏瓣膜受到细菌感染，且有害组织通过心脏这个容器转移，采用干扰场探索疗法，尽可能降低病理心脏瓣膜的病变。目的是，通过局部治疗和干扰场治疗，使非特异性风湿性炎症消退。

治疗心内膜炎的方法，同样适用于心肌炎。使用辅助神经疗法，治疗这些因受病毒或细菌感染而加重的疾病，通过寻找心脏反射路径和向星状神经节双侧交替注射，改善心肌微循环，从而给心肌快速消炎。在这种情况下，使用干扰场疗法，应特别考虑牙齿，扁桃体和鼻窦，局部治疗失败后，还应继续，目的是中断营养不了的干扰场对所有交感神经产生的影响。最初，每周进行 2~3 次治疗。应交替使用干扰场疗法和局部治疗。

如果心肌有严重的退行性改变，则只能通过神经疗法来改善心脏功能不全的问题。在开始神经疗法之前，必须对心血管系统和肺部进行精确诊断。对着对心脏和肺部进行重复的节段性治疗，在患病器官微循环系统中采用神经疗法灌注，以改善其功能。然而，也只能希望，受损组织器官可"再生储备"。与病因相关的干扰场治疗和综合性节段性治疗相互交替进行，成功率最高。最常见的干扰场是，牙齿，扁桃体，鼻窦和肠。对心脏进行干预后（消融术，植入支架，旁路/瓣膜手术），出现心肌梗死或炎症消退后，患者应报告情绪和警惕性得到改善，胸闷减轻，呼吸自由，从而身体功能得到改善。

---案例---

突发心肌梗死时，应给予密集型医疗护理。

---

通过神经疗法治疗心律失常，顽固性心脏病，以及常见心功能障碍等疾病。同样，对心肌梗死患者，可采用干扰场疗法，因为在牙齿下颌区域（特别是智齿），鼻窦和肠道区域很少发生慢性炎症疾病。综合研究表明，牙齿出现问题时，心肌梗死死亡率更高[173]。

## 24.3 乳腺疾病

### 24.3.1 诊断

神经治疗主要是通过交感神经改善患病或受伤组织的微循环以促进愈合和再生：

- 乳腺炎
- 乳房疼痛
- 乳房囊虫病

### 23.3.2 治疗

在乳腺发炎的地方或者在星状神经节双侧，采用浸润疗法，从而治疗乳腺炎。同时进行腋窝淋巴结皮下浸润，改善淋巴循环。通过日常治疗，预计在 1~2 天后，病情会有明显改善，然后可以延长治疗间隔时间。因此，通常不需要使用抗生素。

与所有局部感染一样，采用神经疗法，注射1%剂量的普鲁卡因，因为组织通过普鲁卡因得到改善，而酰胺类局部麻醉药只会让病情恶化。

乳腺退行性疾病，如乳房囊虫病，或者功能性疼痛，通过对乳腺本身进行局部治疗（"丘疹"治疗，疼痛或硬结区浸润），可以使乳腺疾病得到改善。建议每周进行一次治疗，直到症状完全消失。

# 第 25 章　腹部、小盆骨和腹膜后腔

## 25.1　胃部疾病

### 25.1.1　诊断

神经治疗主要是通过交感神经改善患病或受伤组织的微循环以促进愈合和再生：

- 胃炎（急性,慢性）
- 胃溃疡
- 胃酸过多/胃酸过少
- 幽门狭窄
- 细菌性胃炎
- 倾倒综合征（常见于为大部分切除术后）
- 功能性胃病

### 25.1.2　治疗

神经疗法作为辅助疗法或单一疗法,用于治疗胃的炎症和功能性疾病。在诊断结果不确定的情况下,优先考虑做胃镜检查。尤其是,黏膜的功能和灌注,与未受干扰的自主神经支配相结合,因此植物物质区域疗法的影响是显而易见的。节段性治疗,是疾病治疗的第一步。在胸部第 6~9 根肋骨处建立丘疹,在可能拉伤的肌肉的交感神经左侧进行注射,乳头高度前肋骨压痛点左侧浸润（第 8 根肋骨）,腹膜下三手指处注射,以及左上腹压痛点浸润,如果是轻度疾病,则会立即见效。重复进行治疗,在急性病例中,间隔 1~2 天,慢性病例,则每周一次,3~4 轮治疗后,疼痛会得到缓解并且器官功能正常化。

如果在第 1 次或第 2 次治疗后,病情没有得到改善,则在星状神经节左侧进行注射。该注射剂主要用于上述疾病,其临床症状更为明显,尤其是在急性病例中。对于经过第 1 次注射或第 2 次注射,症状无明显改善的慢性病,应采取干扰场诊断。如果出现胃痛,应激时,出现胃炎或胃溃疡,则除了对胃进行局部治疗外,还应当在甲状腺处进行重复注射。当上腹部疼痛复发,胃黏膜没有出现病理性改变时,可能是慢性阑尾炎,因此需要对下腹部右侧,第 10~12 根肋骨处建立丘疹,或者在麦克伯尼点,又或者是星状神经节右侧进行注射。

在神经治疗中,受感染的牙齿和鼻窦,通常被看做是胃疾病最常见的干扰场。对于干扰场诊断来说,瘢痕浸润,特别是腹壁浸润,跟脐部浸润一样重要。

当急性胃酸过多但不返流时,通常每小时使用 2~3 次普鲁卡因,每次 5ml,坚持使用 2~3 天。

## 25.2　小肠和大肠疾病

### 25.2.1　诊断

神经治疗主要是通过交感神经改善患病或受伤组织的微循环以促进愈合和再生：

- 十二指肠炎
- 十二指肠溃疡
- 回肠炎
- 溃疡性结肠炎
- 慢性阑尾炎
- 肠道病毒感染
- 慢性便秘
- 腹泻
- 麻痹性肠梗阻
- 结肠过敏
- 胀气
- 肠痉挛功能障碍
- 憩室炎
- 腹绞痛
- 肛裂
- 增加括约肌张力
- 痔疮

辅助治疗：
- 菌群失调
- 真菌疾病
- 伤寒
- 痢疾
- 沙门菌

尝试：
- 肠系膜梗死
- 不能手术时,会形成肠系膜血栓
- 不宜动手术的肿瘤,出现肿瘤疼痛

### 25.2.2　治疗

肠道黏膜表面积约为 $400m^2$。神经支配自主发生,通过迷走神经,交感神经和骶骨节段 $S_{2-4}$ 的脊髓副交感神经,来进行调节。交感神经和副交感神经毛细血管系统和黏膜下层免疫系统,都是进一步解剖的基础,仅在神经方面,就具有多种节段,如中央和由此过度节段对整个有机体产生的作用。因此,在通过营养系统传入神经的肠道病理过程中,必定会出现相应的对整个生物体的多种反应（干扰场效应）。迷走神经从肠道到脑干,对其产生直接影响,以及由此产生的慢性肠道疾病对中枢神经系统的病理效应,及肠道对整个生物所产生的影响。这解释了肠道在许多炎症退行性疾病和病理性疾病

中的高"干扰场效应"。从肠道疾病中,即使实验数据无法证实,但是在肠道功能紊乱(肠瘘?)的情况下,因为肝脏受自主神经支配,所以可以对肝脏产生毒性。

借助神经疗法,治疗肠道疾病。通过选择营养路径的交感神经和副交感神经的传入神经(内脏,腹腔神经节),来减少病理脉冲输入。例如,通过相同的注射,改善肠道微循环。

在轻度病例中,肠道疾病试图通过脊柱节段第 $Th_{10}$-$L_3$ 和 $S_{2-4}$ 进行治疗。其中再次通过建立丘疹以及腹壁刺痛点疗法浸润到覆膜和椎旁肌肉组织 $Th_{10}$ 和 $L_3$ 之间位置。向内脏,腹腔神经丛注射,治疗上述疾病。急性病例中,如果通过手术消除了病症,则每天注射 2~3 次;慢性病例,每周注射一次。从第 1 次或者第 2 次治疗结果可以看出,浸润持续。如果第 2 次节段治疗后,病症没有得到改善,则应采取干扰场诊断。这尤其适用于慢性阑尾炎,终末期会肠炎和溃疡性结肠炎。其中在牙腭区域以及鼻窦和扁桃体中发现干扰场积聚。

> **!** 注意
>
> 治疗急性阑尾炎,不使用神经治疗法。

随着结肠癌的发展,通过对肠道进行细微的节段治疗,症状会得到显著改善。尤其是,在所有能找到的腹壁刺痛点,所有瘢痕和硬膜外骶骨处,使用 10ml 普鲁卡因进行浸润,临床症状得到改善。牙齿和鼻窦是非常常见的干扰场。重要的是,应当坚持长期治疗,最初为每周一次,然后每 3~4 周再增加一次。其中,应当特别注意诱发原因(食物),因为肠易激综合征通常是一种多因素疾病,只有通过神经治疗才能获得营养。

肠道节段治疗包括,当出现急性细菌性感染时,每日向肠道神经节双侧进行注射;憩室炎,通过交感神经溶解,改善肠黏膜的组织灌注,从而在几天内,炎症部位组织再生以及抗生素产生效果,使得症状及检验结果正常化。

当出现不宜手术的肿瘤时,可以在腹腔神经节左右侧反复浸润,并且将 5ml 普鲁卡因注射到疼痛区域内。到目前为止,如果没有肿瘤,这种疗法对于治疗疼痛效果显著,可以减少强镇痛剂和解痉药的使用,并且既没有出现麻痹症状也没有疼痛。

在神经疗法帮助下,可以成功治疗直肠疾病。例如:

- 肛裂
- 肛门瘙痒
- 增加括约肌张力
- 排便时,发生痔疮

多数情况下,经过 1~2 次,使用 1% 剂量的普鲁卡因对肛裂处,肛门黏膜和括约肌进行直接注射,可以成功治疗疾病。减少痔疮发病频率的一种办法是,如果症状明显,通过手术切除。

## 25.3    肝胆疾病

### 25.3.1    诊断

神经治疗主要是通过交感神经改善患病或受伤组织的微循环以促进愈合和再生:

- 急性肝炎(非特异性和病毒性)
- 慢性迁移性肝炎
- 肝病(感染后,毒性超负荷后)
- 肝功能障碍伴消化障碍
- 肝肾综合征
- 胆囊切除术后综合征
- 胆管炎
- 胆囊炎
- 胆绞痛(有和没有结石)

### 25.3.2    治疗

对肝胆疾病进行节段治疗,包括"丘疹"治疗和在相应的脊椎节段 $Th_8$-$Th_{11}$ 右侧上腹部,肌肉张力椎旁右侧相同的高度处进行浸润,在右侧肋骨压痛点($TH_8$)以及按压出现眩晕的右眶上神经处进行注射。这种节段治疗适用于肝脏和胆囊的慢性疾病。当出现急性疾病且通过节段治疗效果不明显时,则通过向腹壁神经节注射,来治疗疾病。因为,这种注射改善了肝脏和胆管的血流量,并且使得胆管和胆囊肌肉得到放松,因此适用于不同的疾病。不仅器官的相关病症被消除,也治好了由这些患病器官引起的肠功能紊乱,例如:

- 腹泻
- 便秘
- 恶心
- 厌食
- 胀气
- 各种食物不相容

与所有器官相关的病毒感染一样,在相应的交感神经节处进行注射,可以加快愈合。无论病毒类型是什么,也可以通过此方法治疗急性肝炎。在腹腔神经丛处进行注射,不仅能改善内脏的主观症状,也可以加快转氨酶的正常化的进度。每日 2~3 次注射后,病症应该已经得到了明显的改善,然后可以延长治疗间隔期。

当患上慢性持续性肝炎以及自身免疫性肝炎时,如果前两次神经节注射没有改善主客观症状,则怀疑是传染病。在这种情况下,应采用细致的干扰场诊断。

肝病是肝脏中毒性损害(酒精,毒品,职业暴露,食物)的后果。通过每周反复的左右侧神经节浸润的神经疗法进行治疗。腹部出现完全不同的症状(消化不良,恶心,食欲不振,食物不耐受,头痛)。在任何情况下,终止对肝脏的超负荷毒素。偶尔升高的转氨酶指数又正常化,表明,改善微循环对肝细胞灌注具有积极影响。

采用神经疗法,治疗胆囊切除术后综合征以及相似持续的症状。胆囊切除后,多数情况下,可以采用干扰场疗法。粘连不属于疾病症状,而是在神经疗法意义上的反应现象。在任何情况下,都应当注意,胆囊切除术后,从瘢痕到腹膜处浸润,并且在腹腔神经节右侧反复注射。在第 1 次治疗后,会出现暂时恶化或无反应的情况,采用干扰场治疗更为安全。

通过向腹腔神经节右侧进行注射,来治疗胆管炎和胆囊炎。在第 1 次 2~3 轮治疗后,主观症状和炎症都会消失,应当每天都进行治疗。

**！注意**

不使用神经疗法治疗胆囊积脓。应立即进行手术。

如果有胆结石,则必须进行手术。胆绞痛,但是没有结石,则通过神经节浸润来解除痉挛,无需进一步治疗。当胆囊管或胆总管结石梗阻时形成黄疸时,如果有小结石,则通过神经节双侧浸润,将结石赶出体外。通过胆管超声波,证明结石的存在,然后确定进行手术或神经治疗。

## 25.4　胰腺疾病

### 25.4.1　诊断

神经治疗主要是通过交感神经改善患病或受伤组织的微循环以促进愈合和再生:

- 胰腺炎(急性,慢性)
- 胰腺功能不全

### 25.4.2　治疗

向腹腔神经节左侧进行注射,可能是治疗急性和慢性复发性胰腺炎最有效的方法。有时,很多疾病症状以及实验室检查结果,会在非常短的时间内恢复正常。使用这种疗法,可以明显降低胰腺炎的死亡率和缩短复杂的病理过程[119]。每天进行注射,病情非常严重时,每天注射两次。随着主客观症状的减少,可以延长注射时间间隔。

**！注意**

在任何情况下,神经治疗不适用于胰腺肿瘤疾病!

通过在胸段左侧 $Th_8$ 棘突疼痛点注射,以及 $Th_8$ 刺痛点处注射,治疗慢性胰腺炎。触诊后,尤其是在上腹部左右侧压痛点到腹膜处,以及左肋压痛点处采用浸润治疗。如果未达到理想效果,可以向腹腔神经节左侧进行注射。人们总是认为,慢性胰腺炎是由心脏疾病引起的,所以在 2~3 次向腹腔神经节注射失败后,开始干扰场诊断。除了最常见的干扰场,如牙齿和鼻窦区,想起肝胆炎症,有时候也会认为是从出现流行性腮腺炎后出现的干扰场疾病。

通过向腹腔神经节左侧注射,治疗慢性排泄性胰腺功能不全及其对消化的影响。目的是,改善胰腺微循环,从而改善具有功能的组织分泌性能。如果没有成功,则应考虑肝脏和胰腺功能的组合紊乱,同样,向神经节右侧浸润,治疗疾病。因为和所有慢性病一样,可能会出现干扰场,因此,如果胰腺功能不全未受影响,则会显示干扰场诊断结果。

## 25.5　肾和尿道疾病

### 25.5.1　诊断

神经治疗主要是通过交感神经改善患病或受伤组织的微循环以促进愈合和再生:

- 肾盂肾炎
- 膀胱炎
- 肾结石
- 肾病(炎症或毒性负荷)
- 肾炎
- 肾绞痛
- 肾功能不全
- 在肾脏手术后,持续功能不适
- 功能性压力性尿失禁
- 前列腺炎

### 25.5.2　治疗

肾脏疾病的节段反射路径治疗部位在于脊柱节段 $Th_{10}$-$L_1$;膀胱疾病和外生殖器疾病治疗部位在 $S_2$-$S_4$。另外,节段区的丘疹治疗,是向位于侧翼的棘突,肌肉刺痛点,以及可能存在的瘢痕处进行注射,即神经疗法。每种治疗都采用静脉注射。如果在首次 2 次治疗后,病情没有得到改善,或者出现短期恶化,则必须采用干扰场诊断。如果症状没有完全消除,应使用肾丛双侧注射疗法。

同样,这种注射疗法,适用于急性肾盂肾炎。其抗生素疗法是通过改善肾灌注来辅助区域性交感神经溶解。这种注射疗法,可以明显缩短疾病进程。并且即使没有使用抗生素,在第 1 次注射后,通常,疼痛也会立即消失。

肾炎的发生是由于,细菌和病毒感染后或药物所致,肾出现间质性炎症,向丛进行注射,不仅能缓解疼痛,还能改善肾的微循环,有针对性的"抗炎"。静脉注射增强了抗炎的效果。重要的是,就神经治疗而言,需要首先解决原发疾病部位,即对之前的感染进行定位,可以采用干扰场治疗法。扁桃体,鼻窦,牙齿和肠在这里起着重要的作用。

**！注意**

治疗肾炎,需要切除扁桃体,随后对扁桃体切除后瘢痕处进行神经治疗法,以及牙齿的精确恢复。

当患肾小球病时(急性/慢性肾炎,进行性肾炎,最小持续性尿异常,肾病综合征),主要涉及肾小球(足细胞)。作为合并症,例如细菌感染、黄金治疗、汞、疫苗或恶性肿瘤。此外,还应注意,多动脉炎结节、硬皮病、韦格纳肉芽肿、糖尿病或全身性疾病(如红斑狼疮)。有不同程度的炎症退行性改变,导致相应的过快或过慢的肾功能损失,这取决于疾病的进程。神经治疗的主要目标是通过交感神经溶解,改善肾组织的微循环,并中断病理过程,改善尚具备功能性的组织的排泄可能性。每隔 1~2 周进行一次干扰场治疗同分段治疗交替进行,包括注射到神经丛。短期实验室检查应记录治疗过程。

治疗肾结石疾病,可以向分段发射路径以及肾丛处注射,已改善器官灌注。在肾结核处反复注射后,伴有或无结石的肾绞痛症状,会很快消失。

**！注意**

不能通过输尿管的石块,因为尺寸原因,只能通过手术或碎石取出。

患输尿管结石时,可以向肾丛进行注射,绞痛症状得到缓解,并有可能通过输尿管松弛排除结石。

治疗急性膀胱炎,可以使用 3~5ml 含 1%的普鲁卡因向膀胱神经丛浸润。这不仅可快速改善排尿困难症,而且通过改善黏膜血流,减少细菌滋生。通过每天反复注射,2~3轮治疗后,即使没有使用抗生素,细菌数量通常可以降至正常值。治疗结束后,必须对尿液进行比对。

采用同样的疗法,治疗没有菌尿症的尿痛症状。治疗妇女分娩后,妇科手术后或者子宫功能下降时,出现的尿失禁以及大小便失禁,可以采用同样的治疗方法,从而不必进行膀胱、盆地或生殖器矫正术。在子宫引导神经丛处进行预防性浸润。在任何情况下,妇科手术后,都会对手术瘢痕浸润治疗,如果治疗失败,则采用干扰场治疗法(拔牙)。

与女性的排尿障碍相似,男性往往与前列腺增生有关。浸润,更有效的进入得到前列腺。不仅可以改善尿失禁和排尿困难,而且残余尿量减少,改善括约肌系统闭塞压力。

## 25.6 女性内生殖器疾病

### 25.6.1 诊断

膀胱功能障碍的神经疗法,是指向两个甲状腺叶进行注射。这是一种成功的非药物治疗法,手术前进行。如果没有达到理想效果,则必须每周反复进行一次硬膜外骶骨浸润治疗。神经治疗主要是通过交感神经改善患病或受伤组织的微循环以促进愈合和再生:

- 月经失调
- 痛经
- 闭经
- 生育问题
- 习惯性流产
- 帕金森病
- 性交疼痛
- 氟阴道炎
- 更年期症状(潮热,睡眠障碍,精神不振,抑郁症)
- 子宫旁组织炎
- 子宫内膜炎
- 盆腔炎

### 25.6.2 治疗

对女性生殖器功能找爱和疾病采取节段性反射治疗,即通过脊髓节段 $Th_{12}$-$L_3$ 和骶骨节段 $S_2$-$S_4$(副交感神经)。在骶骨区经常发现棘突 $S_2$-$S_4$。此外,敏感的皮下肿瘤,是皮下反射灌注障碍。这些阶段中,在紧张的肌肉中浸润弹性纤维,注射到柔软的神经丛中,这边是这种反射疗法的治疗途径。这是治疗功能性疾病和慢性疾病的第一个步骤。如果没有成功,则向硬膜外骶骨浸润(10ml),这是一种有效的注射治疗。如果效果不持久,则当发生急性炎症时,同时向腹腔神经节处注射。

直接神经疗法,是指向腹下神经丛的子宫引导神经丛分支浸润,从而达到局部麻醉的效果。必须始终浸润外部和内部生殖器的节段区域瘢痕处(疝切开术,阑尾切除术,狭长切口或会阴切开瘢痕)。如果间接反射或直接治疗失败后,则需要采用干扰场治疗法。值得注意的是,智齿和上颚门牙是最常见的干扰场。

在治疗月经失调、生理障碍、性交疼痛、痉挛、习惯性流产和更年期时,除了上面提到的间接节段反射或直接注射疗法外,还必须向甲状腺叶和静脉进行注射。

> **⚡ 实践提示**
>
> 应当注意的是,与精神疗法相比,现有的精神药物,在治疗抑郁症和更年期方面效果更好。在这种情况下,应当尝试通过缓慢减少药物来达到更好的治疗效果,同时,每周或每周2次继续进行神经治疗。

患急性盆腔炎,子宫内膜炎和盆腔炎时,向子宫阴茎神经丛和骶骨硬膜处浸润和向小脑神经节注射,比反射疗法更有效。治疗目的在于,通过改善组织灌注,对炎症治疗产生积极有效的影响,并且通过交感神经溶解使炎症消退。例如,如果生殖器局部炎症,在2~3轮注射后,没有消退,则需要在牙齿和下颌部位,扁桃体或鼻窦处,采用干扰场神经疗法,或进行手术。

## 25.7 男性内部和外部生殖器疾病

### 25.7.1 诊断

神经治疗主要是通过交感神经改善患病或受伤组织的微循环以促进愈合和:

- 前列腺增生伴排尿障碍和无排尿障碍
- 非特异性前列腺炎
- 细菌性前列腺炎
- 生殖器功能障碍
- 更年期
- 附睾炎
- 睾丸炎

### 25.7.2 治疗

针对男性前列腺增生,非特异性前列腺炎,以及细菌性前列腺炎,采用神经治疗法,主要向前列腺进行注射。在急性病例中,采取每日注射疗法;慢性疾病周,则每周注射一次。此外,在甲状腺处进行注射,改善前列腺增生伴有排尿障碍以及更年期症状。交替使用骶骨硬膜外腔浸润(10ml)和腔内神经节注射。在每种情况下,都需对男性生殖器脊椎节段 $Th_{12}$-$L_3$ 以及 $S_2$-$S_4$ 的瘢痕处采用浸润疗法。最常见的干扰场是牙齿和鼻窦。

除去由干扰场引起的疾病外,通常,可以采用神经疗法治疗睾丸炎和附睾炎。最最细的枕头,虽然注射有些疼,但见效快,因此患者接受这种治疗。患睾丸炎时,治疗的第一步,是向易触且高度敏感的精索中进行注射,然后注射到明显受压的睾丸之中和睾丸上。

> **❗ 注意**
>
> 如果发生睾丸扭转,则应立即手术。

在第1次治疗后,睾丸炎以及炎症性肿胀的疼痛,通常会消失,因此很少需要反复注射。

采用相同的疗法,治疗附睾炎。此时,对精索和易触及且高度敏感的附睾浸润,疼痛立即缓解,炎症消退。

# 第 26 章　脊柱和盆骨

## 26.1　退行性和炎症性疾病,损伤

### 26.1.1　诊断

神经治疗主要是通过交感神经改善患病或受伤组织的微循环以促进愈合和再生:

- 软骨病
- 脊椎炎
- 椎间盘退出/脱垂退变
- 椎管狭窄
- 腰痛
- 坐骨神经痛
- 强直性脊椎炎
- 尾椎痛
- 脊椎受伤
- 后脊椎头痛

### 26.1.2　治疗

脊椎慢性退行性疾病的神经疗法始于脊椎疼痛部分区域的椎旁。每周反复向压力刺激性棘突,紧绷肌肉横截面和刺激性骨锥关节处进行注射,以解决疾病的不同症状。精细的临床检查,有助于明确受影响最严重的结构。通常,在 2 或 3 个椎骨关节处反复注射,例如,使腰痛消失。

### ⚠ 注意

治疗成功与否,不取决于退行性改变的程度。

放射学数据表明,人们在这些强烈的变化中"无能为力",这个论断时错误的。因为退行性畸形虽然不可能再恢复正常,但几乎所有疼痛都是由于中断炎症消退过程而引起的,从而改善功能障碍。在腰椎和骶椎硬膜外浸润,以及向椎旁边界进行注射,对治疗也很有帮助。

局部交感神经溶解,可以改善退行性受损组织的灌注,以及中断或减轻受血管神经反射影响的疼痛,这是局部麻醉治疗的基础步骤。

腰椎间盘突出,由腰椎间盘突出和骨赘引起的椎管或椎间孔的收缩,不一定与相应的脊椎节段中的疼痛或神经疾病有关。脊髓神经和脊椎关节的微循环障碍,通过病理性交感神经刺激引起局部炎症,是疼痛,敏感性障碍或运动功能障碍的基础。神经系统检查持续的时间和程度,对于任何外科手术都具有重要意义。

### ⚠ 注意

急性椎间盘突出症,伴有运动障碍和感觉障碍,以及膀胱和排便障碍,必须立即采用神经外科疗法进行治疗。

不同强度的离散神经障碍,通常可以通过反复向受影响的背根神经节,腰部交感神经进行注射以及在突出的椎间盘区域中的硬膜外腔浸润,而完全消除。因此,不一定必须进行手术。

特别是一些年轻患者,在干扰场中找到他们慢性脊柱退行性疾病的原因。牙齿,扁桃体,鼻旁窦,内生殖器,肠道以及瘢痕属于主要干扰场,当局部治疗后,脊椎图像中仍显示情况恶化时,尤其需要采用干扰场诊断。干扰场治疗后,通常可以通过节段治疗,来完全消除"剩余疼痛"。同样,针对脊柱侧凸患者,可以采用神经疗法,包括节段治疗和干扰场治疗。因为,按照神经疗法的经验,通常,干扰场对先前受损组织或器官的第二次打击,即是它的治疗效果。

腰痛是腰椎疼痛和临近组织部分疼痛的统称,是对急性和慢性病例的"总诊断",其主要症状是各种原因引起的腰骶疼痛。包括以下内容:

- 因错位或受伤而引起的对椎骨关节的刺激
- 刺激骶髂关节
- 明显的韧带负荷过重
- 腰肌肌肉组织和椎旁肌肉组织痉挛
- 刺激椎关节韧带,前纵韧带,后纵韧带和黄韧带

出现坐骨神经痛时,除了腰痛症状,还在节段 $L_4$-$S_3$ 区域处的脊神经受到刺激。因此,需要采用神经疗法,即向椎间孔水平处的受影响的脊神经上进行注射。借助于上述部位局部浸润的疗法,如果在首次进行的 2 轮治疗后,疼痛和由此产生的功能性障碍没有得到明显改善,则通常需要采用神经疗法中的干扰场进行治疗。同样,牙齿,扁桃体,鼻窦和骨盆中的内生殖器以及瘢痕,属于常见干扰场。

干扰场被看作是脊椎炎的诱发原因,因此在脊椎功能和大关节(髋关节,肩关节,膝关节)处功能明显减退之前,要尽早对干扰场进行探索。如果发现干扰场(瘢痕,牙齿,扁桃体,内生殖器官),其表现为疼痛加重和运动改善,通过节段治疗,功能可以得到改善,除非患有椎体僵硬症。

骶骨和尾部肌肉之间的韧带刺激或关节疲劳,会引起尾骨痛。通常,临床上挫伤,扭伤或出生创伤会诱发疼痛。采用韧带浸润法,经过第 1~2 次治疗后,病情没有达到明显改善,则通常可以首先考虑以内生殖器障碍存在的位于骨盆内的干扰场。

在脊椎麻醉或脊椎或脑脊液采样后,可能会出现后脊椎痛的症状,可以通过向后脊椎进行注射,通常 1 或 2 次治疗后,疼痛便会消失。如果还偶尔出现疼痛,则应该在硬脑膜穿刺部位使用普鲁卡因浸润。

### ⚠ 注意

在麻醉学中推荐的"血液封闭",是静脉抽取血液和局部麻醉药的混合物,用于硬脑膜穿孔。比神经疗法更复杂风险更大。

# 第 27 章　四肢和关节

## 27.1　退行性疾病,炎症和损伤

### 27.1.1　诊断

神经治疗主要是通过交感神经改善患病或受伤组织的微循环以促进愈合和再生:

- 慢性退行性关节炎
- 非特异性关节炎疾病
- 多关节炎
- 心肌炎
- 滑囊炎
- 肌腱炎
- 腱鞘炎
- 腕管综合征
- 尺神经卡压
- 踝管综合征
- 腱膜挛缩症
- 四肢和关节受伤

### 27.1.2　治疗

为了治疗关节疾病,有几种神经疗法供其选择。局部治疗包括在关节周围进行"丘疹"治疗,以及在韧带压痛点浸润治疗,还可以向关节处注射以及直接向关节连接处的压痛点注射。同时,一直在关节连接处瘢痕位置浸润。作为进一步的节段疗法,可以向容器上和容器内(例如,股动脉,腘动脉)以及与关节相关的外围神经进行注射(例如,腋下神经,股神经,髋关节处的坐骨神经)。在脚趾和手指关节处,向基础构建高度处神经血管束进行注射。如果第 1 次治疗后,症状没有明显好转,则应向交感神经进行注射。对于上肢疾病,可以向星状神经节处进行注射,腰部下肢,则向 $L_3$ 位置处注射。

通常,特别考虑疼痛部位,疼痛放射以及相应的关节活动肌肉的神经支配,对关节进行差异化检查,是关节病,还是脊柱刺激还是临近关节刺激。

所以经常提到关节痛(内翻膝关节病),通过向脊髓根 $L_5$,鲜有向 $L_{3-4}$ 进行注射进行治疗;而髋关节疼痛,则通过向椎管根部 $L_5$ 或 $S_1$ 处进行注射;背疼或腹痛,则向脊椎 $L_3$ 或 $L_4$ 处注射。"踵骨刺激",腿部痉挛或者跟腱疼痛,通常脊椎根 $S_1$ 是共同刺激点。类似的拇指关节分散疼痛可能仅仅是因为对脊髓根 $L_5$ 或者 $L_4$ 处的刺激,因此可能发生退行性改变,需要做个完整的 X 线检查。

> **! 注意**
>
> 在关节疾病中,当患者没有出现主观脊柱疼痛时,除了要对关节进行检查外,还需要检查相应的脊柱部分。

从神经治疗角度出发,一般很少进行关节内注射,且意义不大。因为关节和韧带的灌注和微循环,在相关的关节神经和血管之外。关节内注射后,可能会出现创伤后关节退变和发炎等症状。

相邻关节的共同检查,对于关节疾病的诊断非常重要。由此可见膝盖疼痛是因为髋关节骨性关节炎所导致的。临床表明,髋关节疼痛是因为骶骨关节双侧受刺激或有炎症而诱发。此外,肩锁关节发炎,引发许多肩锁关节疼痛,因此这种单一的关节疗法,解除了肩关节疼痛的问题。如果关节检查,不包括检查脊柱和相邻关节,则存在误诊和错误治疗的风险[56]。

如果在第 1 次或第 2 次局部治疗后,慢性退行性关节病没有得到明显改善或者情况恶化,则应考虑干扰场疗法。特别是年轻患者,在许多情况下,可以检测到干扰场病变。大部分干扰场再次出现在牙腭区域、扁桃体、鼻窦、肠道和肝脏,以及瘢痕内。

非特异性炎症性关节病主要由局灶性疾病引起,因此干扰场诊断是重中之重。这主要发生在关节炎和风湿性关节炎情况下,对干扰场进行细致探索以及干扰场再生的神经治疗,尤其是牙腭区,鼻窦,肠道和肝脏。特别是在类风湿性关节炎情况下,原始的神经治疗意义重大,一方面快速终止不可逆的关节损伤,另一方面可以避免使用药物,如肾上腺皮质素或者细胞抑制剂。

> **⚡ 实践提示**
>
> 如果患者使用过肾上腺皮质素或者细胞抑制剂,则比没有使用过药物的患者,更难接受神经治疗。对于这类患者,必须非常小心的减少药物剂量,同时进行神经治疗,每隔 1~2 周治疗一次。随着肾上腺皮质素或者细胞抑制剂的剂量的减少,需要与非甾体抗炎药重叠使用,这样对基础调节系统的负面影响较小。在某些情况下,可以仅采用神经治疗,而不使用药物,同样也可以完全消除疼痛以及化学实验室炎症指标正常化。

更常见的是,在采用神经疗法的同时,还使用小剂量的非甾体抗炎药进行额外治疗。在这种情况下,人们希望能减缓炎症性关节改变的速度。经验表明,如果是年轻人患有风湿性关节炎,使用神经疗法的前景更好一些。

在保守治疗中,缓解疼痛或消除疼痛对于患者而言,意义重大。每个受影响的关节的临床图像医疗评估,都可能涉及需要进行手术治疗,滑膜切除或大关节(髋关节,膝关节,肩关节),按照相应的关节受损程度进行假体置换。风湿性关节炎的局部关节治疗法,尚处于急性期,没有成功的可能;但是,如果炎症消退,通过局部治疗,通过局部治疗,往往可以明显改善关节持续疼痛的症状。

慢性病(例如,网球肘,外上髁炎)、滑囊炎、退变、腱鞘炎或者黏液囊炎,都可以通过对病理改变组织的局部浸润的神经疗法进行治疗。治疗上髁炎,请避免骨骼与针头接触,因为可能会暂时增加疼痛。使用轻微剂量的普鲁卡因进行皮下浸润。一般情况下,通过对脖颈脊椎的检查,在 $C_6$(外上髁炎)或 $C_8$(上髁炎)处有明显的压痛感。在这些情况下,应该通过对相应脊椎根部的浸润,来抑制上髁炎,每周浸润一次。如果未能达到预期效果,可以同时向颈部或星状神经节进行注射。在经过第 1 次或第 2 次治疗后,上髁炎没有得到明显改善,则通过干扰场进行治疗,常见干扰场是牙齿,中耳,鼻窦,扁桃体,肠或肝。

手术前,应每周使用 1~2 次普鲁卡因对腱膜炎症部位进行浸润。通常在经过第 2 至 3 次治疗后,炎性腱肿胀已经得到缓解,例如,不再出现"板机指"现象。再有一点耐心,肌腱便可以完全恢复正常。

同样可以采用神经疗法,治疗掌腱膜挛缩。每周直接浸润手掌腱膜或足底腱膜的瘢痕收缩部分,几次治疗后,便会感觉紧绷性减小,脚趾或手指的伸展性得到改善。在屈曲挛缩不严重时,可以采用神经疗法,通常可以避免手术。

通过每周一次向神经周围浸润治疗腕管综合征(CTS)、尺神经卡压(URS)和跗管综合征(TTS),2~3 次治疗后,症状便会得到缓解,无需进行手术。在治疗这些疾病时,每次都要对相应的脊椎节进行检查,因为这些病症是由于对相应的节段进行刺激而导致的后果($C_7$-$Th_1$,$C_8$-$Th_1$,$L_4$-$S_3$)。如果经过第 1 次局部治疗后,症状没有得到改善,则应向脊椎区域中适当的脊神经进行注射。如果注射液没有使情况得到改善,则必须采取干扰场诊断。

就没有手术指征而言,关节损伤,可以通过创伤部位直接浸润的神经疗法进行治疗。包括:

- 扭伤
- 拉伤
- 瘀伤
- 擦伤
- 错误负重和过度负重

特别是韧带和关节囊,在临床上,总是变现为受压膨胀,因此,用普鲁卡因浸润,治疗血肿。显著缩短了治疗过程,并在第 2 次或第 3 次治疗后,疼痛得到缓解,最初应每天浸润一次,时间不固定。通常在第一次局部治疗后,非手术肌腱断裂,肌肉组织受损,特别是撕裂的肌纤维,疼痛消失。在这种情况下,应遵守 4 周的保护期。治疗最初每天进行 3~4 次,然后拉开治疗间隔时间。治疗旧伤,时间间隔可以长一些

(每周 1 次或 2 次);这种情况,通常也是在经过第 1 次治疗后,疼痛明显得到缓解,同时也可以在交感神经上进行注射。

如果在关节损伤前,就已经出现了脊柱节段神经支配的障碍,例如,以脊椎根 $L_5$ 处的根刺激形式,出现在踝关节部位,通常,使用单一疗法不能完全消除踝关节损伤带来的疼痛感,因此需要配合在脊椎根部 $L_5$ 处进行额外注射。

如果 $L_5$ 位置的症状,是干扰场诱导产生,例如,智齿必须浸润治疗甚至移除,从而消除疼痛。

反复使用普鲁卡因浸润处的伤口愈合速度明显快于其他没有经过治疗的部位。但经过 60 年的观察,这种疗法仍然不是创伤科的惯用治疗方法[302]。不管,是否需要进行骨折手术,或者通过外部夹板被固定,几乎在 2~3 次浸润后,疼痛都会得到缓解。活动更灵活,伤口开始愈合,复杂型局部疼痛综合征症状被减轻。

⚠️ **注意**

采用神经疗法,治疗骨折,开始得越早越效果越好,并且越早骨折愈合速度越快。

针对疲劳断裂(骨折)或者负荷过重("舞者腿",舞蹈员和运动员胫骨皮质撕裂),采用同样治疗方法,应时刻关注脊柱节段刺激。当骨骼和关节出现过量负荷时,会产生疼痛感,与之相对应的节段或干扰场诱发脊柱疼痛,必须通过细致的干扰场诊断,确定病情。针对这些损伤,向相应的交感神经处进行注射,有利于伤势愈合。

尚未愈合时,应每周 2 次浸润,目的在于,选择神经疗法这种保守治疗的办法代替手术。如果已经做过手术,可以使用普鲁卡因在局部进行浸润,从而加速骨头愈合速度并降低复发的风险。同时在交感神经处浸润,以及在动脉周围和动脉内反复注射,改善假关节区域的血流循环。

患非特异性和细菌性骨炎时,局部使用普鲁卡因,向传入血管和相应的交感神经处进行注射,是非常有用的,可以迅速消除疼痛。在每次感染炎症时,微循环都会受到损伤,微循环正常化是神经疗法的基础,是生物体自身愈合的先决条件。以细致清创形式开展的外科手术,与神经疗法追求相同的过程。在肠内或胃肠外单一使用抗生素进行治疗,往往不会成功,因为微循环紊乱,"现场"所需的抗生素浓度不足。例如,在使用抗生素后,与有效抗生素混合的骨水泥,同外科手术相结合,是治疗骨髓炎的有效外科方法。在这些情况下,采用神经疗法作为辅助方法,即每周反复局部浸润,在交感神经处以及向传入动脉血管注射,从而改善局部循环障碍。

# 第 28 章　神经

## 28.1　末梢神经和脑神经疾病

### 28.1.1　诊断

神经治疗主要是通过交感神经改善患病或受伤组织的微循环以促进愈合和再生：

- 神经炎
- 神经痛
- 创伤后轻瘫
- 幻肢痛
- 多发性神经疾病

### 28.1.2　治疗

使用普鲁卡因，直接向脊柱神经节，脑神经分支处进行注射，以此治疗神经炎。任何情况下都应对相应的节段瘢痕处进行浸润。很多时候，原因是一种出血性疾病，引起神经的炎性疾病，因此只有通过消灭干扰场，才能消除炎症。此外，在同样的节段区，向交感神经进行注射，以及脑神经的视神经和三叉神经相应的神经节和血管处注射，以便尽可能到达交感神经的所有部分。

以同样的方法治疗神经痛，探索干扰场是主要任务。应尽早治疗带状疱疹，方法是有目的地向相应的脊椎神经浸润。特别注意，病变节段的慢性病定位。在相应的供应处，发现现存或已经治愈的器官疾病，通过神经治疗消除神经痛（肝炎后，肝部出现带状疱疹或者肝病时，出现牙龈出血，以及脊神经上的椎间盘退变）。

> **！注意**
>
> 从神经学传统角度出发，创伤或炎症后，其周围神经一般被认为是不可治疗的末梢神经，且处于损伤状态。然而，可以尝试采用神经疗法。

在旧伤位置局部浸润，相应的交感神经节、脊柱神经节及瘢痕处进行注射。如果单个轴突没有被创伤切断，必定存在功能性再生的可能。末梢神经与受交感神经控制的微循环系统相结合。如果灌注受到影响，那么通过轴突传递刺激也会受到干扰。为此，应当再次注意，例如负责神经组织改变的背根神经节的强血管的形成。即使是干扰场，也绝对会阻碍神经病变的再生，即所谓的"第一次打击"。因此，在个人实践中，在上腹部瘢痕处浸润，以及神经丛进行注射。如果通过治疗末梢神经损伤，获得成功的机会很小，那么可以一直尝试，

因为情况不会恶化。

相反，如上所述，末梢神经受损会，通过神经疗法，几乎可以消除疼痛。幻痛尤其如此。原因可能是在神经受损区会出现传入神经短路的情况，瘢痕区发炎，神经末端受到刺激，或者假牙/假肢造成的负荷过重。人体解剖学疼痛疗法对于幻痛治疗效果很好，在神经疗法问世前，就已经存在[197]。

> **实践提示**
>
> 幻痛治疗的选择，是通过触诊，发现健康肢体上经常出现的触发点，在当时的截肢的主要损伤区域中，出现了镜像反转。例如，在同一区域的左健康小腿上，有剧烈的压力疼痛感（不是自发的疼痛），曾经有一颗子弹射穿右小腿，随后导致腿部截肢。如果这些触发点渗入左小腿，那么右小腿的幻痛几乎可以定期转移，并最终以相应的反复治疗，而消除疼痛。

多发性神经疾病，根据病因细分如下：

- 卒中和遗传病的遗传原因
- 动脉炎（包括胶原）和中毒符合（包括重金属）感染后
- 作为自身免疫性疾病

多神经疾病，即从神经元和一般循环障碍出发，导致末梢神经的炎性病变，可通过神经疗法进行治疗。这种发病关系，可通过治疗改善微循环，从而进行神经治疗。

通常，初期，在四肢中出现多个问题脊髓神经，可以使用普鲁卡因从神经末梢到中心以及神经节处，腰椎或颈椎 $L_{1-2}$ 处进行注射，普鲁卡因剂量为 0.5%，2~3ml，病情会得到持续缓慢的改善。

> **！注意**
>
> 在腱鞘内使用1%的普鲁卡因，可能会在60~90分钟内出现运动障碍和无法行走的情况！

为了防止后脊椎痛，需要向神经节额外注射。特别是某些情况下的突发性疼痛，治疗效果特别好。

需要进行长期治疗，最初每周进行治疗，随后根据恢复程度，可每2~4周进行1次治疗。干扰场探索与上述节段疗法相互交替使用，可以获得更好的效果。单独不同的缓慢改善展示了治疗间隔，干扰场以及节段治疗的方法。全面医学诊断后，根据失败案例，缺乏症，解毒或改善代谢状态（例如，糖尿病），使用其他替代治疗法。

# 第 29 章　血管

## 29.1　动脉血管疾病

### 29.1.1　诊断

神经治疗主要是通过交感神经改善患病或受伤组织的微循环以促进愈合和再生：

- 动脉闭塞性疾病
- 颞动脉炎
- 雷诺病
- 冻伤

### 29.1.2　治疗

如果没有手术指征，便不能安装假肢，肢体动脉闭塞，特别是下肢动脉闭塞，需要通过神经疗法进行治疗。神经疗法的目的便是改变循环条件，特别是受影响的组织的微循环。即使在血管晚期硬化时，情况也是如此，会受到限制。准确的记录（例如，步行距离，压力下的缺血性疼痛）对确定治疗间隔，至关重要。

每周向腰部交感神经 $L_3$ 处进行注射，属于标准注射。动脉内注射（5ml，1%普鲁卡因）和股动脉注射也有助于帮助改善末梢组织灌注。在血管流通中，通过细致的触诊，特别是小腿肌肉区域的触诊，会找到刺痛点，在这些刺痛点处进行浸润治疗。

脚趾坏疽时，例如，在神经束，过渡区到活力被破坏的组织处，使用普鲁卡因每日反复浸润。通过探索干扰场，有机会，进一步改善循环。受到感染，引发炎症，动脉斑形成，在干扰场诊断时，尤其要注意的是齿颚区域的、鼻窦和肠的慢性炎症，采用相应的神经疗法进行治疗。必须手术治疗牙齿和颌骨的细菌病灶。

如果患有雷诺病，则反复在受影响的手指脚趾的 4 条神经束处进行注射，足以持久的缓解血管痉挛症状。如果未达到预期效果，则需要向腋动脉，股动脉和交感神经处进行注射。最后的办法便是，寻找干扰场。

治疗冻伤，在四肢尤其是脚趾和手指，也是首选普鲁卡因，向血管神经束以及受影响组织处直接浸润，快速有效。在相关的交感神经处进行注射，会增强灌注效果[57]。

## 29.2　静脉血管疾病

### 29.2.1　诊断

神经治疗主要是通过交感神经改善患病或受伤组织的微循环以促进愈合和再生：

- 静脉炎
- 血管性静脉炎
- 血栓后综合征
- 复杂的静脉曲张症状
- 溃疡

### 29.2.2　治疗

治疗静脉炎，使用 1~2ml 的普鲁卡因，在血管周围及血管内反复进入，在第 1 次治疗后，疼痛消失，再经过 2~3 次治疗后，炎症基本上被消除。针对表面血栓性静脉炎也采用相同的治疗办法。当输液或药物过敏引发的静脉炎时，则应立即使用普鲁卡因。因为，局部交感神经溶解，因此不会出现细菌炎症或组织坏死的并发症，且营养失调能更快恢复。如果大面积发生水肿，在淋巴结区域进行皮下浸润，效果显著，同样的，也可以在交感神经处进行注射。

治疗下肢血栓综合征，通过向腰部交感神经 $L_3$ 处注射，以及在腹股沟韧带下方血管处大面积浸润（普鲁卡因 5ml），每周一次。除了通常会消失的主观症状外，几乎总是可以观察到，腿部肿胀消减，步行距离有所改善。当第 2 次或第 3 次治疗失败后，有些症状血栓形成前就已经存在，因此需要找到干扰场。

治疗静脉曲张，同样可以采用神经疗法。反复使用普鲁卡因，将其浸润到静脉曲张以及静脉血管炎性硬结处，通常经过 1~2 次治疗，便可减轻症状或者症状完全消失。

**⚠ 注意**

尽管，在治疗静脉曲张时，神经疗法取得了成功，但不能长期避免静脉曲张或血管硬化。

溃疡，通常伴随静脉曲张。治疗溃疡，可以在溃疡粗糙的边缘进行局部浸润，也可以向传导静脉以及腰部交感神经 $L_3$ 处进行注射，比使用软膏，愈合效果更快。通过神经治疗法，不能期望可以改变静脉曲张血管。除了需要清洁伤口，以改善上皮细胞外，建议敷用普鲁卡因浸泡的纱布，每天更换 2~3 次。在这种情况下，通常可以通过改善微循环和预防局部感染，快速清洁腐烂的伤口。

# 第 30 章　淋巴系统

## 30.1　淋巴管和淋巴结疾病

### 30.1.1　诊断

神经治疗主要是通过交感神经改善患病或受伤组织的微循环以促进愈合和再生：

- 淋巴管炎
- 淋巴结炎
- 淋巴水肿
- 血管神经性水肿

### 30.1.2　治疗

淋巴管炎神经疗法，即最初每日反复在受影响的组织切片处浸润，尤其是皮下浸润。这可以像被昆虫咬伤一样小，由此发展成淋巴管区域大面积发炎。第 1 次治疗后，往往皮肤的疼痛已经停止了，并且在受影响区域的皮肤表面红肿消退。

在区域性淋巴结同时伴有（淋巴炎）的情况下，这些普通的疼痛，会自发的在压力下增大。通过淋巴结局部浸润以及淋巴结直接浸润，在几次治疗后，疼痛肿胀便迅速消失，而无需进一步治疗。在交感神经处进行额外注射，会加速"抗炎"效果。

如上所述，通过局部治疗，可以快速治愈任何类型的损伤后淋巴水肿症状。同样，在旧瘢痕处浸润，尤其是淋巴结部位（如疝切除瘢痕，腋窝脓肿瘢痕，腹股沟淋巴切除瘢痕）。如果未达到预期效果，则向交感神经处进行注射。对于淋巴结清除术后发生的淋巴水肿（例如，乳房肿瘤切除后）或癌症淋巴结局部放疗后，更应使用此种方法。当不明原因的淋巴水肿出现时，可能会影响身体所有部位，没有受伤或没有淋巴系统疾病（恶性肿瘤），当治疗失败后，应进行干扰场诊断。

当过敏时，脸部出现不同强度的水肿，治疗这类血管性水肿，通过在三叉神经处或者交感神经双侧注射，通常 1~2 日治疗后，或许在配合神经节浸润，便可消肿，无需进一步治疗。

# 第 31 章　皮肤

## 31.1　皮肤及其附件的疾病和损伤

### 31.1.1　诊断

神经治疗主要是通过交感神经改善患病或受伤组织的微循环以促进愈合和再生：

- 湿疹
- 皮脂溢出
- 痤疮
- 酒渣鼻
- 皮肤瘙痒
- 神经性皮肤炎
- 牛皮癣
- 红斑狼疮（LE）
- 硬皮病
- 脱发
- 疖
- 痈
- 甲沟炎
- 指甲内生
- 化脓性指头炎
- 丹毒
- 单纯疱疹
- 感染和未感染的伤口
- 溃疡
- 烧伤
- 酸性或碱性伤害
- 瘢痕疙瘩

### 31.1.2　治疗

治疗湿疹性皮肤病，通常需要细致查找干扰场。在病变的皮肤处尝试局部浸润，但前提是，需要长期并每周进行治疗。当完成第 1 次治疗后，主客观症状会得到改善。偶尔，在湿疹开始的区域浸润就足够了。最常见的干扰场位于肠道、肝脏、牙齿、鼻窦、扁桃体和瘢痕（肚脐）区域。因此，手掌、手指、脚底和脚趾的红斑狼疮和湿疹，通常从肠道、肝脏和鼻窦开始。对于这种情况，治疗办法便是，向腹腔神经节两侧、腹部肚脐、瘢痕及三叉神经和翼腭神经节处进行注射。

在婴幼儿身上出现的神经性皮炎，不仅仅是由肚脐引起的。在成人中，湿疹通常是由 2 个或多个干扰场引起（如肠、鼻窦、扁桃体、牙齿、瘢痕），因此，必须同时在多个干扰场处浸润。在食品不耐受情况下，必须改变饮食。

治疗脂溢性皮炎、痤疮、瘙痒症、银屑病、红斑狼疮、硬皮病和脱发，可单独使用神经疗法，也可以通过其他方法相结合，神经疗法的重点在于干扰场治疗。尽管使用神经疗法的

成功率不高，在上述疾病中一直不断重复干扰场的重要性，如果不配合药物治疗，效果不明显。

治疗疖和细菌性毛囊炎，每天小剂量的使用普鲁卡因浸润，可以快速消炎，之前已经有的脓肿也可以通过神经疗法进行治疗。

> **实践提示**
>
> 将纱布在普鲁卡因液体中浸润，然后敷在伤处，每天更换 2~3 次，疖便会消减或脓肿自发穿孔。应当注意的是，只有普鲁卡因可以用作神经治疗药物，因为注射部位的酰胺结构局部麻醉（如利多卡因），会导致轻微的血管痉挛和组织灌注受损。因此，禁止使用此类局部麻醉药物。

痈，紧密聚在一起的疖的集合，采用相同治疗方法，即使用普鲁卡因局部浸润，或者敷上经过普鲁卡因液体浸泡的纱布，以及向相应的交感神经处进行注射。

因此，不需要进行切除手术以及伤口明显的创伤性手术。

治疗甲沟炎，指甲内生以及化脓性指头炎，需要使用普鲁卡因进行 2~3 天的局部浸润治疗，即在近端指骨血管神经束浸润，不需要外科手术。此外，还可以敷用在普鲁卡因液体中浸泡过的纱布。每天更换数次，缓解疼痛并促进愈合。

丹毒，皮肤病的一种，小的皮肤损伤处感染链球菌，通常在使用普鲁卡因多次皮下浸润几天后，便可治愈，不需要使用抗生素。它可能看上去是个小的皮肤缺陷也可能是个大伤口，必须用普鲁卡因彻底浸润。使用普鲁卡因液体浸泡过的纱布敷在患处，可以大大加速炎症的消退。

单纯疱疹性皮肤病和黏膜疾病，可以通过神经疗法进行治疗，快速有效。早期阶段，不会起疱，疼痛会立即消失，遵守正确，严格的皮内浸润疗法，浸润区域包括所有被感染的皮肤区域，多数情况下，在这个位置上，疱疹不会复发。如果已经起疱，则应每天反复治疗 2~3 次。

对未被感染的伤口，采用神经疗法，不需要手术（例如，切除，缝合）。在已被感染的伤口处，使用普鲁卡因反复局部浸润，用普鲁卡因液体中浸泡过的纱布敷在伤口上，这可以加速被感染伤口的愈合速度。在任何情况下，通过这种方法的治疗，伤口疼痛感迅速消失。新鲜伤口，主要是被感染，咬伤，被指甲抓伤或刺伤，受到细菌感染，一般无并发症，愈合迅速。

可以采用相同方法，治疗皮肤慢性溃疡，愈合迅速。当小腿出现溃疡时，向交感神经处进行注射，同时也需要，对压痛时，溃疡区相应的腰段进行治疗，即向相应的动脉血管注射。

烧伤度 1 级和 3 级（也包括晒伤），用在普鲁卡因液体中浸泡过的纱布敷在皮肤缺陷处，每天更换 3~4 次，很快疼痛刺激消失，也会加快伤口的愈合。

应尽快用水彻底清洗酸性或碱性伤口，然后用普鲁卡因

液体浸泡过的纱布敷在伤口处,起初,必须每小时更换一次纱布。

> **！注意**
>
> 酸性或碱性损伤,不仅会直接伤害皮肤,还会刺激交感神经,从而导致血管痉挛,甚至组织坏死。

除了用普鲁卡因浸泡的纱布进行局部治疗外,在早期,还可以在皮肤处浸润,用于治疗疼痛,改善组织灌注,从而尽可能地使损伤最小化。

因为被昆虫、蛇、蜘蛛等咬伤蜇伤而造成的皮肤损伤,当过敏或毒性反应没有残留在局部或身体系统中时,在早期,可以采用神经疗法,即使用普鲁卡因在损伤位置浸润或静脉注射。当重复注射内毒素时,实验中未出现过敏反应,即萨纳雷利现象,使用普鲁卡因,对内毒素注射区浸润,证明了交感神经在出现过敏时所起的主导作用[461]。这很好地说明了为什么局部麻醉可用于治疗通过交感神经系统初次免疫的疾病。

受伤后出现的瘢痕疙瘩,通常经过普鲁卡因的反复浸润而消融。每周进行治疗,在开始的 2~3 次治疗后,瘢痕便逐渐褪色。如果在瘢痕形成前,已经受到干扰场的影响,则必须对干扰场进行平行探索。瘢痕疙瘩存在的时间长短,与神经治疗无关。

# 第 32 章　肿瘤

## 32.1　恶性疾病

**！注意**

即使普鲁卡因在抗肿瘤过程中起到了一定作用,但也不能采用神经疗法治疗肿瘤疾病[492,493]。

基底细胞癌是个例外。根据个人经验,使用普鲁卡因在癌症处直接浸润(每周 1 次),普鲁卡因必须越过肿瘤到达"健康"皮肤。持续 2~3 次浸润治疗后,肿瘤明显缩小,继续该过程,直至肿瘤完全消失。特别是,当面部皮肤患基底皮肤癌时,因为手术治疗应用广泛,在与患者协商后,才能使用该"平面"疗法。从患者利益出发,应始终致力于查找基底皮肤癌减小的确切文件和医疗专业检查结果。

在无法手术的肿瘤中,改善疼痛或不适感。因此,尽可能地在肿瘤组织处反复注射,从而减轻疼痛,减少肿瘤邻近区域的炎症组织反应,减少使用止疼剂。此外,根据疼痛检查结果,可以每天向有肿瘤的头部、颈部、胸部、上肢和腹部星状神经节注射。对于在盆骨中不能手术的肿瘤,尝试使用普鲁卡因反复在硬膜外骶骨处浸润,以减轻疼痛。

细胞抑制疗法,对患者的一般情况有巨大影响,与神经疗法相比,副作用更大。每日反复在腹腔神经节两侧注射普鲁卡因,可以改善症状,例如恶心、食欲缺乏或乏力。同时,有针对性的每周对受照组织进行 2~3 次浸润疗法和静脉注射疗法,可以更好地耐受放射治疗。

# 第 33 章　总结

"明智地使用自主神经系统是医学研究的重要组成部分",引自 von Karl Ewald Hering(1834—1918),莱比锡心理研究所所长,他在很早以前便指出自主神经系统诊断/治疗的实用性。今日所研究的方向主要是医疗解决方案,病理性交感神经功能,其参与了病理生理过程(炎性,变性,过敏,疼痛),无论是抗交感神经还是基于受体的方案,因为对非病理性所激起的副作用,与交感神经无关。相比之下,通过神经疗法对交感神经系统的选择性治疗已经成功地在人体上测试了数十年,可以实现这种"明智用途",且没有相关的副作用。

对自主神经系统的生理功能、性质和植物性病理学的认识,为当今治疗的可能性提供了巨大的延伸空间,尤其是在慢性病治疗方面。借助神经疗法,治疗疾病的可能性尚未穷尽,然而通过其机制、治疗策略的改变,进一步扩充"指导目录"。

通过选择性的使用用于诊断和治疗为目的自主神经系统,并考虑其自控机制。治疗程序同神经疗法相关联,通过病理图像,了解发病原理,通过自主神经系统修复受损信息和由此产生的结构紊乱,即在治疗前,了解功能损伤和结构障碍。

神经诊断,是神经治疗的必要步骤,意味着必须找到疾病的因果关系,否则,治疗失败。在诊断治疗期间,疾病的病因变得越来越清楚,因此这才能算是真正意义上的明确诊断。

相似的疾病在每个患者身上却具有不同的因果关系链,特别是存在干扰场时,在神经治疗时,才能找到它。这也解释了,为什么对于相同的临床影响,通常具有不同的干预范围和所花费的时间不同。然而,这就意味着有可能,在神经治疗中结束慢性病,以及缩短急性病的患病时间。与主要症状治疗方案相比,扩展了治疗的选择可能性。

# 参考文献

[1] Adamec RE, Stark-Adamec C, Saint-Hilaire JM et al. Basic science and clinical aspects of procain HCl as a limbic system excitant. Prog Neuropsychopharmacol Biol Psychiatry 1985; 9 (2): 109–119

[2] Ader H. 10 Jahre neraltherpeutische Ambulanz an der Universitätskinderklinik Wien. In: Dosch P, Hrsg. Neuraltherapie nach Huneke – Freudenstädter Vorträge. Band 7. Heidelberg: Haug; 1981

[3] Adler E. Störfeld und Herd im Trigeminusbereich. 6. Aufl. Bissenhofen: Sieber; 2013

[4] Agassandian K, Fazan VP, Adanina V et al. Direct projections from the cardiovascular nucleus tractus solitarii to pontine preganglionic parasympathetic neurons: a link to cerebrovascular regulation. J Comp Neurol 2002; 452 (3): 242–254

[5] Ajijola OA, Shivkumar K. Neural remodeling and myocardial infarction: the stellate ganglion as a double agent. J Am Coll Cardiol 2012; 59 (10): 962–964

[6] Albertyn J, Barry R, Odendaal CL. Cluster headache and the sympathetic nerve. Headache 2004; 44 (2): 183–185

[7] Aldrete JA, Johnson DA. Evaluation of intracutaneous testing for investigation of allergy to local anesthetic agents. Anesth Analg 1970; 49 (1): 173–183

[8] Althoff H. Therapie mit Novokain. In: Kilian H, Hrsg. Lokalanästhesie und Lokalanästhetika. 2. Aufl. Stuttgart: Thieme; 1973

[9] Anderson RU, Sawyer T, Wise D et al. Painful myofascial trigger points and pain sites in men with chronic prostatitis/chronic pelvic pain syndrome. J Urol 2009; 182 (6): 2753–2758

[10] Anselmino KJ. Neue Wege der Eklampsie- und Präeklampsiebehandlung: Die Blockade des Nierenbereichs und des Ganglion stellatum. Schweiz Med Wochenschr 1959; 52: 1373

[11] Ashina S, Bendtsen L, Ashina M. Pathophysiology of tension-type headache. Curr Pain Headache Rep 2005; 9 (6): 415–422

[12] Ashkenazi A, Blumenfeld A, Napchan U et al. Peripheral nerve blocks and trigger point injections in headache management – a systematic review and suggestions for future research. Headache 2010; 50 (6): 943–952

[13] Avnon Y, Nitzan M, Sprecher E et al. Autonomic asymmetry in migraine: augmented parasympathetic activation in left unilateral migraineurs. Brain 2004; 127 (9): 2099–2108

[14] Bahekar AA, Singh S, Saha S et al. The prevalence and incidence of coronary heart disease is significantly increased in periodontitis: a meta-analysis. Am Heart J 2007; 154 (4): 830–837

[15] Barbagli P, Bollettin R. Therapy of articular and periarticular pain with local anesthetics (neural therapy of Huneke). Long and short term results. Minerva Anesthesiol 1998; 64 (1–2): 35–43

[16] Baron R, Binder A, Ulrich W et al. Komplexe regionale Schmerzsyndrome. Schmerz 2003; 17 (3): 213–226

[17] Baron R, Jänig W. Schmerzsyndrome mit kausaler Beteiligung des Sympathikus. Anästhesist 1998; 4–23

[18] Baron R, Jänig W. Sympathetically maintained pain. In: Bountra C, Munglani R, Schmidt WK, eds. Pain. New York: Marcel Dekker; 2003: 309–320

[19] Baron R, Schattschneider J, Binder A et al. Relation between sympathetic vasoconstrictor activity and pain and hyperalgesia in complex regional pain syndromes: a case-control study. Lancet 2002; 359 (9 318): 1655–1660

[20] Barop H. Neuraltherapie nach Huneke als adjuvante und alternative Behandlung in der Knochen- und Gelenkchirurgie. In: Dosch P, Hrsg. Neuraltherapie nach Huneke – Freudenstädter Vorträge. Band 13. Heidelberg: Haug; 1988

[21] Barop H. Gutachten über Procain zur Anwendung in der Neuraltherapie nach Huneke. Gutachten, eingereicht dem Bundesgesundheitsamt Berlin als Beitrag für die Erstellung der Procain-Monografie. Berlin; 1991

[22] Barop H. Klinische Studie über den Wirksamkeitsnachweis der Neuraltherapie nach Huneke (basierend auf Praxis-Dokumentation H. Barop). Erfahrungsheilkunde 1991; 40 (3): 158–161

[23] Barop H. Neuraltherapie nach Huneke aus der Sicht der Relationspathologie Rickers. In: Dosch P, Hrsg. Aktuelle Beiträge zur Neuraltherapie nach Huneke. Band 15. Heidelberg: Haug; 1994

[24] Barop H. Lehrbuch und Atlas Neuraltherapie nach Huneke. Stuttgart: Hippokrates; 1996

[25] Bauen W. Akute Pankreatitis: Konservative Therapie. Ther Umsch 1996; 53 (5): 342–345

[26] Bayer L. Über eine Möglichkeit therapeutischer Beeinflussung akuter Magengeschwüre. Dtsch Med Wochenschr 1936; 62: 636

[27] Becke H. Die Neuraltherapie und ihre Einsatzmöglichkeiten in der medizinischen Grundbetreuung – dargestellt an der Behandlung des lumbosakralen Schmerzes und der Migräne [Dissertation (Habilitationsschrift)]. Berlin: Akademie für ärztliche Fortbildung; 1991

[28] Becke M. Procain und die Diskussion um die Allergie. Ärztz Naturheilverf 1996; 37: 908–912

[29] Becke H. Neuraltherapie bei Kreuzschmerz und Migräne. 2. Aufl. Stuttgart: Hippokrates; 2000

[30] Becke H, Gerlich B. Neuraltherapeutische Behandlungsergebnisse der Migräne. Ärztz Naturheilverf 1991; 32 (9): 716–720

[31] Becker A. Die kombinierte Störfeld-Segmentbehandlung in der Neuraltherapie nach Huneke. Erfahrungsheilkunde 1978; 1: 12–15

[32] Bellinger DL, Millar BA, Perez S et al. Sympathetic modulation of immunity: relevance to disease. Cell Immunol 2008; 252 (1–2): 27–56

[33] Bergouignan H, Benoit P, Boussagol P et al. Neuralgic syndrom of dental origin simulating an essential facial neuralgia. Rev Odontostomatol Midi Fr 1969; 27 (2): 124–125

[34] Bergsmann O. Herdwirkung in der Pulmologie. Therapiewoche 1965; 15: 1284–1287

[35] Bergsmann O. Neuraltherapie und ihr Anschluss bei Erkrankungen der Lunge. Phys Med Rehab 1979; 11: 233–237

[36] Bergsmann O. Grundsystem, Regulation und Regulationsstörung in der Praxis der Rehabilitation. In: Pischinger A, Hrsg. Das System der Grundregulation. 11. Aufl. Stuttgart: Haug; 2009: 92–132

[37] Bergsmann O, Bergsmann R. Projektionssymptome. 4. Aufl. Wien: Facultas; 1998

[38] Beyer W. Heilanästhesie und ihre Bedeutung für Chirurgie. Zentralbl Chir 1953; 15: 609–616

[39] Bhowmick S, Singh A, Flavell RA et al. The sympathetic nervous system modulates CD4(+)FoxP3(+) regulatory T cells via a TGF-beta-dependent mechanism. J Leukoc Biol 2009; 86 (6): 1275–1283

[40] Bielefeldt K, Lamb K, Gebhart GF. Convergence of sensory pathways in the development of somatic and visceral hypersensitivity. Am J Physiol Gastrointest Liver Physiol 2006; 291 (4): G 658–665

[41] Bleys RL, Cowen T. Innervation of cerebral blood vessels: morphology, plasticity, age-related, and Alzheimer's disease-related neurodegeneration. Microsc Res Tech 2001; 53 (2): 106–118

[42] Bogduk N. Klinische Anatomie von Lendenwirbelsäule und Sakrum (Rehabilitation und Prävention). Heidelberg: Springer; 2000

[43] Boissé L, Chisholm SP, Lukewich MK et al. Clinical and experimental evidence of sympathetic neural dysfunction during inflammatory bowel disease. Clin Exp Pharmacol Physiol 2009; 36 (10): 1026–1033

[44] Bonica JJ. The Management of Pain. 2nd ed. Philadelphia: Lea & Febiger; 1953

[45] Bonica JJ. Clinical Application of Diagnostic and Therapeutic Nerv Blocks. Oxford: Blackwell; 1958

[46] Bouquot JE, Roberts AM, Person P et al. Neuralgia-inducing cavitational osteonecrosis (NICO). Osteomyelitis in 224 jawbone samples from patients with facial neuralgia. Oral Surg Oral Med Oral Pathol 1992; 73 (3): 319–320

[47] Braemer C. Neuraltherapeutische Erfahrungen bei Mensch und Tier. Erfahrungsheilkunde 1971; 20 (3): 73–76, 393

[48] Braeucker W. Die Heilerfolge der gezielten neuroregulatorischen Sympathikustherapie. Ulm: Haug; 1958

[49] Brand H. Neural therapy in tinnitus. Wien Med Wochenschr 1983; 133 (21): 545–547

[50] Brandenburg K. Behandlung des frischen Schlaganfalls mit Novokaininfiltration des Ganglion stellatum. Med Klinik 1938; 4: 29

[51] Braus H, Elze C. Anatomie des Menschen. Band 3: Periphere Leitungsbahnen II. Zentrales Nervensystem, Sinnesorgane. 2. Aufl. Berlin: Springer; 1960

[52] Breebart AC, Bijlsma JW, van Eden W. 16-year remission of rheumatoid arthritis after unusually vigorous treatment of closed dental foci. Clin Exp Rheumatol 2002; 20 (4): 555–557

[53] Brices FA. Die Behandlung chronischer Magengeschwüre mit Injektionen des Langzeitpräparats Cellnovocain durch Fibrogastroskop in die Submucosa des Magens. Z Therap Arch (Moskau) 1957; 47: 97–103

[54] Briggs J, Peat FD. Die Entdeckung des Chaos. 9. Aufl. München: DTV; 2006

[55] Broggi G, Messina G, Franzini A. Cluster headache and TACs: rationale for central and peripheral neuromodulation. Neurol Sci 2009; 30 Suppl 1: S 75–S 79

[56] Brügger A. Die Erkrankungen des Bewegungsapparats und seines Nervensystems. 2. Aufl. Stuttgart: Urban & Fischer; 1986

[57] Bück F. Novokaininfiltration des Sympathikus als Frühbehandlung der Erfrierungen der Gliedmaßen. Chirurg 1943; 347

[58] Busch V, Frese A, Bartsch T. Der trigeminozervikale Komplex. Integration peripherer und zentraler Mechanismen in primären Kopfschmerzsyndromen. Schmerz 2004; 18 (5): 404–410

[59] Busch V, Jakob W, Juergens T et al. Occipital nerve blockade in chronic cluster headache patients and functional connectivity between trigeminal and occipital nerves. Cephalalgia 2007; 27 (11): 1206–1214

[60] Bussone G. Cluster headache: from treatment to pathophysiology. Neurol Sci 2008; 29 Suppl 1: S 1–S 6

[61] Carlile H. Ein mit Impletol behandelter Fall von Leberzirrhose und einiges weitere zur Neuraltherapie. Erfahrungsheilkunde 1965; 14 (11): 529–536

[62] Carlile H. Angewandte Neuraltherapie bei Augenleiden und Trigeminusneuralgie. Erfahrungsheilkunde 1969; 18 (2): 47–53

[63] Cassuto J, Sinclair R, Bonderovic M. Anti-inflammatory properties of local anesthetics and their present and potential clinical implications. Acta Anaesthesiol Scand 2006; 50 (3): 265–282

[64] Cavanaugh JM, Lu Y, Chen C et al. Pain generation in lumbar and cervical facet joints. J Bone Joint Surg Am 2006; 88: 63–67

[65] Cencetti S, Lagi A, Cipriani M et al. Autonomic control of the cerebral circulation during normal and impaired peripheral circulatory control. Heart 1999; 82 (3): 365–372

[66] Cepeda MS, Carr DB, Lau J. Local anesthetic sympathetic blockade for complex regional pain syndrome. Cochrane Database Syst Rev 2010; (1): CD004 598

[67] Challapalli V, Tremont-Lukats IW, McNicol ED et al. Systemic administration of local anesthetic agents to relieve neuropathic pain. Cochrane Database Syst Rev 2005; (4): CD003 345

[68] Chien SQ, Li C, Li H et al. Sympathetic fiber sprouting in chronically compressed dorsal root ganglia without peripheral axotomy. J Neuropathic Pain Symptom Palliation 2005; 1 (1): 19–23

[69] Clara M. Das Nervensystem des Menschen. 2. Aufl. Leipzig: Barth; 1953

[70] Conn A, Buenaventura RM, Datta S et al. Systematic review of caudal epidural injections in the management of chronic low back pain. Pain Physician 2009; 12 (1): 109–135

[71] Cousins MJ, Bridenbaugh PO, Carr DB, Horlocker TT, Hrsg. Neural Blockade in Clinical Anesthesia and Pain Medicine. 4th ed. London, Philadelphia: Lippincott; 2011

[72] Covino BG. Toxicity and systemic effects of local anesthetic agents. In: Strichartz GR, ed. Local Anesthetics (Handbook of Experimental Pharmacology). Heidelberg, New York: Springer; 1987

[73] Datta S, Lee M, Falco FJ et al. Systematic assessment of diagnostic accuracy and therapeutic utility of lumbar facet joint interventions. Pain Physician 2009; 12 (2): 437–460

[74] Dauphin F, Linville DG, Hamel E. Cholinergic dilatation and constriction of feline cerebral blood vessels are mediated by stimulation of phosphoinositide metabolism via two different muscarinic receptor subtypes. J Neurochem 1994; 63 (2): 544–551

[75] Dejung B. Triggerpunkt-Therapie. 3. Aufl. Bern; Huber; 2009

[76] Delis KT, Lennox AF, Nicolaides AN et al. Sympathetic autoregulation in peripheral vascular disease. Br J Surg 2001; 88 (4): 523–528

[77] Descomps H. Die therapeutische Wirkung anästhesierender Infiltrationen an vegetativen Nerven im retrostyloidalen Bereich. In: Voss HF, Hrsg. Deshalb Neuraltherapie. Uelzen: ML; 1968

[78] Devulder J, van Suijlekom H, van Dongen R et al. Evidence-based interventional pain medicine according to clinical diagnoses. Pain Pract 2011; 11 (5): 423–429

[79] Diener HC. Migräne und andere „vaskuläre" Kopfschmerzen. Internist 1999; 40 (2):153–161

[80] Diener HC, Katsarava Z, Limmroth V. Aktuelle Diagnostik und Therapie der Migräne. Schmerz 2008; 22 Suppl 1: 51–58

[81] Dinenno FA, Joyner MJ. Blunted sympathetic vasoconstriction in contracting skeletal muscle of healthy humans: is nitric oxide obligatory? J Physiol 2003; 553 (Pt 1): 281–292

[82] Distler M, Distler J, Ciurea A et al. Evidenzbasierte Therapie des Raynaud Syndroms. Z Rheumatol 2006; 65 (4): 285–289

[83] Dittmann EC, Zipf HF. Schmerzauslösung und Pharmakologie der Lokalanästhethika. In: Kilian H, Hrsg. Lokalanästhesie und Lokalanästhetika zu operativen, diagnostischen und therapeutischen Zwecken. 2. Aufl. Stuttgart: Thieme; 1988: 76–144

[84] Dittmar F, Dobner E. Die neurotopische Diagnose und Therapie innerer Krankheiten. Ulm: Haug; 1964

[85] Dönges A, Fischer L, Marian F, Widmer M, Herren S, Busato A. Evaluation of neural therapy and comparison with conventional medicine: Structure, Process an Outcomes. 2005. Bern: Universität Bern, Institut für evaluative Forschung in der orthopädischen Chirurgie und KIKOM, Dozentur Neuraltherapie; 2005

[86] Dosch P. Die Beseitigung von Commotio- und Contusio-cerebri-Folgen mit Impletol. Erfahrungsheilkunde 1965; 14 (3): 101–108

[87] Dosch P. Die Anästhesie des Ganglion stellatum nach Fontaine und De Seze in der Neuraltherapie. Hippokrates 1965; 36: 832–835

[88] Dosch P. Die gynäkologischen Organe als Störfeld für chronische Krankheiten. In: Voss HF, Hrsg. Deshalb Neuraltherapie. Uelzen: ML-Verlag; 1968

[89] Dosch M. Neurologie und Neuraltherapie. In: Dosch P, Hrsg. Neuraltherapie nach Huneke – Freudenstädter Vorträge. Band 6. Heidelberg: Haug; 1979: 129–144

[90] Dosch M. Erste Ergebnisse des Einsatzes von Procain auf einer neurologischen Intensivstation. In: Dosch P, Hrsg. Neuraltherapie nach Huneke – Freudenstädter Vorträge. 1977/78. Band 5. Heidelberg: Haug; 1979

[91] Dosch P. Störfeldsuche bei Erkrankungen des Bewegungsapparats. In: Dosch P, Hrsg. Neuraltherapie nach Huneke – Freudenstädter Vorträge. Heidelberg: Haug; 1986: 157–171

[92] Dosch P. Procain auch gegen Schlangengift? In: Dosch P, Hrsg. Aktuelle Beiträge zur Neuraltherapie nach Huneke. Band 15. Heidelberg: Haug; 1994

[93] Dosch P. Lehrbuch der Neuratherapie nach Huneke. 14. Aufl. Heidelberg: Haug; 1996

[94] Drost E. Erfahrungen mit Blockaden im sympathischen System bei der akuten Pankreatitis. Zentralbl Chir 1957; 37: 1563–1567

[95] Drummond PD. Mechanisms of autonomic disturbance in the face during and between attacks of cluster headache. Cephalalgia 2006; 26 (6): 633–641

[96] Du Mesnil de Rochemont W, Hense IH. Messung der Hautdurchblutung am Menschen bei Einwirkung verschiedener Lokalanästhetika. Arch Exp Path Pharmak 1960; 239: 464–474

[97] Dvorák J., Dvorák V. Manuelle Medizin. Diagnostik. 4. Aufl. Stuttgart: Thieme; 1991

[98] Ebersberger A. Pathophysiologie der Migräne. Erklärungsmodelle zur Entstehung von Migränekopfschmerz. Anaesthesist 2002; 51 (8): 661–667

[99] Eder M. Neuraltherapeutische Aspekte vertebragener Schmerzsyndrome. Erfahrungsheilkunde 1983; 32 (7): 421–427

[100] Eder M. Herdgeschehen – Komplexgeschehen. 2. Aufl. Heidelberg: Haug; 1991

[101] Edvinsson L. Pathophysiology of primary headaches. Curr Pain Headache Rep 2001; 5 (1): 71–78

[102] Egli S, Pfister M, Ludin SM, Busato A, Fischer L. Können Lokalanästhetika (Neuraltherapie) bei überwiesenen, therapieresistenten, chronischen Schmerzpatienten einen Circulus vitiosus durchbrechen? Neurophysiologie und klinische Daten [Dissertation]. Bern: Universität Bern; 2010

[103] Egloff N, Sabbioni ME, Salathé C et al. Nondermatomal somatosensory deficits in patients with chronic pain disorder: clinical findings and hypometabolic pattern in FDG-PET. Pain 2009; 145 (1–2): 252–258

[104] Eichholtz F. II. Toxikologie der lokalanästhetischen Stoffe. Klein Wochenschr 1952; 30: 97

[105] Eken C, Durmaz D, Erol B. Successful treatment of a persistent renal colic with trigger point injection. Am J Emerg Med 2009; 27 (2): 252

[106] Elenkov IJ, Wilder RL, Chrousos GP et al. The sympathetic nerve – an integrative interface between two supersystems: the brain and the immune system. Pharmacol Rev 2000; 52 (4): 595–638

[107] El Fakir Y, Jiddane M, Abid A. Thrombophlebitis of the cavernous sinus of dental origin. Apropos of a case with a review of the literature. Rev Stomatol Chir Maxillofac 1993; 94 (1): 55–59

[108] Emich R. Neuraltherapie bei Herzkrankheiten In: Dosch P, Hrsg. Neuraltherapie nach Huneke – Freudenstädter Vorträge. Band 2. Heidelberg: Haug; 1975

[109] Ernsberger U, Rohrer H. Development of the cholinergic neurotransmitter phenotype in postganglionic sympathetic neurons. Cell Tissue Res 1999; 297 (3): 339–361

[110] Esteller M. DNA methylation and cancer therapy: new developments and expectations. Curr Opin Oncol 2005; 17 (1): 55–60

[111] Fabri GM, Siqueira SR, Simione C et al. Refractory craniofacial pain: is there a role of periodontal disease as a comorbidity? Arq Neuropsiquiatr 2009; 67 (2B): 474–479

[112] Falta W, Fenz E. Über den therarpeutischen Wert der Novokainfiltration in der inneren Medizin. Wien Med Wochenschr 1938; 50: 579–583

[113] Fanghänel J, Gedrange T. Neuroanatomie des Kiefergelenks und der Zahnregion. In: Weinschenk S, Hrsg. Handbuch Neuraltherapie. München: Elsevier; 2010: 40–45

[114] Feigl EO. Neural control of coronary blood flow. J Vasc Res 1998; 35 (2): 85–92

[115] Feneis H. Anatomisches Bildwörterbuch der internatinalen Nomenklatur 10. Aufl. Stuttgart: Thieme; 1998

[116] Fenz E. Behandlung rheumatischer Erkrankungen durch Anästhesie. Dresden: Steinkopff; 1951

[117] Fernández-de-las-Penas C, Cuadrado ML, Arendt-Nielsen L et al. Myofascial trigger points and sensitization: an updated pain model for tension-type headache. Cephalalgia 2007; 27 (5): 383–393

[118] Ferrero S, Haas S, Remorgida V et al. Loss of sympathetic nerve fibers in intestinal endometriosis. Fertil Steril 2010; 94 (7): 2817–2819

[119] Fischer L. Neuraltherapie in der Notfallmedizin. Ärztez Naturheilverf 1995; 9: 676–685

[120] Fischer L. Einfache Untersuchungs- und Injektionstechnik am Iliosakralgelenk. Erfahrungsheilkunde 1999; 48 (3): 159–166

[121] Fischer L. Kopfschmerz und Sympathikus. Pathophysiologie und Therapie aus Sicht der Neuraltherapie nach Huneke. Ärztez Naturheilverf 2002; 43 (2): 105–114

[122] Fischer L. Störfeld im Wandel der Zeit. Ganzheitsmed 2002; 15: 15–20

[123] Fischer L. Der Zweitschlag nach Speranski – Parallelen zur Klinik und zu neuen Wissenschaftstheorien. In: Dosch P, Barop H, Hahn-

Godeffroy JD, Hrsg. Neuraltherapie nach Huneke – Freudenstädter Vorträge. Band 16. Stuttgart: Haug; 2002

[124] Fischer L. Neuraltherapie nach Huneke. Stellenwert bei der Behandlung von Infektionskrankheiten. Schweiz Z Ganzheitsmed 2003; 4: 157

[125] Fischer L, Hrsg. Der chronische Schmerz – eine interdisziplinäre Herausforderung. Bern: Peter Lang; 2006

[126] Fischer L. Pathophysiologie des Schmerzes – die Logik der Neuraltherapie. In: Fischer L, Hrsg. Der chronische Schmerz – eine interdisziplinäre Herausforderung. Bern: Peter Lang; 2006

[127] Fischer L. Wie Lokalanästhetika chronische Schmerzen kontrollieren können. Hausarztprax 2007; 40–43

[128] Fischer L. Antagonismus und Synergismus im autonomen Nervensystem – therapeutische Nutzbarkeit. In: Thurneysen A, Hrsg. Kontraste in der Medizin: Zur Dialektik gesundheitlicher Prozesse. Bern: Peter Lang; 2009

[129] Fischer L. Das Ganglion pterygopalatinum. In: Weinschenk S, Hrsg. Handbuch Neuraltherapie. München: Elsevier; 2010: 505–509

[130] Fischer L. Das Ganglion stellatum. In: Weinschenk S, Hrsg. Handbuch Neuraltherapie. München: Elsevier; 2010: 514–520

[131] Fischer L. Neuraltherapie. Schweiz Z Ganzheitsmed 2010; 22: 114–116

[132] Fischer L. Neurophysiologische Grundlagen: Reflexmechanismen, Schmerzgedächtnis und Neuraltherapie. In: Weinschenk S, Hrsg. Handbuch Neuraltherapie. München: Elsevier; 2010: 66–72

[133] Fischer L. Neuraltherapie. In: Baron R, Koppert W, Strumpf M, Willweber-Strumpf A, Hrsg. Praktische Schmerztherapie. 2. Aufl. Heidelberg: Springer; 2011

[134] Fischer L. Neuraltherapie. Neurophysiologie, Injektionstechnik und Therapievorschläge. 4. Aufl. Stuttgart: Haug; 2014

[135] Fischer L. Physikalische und neurobiologische Grundlagen. In: Liem T, Hrsg. Morphodynamik in der Osteopathie. 2. Aufl. Stuttgart: Haug; 2014: 64–86

[136] Fischer L, Barop H, Bergemann S. Health Technology Assessment Neuraltherapie nach Huneke. PEK des Schweizerischen Bundesamts für Gesundheit; 2005

[137] Fischer L, Papathanasiou G, Weinschenk S, Zieglgänsberger W. Neurophysiologie des Schmerzes. In: Weinschenk S, Hrsg. Handbuch Neuraltherapie. München: Elsevier; 2010

[138] Fischer L, Peuker E, Hrsg. Lehrbuch Integrative Schmerztherapie. Stuttgart: Haug; 2011

[139] Fischer L, Pfister M. Wirksamkeit der Neuraltherapie bei überwiesenen Patienten mit therapieresistenten chronischen Schmerzen. Schweiz Z Ganzheitsmed 2007; 19 (1): 30–35

[140] Fischl F, Huber J. Inwieweit kann die postoperative Rekonvaleszenz durch eine Prokain-Therapie verkürzt bzw. erleichtert werden? Österr Ärzteztg 1982; 37: 527–531

[141] Fleckenstein A. Die periphere Schmerzauslösung und Schmerzausschaltung. Frankfurt: Steinkopff; 1950

[142] Fleckenstein A. Mechanismus von Erregung und Erregungshemmung unter besonderer Berücksichtigung des Novokain. Anaesthesist 1954; 3: 15–19

[143] Fleckenstein A. Der Kalium-Natrium-Austausch als Energieprinzip im Muskel und Nerv. Berlin: Springer; 1955

[144] Fleischhacker H. Zur klinischen Bedeutung des Herdgeschehens. Österr Z Stomatol 1963; 60: 401–409

[145] Fleischhacker H. Klinik der Herderkrankungen. Therapiewoche 1965; 15: 1274–1278

[146] Fontaine R. Irradiation im vegetativen Nervensystem. Hippokrates 1965; 36: 4

[147] Forssmann WG, Heym C. Grundriss der Neuroanatomie. Berlin: Springer; 1975

[148] Frank SM, El-Rahmany HK, Tran KM et al. Comparison of lower extremity cutaneous temperature changes in patients receiving lumbar sympathetic ganglion blocks versus epidural anesthesia. J Clin Anesth 2000; 12 (7): 525–530

[149] Freeman MD, Nystrom A, Centeno C. Chronic whiplash and central sensitization; an evaluation of the role of a myofascial trigger points in pain modulation. J Brachial Plex Peripher Nerve Inj 2009; 23: 4, 2

[150] Freilinger T, Dichgans M. Genetik und Migräne. Nervenarzt 2006; 77 (10): 1186–1188, 1195

[151] Frese A, Schilgen M, Husstedt IW et al. Pathophysiologie und Klinik zervikogener Kopfschmerzen. Schmerz 2003; 17 (2): 125–130

[152] Frick H, Leonhard H, Starck D. Spezielle Anatomie II. Taschlehrbuch der gesamten Anatomie. Band 2. 4. Aufl. Stuttgart: Thieme; 1992

[153] Fuchs J. Neuraltherapie am Auge. Therapiewoche 1955; 6: 1–2

[154] Fujita T, Kanno T, Kobayaski S. The Paraneuron. Berlin: Springer; 1988

[155] Funk R. Abortus imminens – Was ist von Prokain zu halten? Med Trib 1980; 29: 43–47

[156] Funk R. Prokain ersetzt herkömmliche Tokolyse. Sexualmed 1985; 5: 290–293

[157] Furness JB. The organisation of the autonomic nervous system: peripheral connections. Auton Neurosci 2006; 130 (1–2): 1–5

[158] Gao Z, Xu Z, Hung MS et al. Procaine and procainamide inhibit the Wnt canonical pathway by promoter demethylation of WIF-1 in lung cancer cells. Oncol Rep 2009; 22 (6): 1479–1484

[159] Garcia-Cosamalón J, del Valle ME, Calavia MG et al. Intervertebral disc, sensory nerves and neurotrophins: who is who in discogenic pain? J Anat 2010; 217 (1): 1–15

[160] García-Leiva JM, Hidalgo J, Rico-Villademoros F et al. Effectiveness of ropivacaine trigger points inactivation in the prophylactic management of patients with severe migraine. Pain Med 2007; 8 (1): 65–70

[161] Gay D, Dick G, Upton G. Multiple sclerosis associated with sinusitis: case-controlled study in general practice. Lancet 1986; 1 (8 485): 815–819

[162] Giri S, Nixdorf D. Sympathetically maintained pain presenting first as temporomandibular disorder, then as parotid dysfunction. J Can Dent Assoc 2007; 73 (2): 163–167

[163] Glaser M, Türk R. Herdgeschehen, Diagnostik und Therapie. Heidelberg: Verlag für Medizin; 1982

[164] Glonti TI, Malashkiia JA, Chkhikvishvili TsSh. On the rote of chronic odontogenic infection in the genesis of neurologic disorders. Klin Med (Mosk) 1968; 46 (1): 112–115

[165] Goadsby PJ, Cohen AS. Neues zur Pathophysiologie und Therapie der trigeminoautonomen Kopfschmerzsyndrome. Schmerz 2008; 22 (Suppl 1): 7–10

[166] Goadsby PJ, Bartsch T, Dodick DW. Occipital nerve stimulation for headache: mechanisms and efficacy. Headache 2008; 48 (2): 313–318

[167] Goebel J. Gefahren und Grenzen, Missverständnisse und Irrtümer der Neuraltherapie. In: Dosch P, Hrsg. Neuraltherapie nach Huneke – Freudenstädter Vorträge. Band 2. Heidelberg: Haug; 1975

[168] Goebel J. Ein günstiger Weg für die Injektion zum Ganglion cervicale superius. In: Dosch P, Hrsg. Neuraltherapie nach Huneke – Freudenstädter Vorträge 1983/84. Band 9. Heidelberg: Haug; 1985

[169] Göbel H, Heinze A, Heinze-Kuhn K. Vorbeugung und Akutbehandlung der Migräne. Schmerz 2006; 20 (6): 541–55

[170] Goecke H. Über Erfahrungen mit Neuraltherapie in der Gynäkologie und Geburtshilfe. In: Gross D, Hrsg. Therapie mit Lokalanästhetika – Funktionsstörungen des oberen Verdauungstrakts und ihre Behandlung. Stuttgart: Hippokrates; 1964: 153–156

[171] Gofeld M, Faclier G. Bilateral pain relief after unilateral thoracic percutaneous sympathectomy. Can J Anaesth 2006; 53 (3): 258–262

[172] Gordh T. Blockade des N. suprascapularis. In: Eriksson E, Hrsg. Atlas der Lokalanästhesie. Berlin: Springer; 1980

[173] Gotsman I, Lotan C, Soskolne WA et al. Periodontal destruction is associated with coronary artery disease and periodontal infection with acute coronary syndrome. J Periodontol 2007; 78 (5): 849–858

[174] Gottschalk A, Gottschalk A. Kontinuierliche Wundinfusion von Lokalanästhetika. Stellenwert in der postoperativen Schmerztherapie. Anaesthesist 2010; 59 (12): 1076–1082

[175] Graul G. Die Ergebnisse der Therapie des akuten lumbalen Radikulärsyndroms beim Bandscheibenvorfall mit Neuraltherapie in Form der indirekten Grenzstrang-Injektion nach Mink [Dissertation]. Berlin: Charité Universitätsmedizin Berlin; 2010

[176] Gray RL. Peripheral facial nerv paralysis of dental origin. Br J Oral Surg 1978; 16 (2): 143–150

[177] Grebe KM. Editorial: regulation of the regulator: sympathetic nervous system control of regulatory T cells. J Leukoc Biol 2009; 86 (6): 1269–1270

[178] Gross D. Der neurale Faktor im Herdgeschehen. Dtsch Med Wochenschr 1954; 79: 1853

[179] Gross D. Therapeutische Lokalanästhesie. 2. Aufl. Stuttgart: Hippokrates; 1989

[180] Grüsser SM, Diers M, Flor H. Phantomschmerz: Aspekte der Neuroplastizität und Intervention. Anasthesiol Intensivmed Notfallmed Schmerzther 2003; 38 (12): 762–766

[181] Grundy D. Signalling the state of the digestive tract. Auton Neurosci 2006; 125 (1–2): 76–80

[182] Gutmann H. Schmerz und Schmerztherapie in der Augenheilkunde. Hippokrates 1968; 39: 811

[183] Haaks T, Tackmann W. Neuraltherapeutische Behandlung der schmerzhaften hemiparetischen Schulter. Biolog Med 1999; 28 (3): 130–132

[184] Haane DY, Koehler PJ, Te Lintelo MP et al. Trigeminal autonomic cephalalgia sine headache. J Neurol 2011; 258 (4): 586–589

[185] Häbler H, Eschenfelder S, Liu XG et al. Sympathetic-sensory coupling after L 5 spinal nerve lesion in the rat and its relation to changes in dorsal root ganglion blood flow. Pain 2000; 87 (3): 335–345

[186] Hänisch R. Das odontogene Störfeld in der Geriatrie. In: Dosch P, Hrsg. Neuraltherapie nach Huneke – Freudenstädter Vorträge 1988. Band 13. Heidelberg: Haug; 1989

[187] Hänisch R. Neuraltherapeutische Behandlung des Zahnstörfelds einschließlich dentogener Sanierung – Klinische Verläufe. Erfahrungsheilkunde 1991; 40 (10): 678–683

[188] Härle P, Pongratz G, Albrecht J et al. An early sympathetic nervous system influence exacerbates collagen-induced arthritis via CD4 + CD25 + cells. Arthritis Rheum 2008; 58 (8): 2347–2355

[189] Härle P, Straub RH, Wiest R et al. Increase of sympathetic outflow measured by neuropeptide Y and decrease of the hypothalamic-pituitary-adrenal axis tone in patients with systemic lupus erythematosus and rheumatoid arthritis: another example of uncoupling of response systems. Ann Rheum Dis 2006; 65 (1): 51–56

[190] Härtel H. Bildatlas der Herddiagnostik im Kieferbereich. Heidelberg: Haug; 1992

[191] Hahn-Godeffroy JD. Zum Zwischenfallrisiko von neuraltherapeutischen Injektionen im Kopf- und Halsbereich. In: Dosch P, Hrsg. Neuraltherapie nach Huneke – Freudenstädter Vorträge. Band 13. Heidelberg: Haug; 1989

[192] Hahn-Godeffroy JD. Procain in der Neuraltherapie nach Huneke. Literaturüberblick und zusammenfassende Bewertung. Allgemeinarzt 1993; 15 (14): 876–883

[193] Hahn-Godeffroy JD. Procain in der Neuraltherapie nach Huneke. Zusammenfassende Bewertung. In: Barop H, Hahn-Godeffroy JD, Dosch P, Hrsg. Neuraltherapie nach Huneke – Freudenstädter Vorträge. Band 16. Heidelberg: Haug; 2002: 36–49

[194] Hahn-Godeffroy JD. Wirkung und Nebenwirkung von Procain: Was ist gesichert? Komplement Integr Med 2007; 2 (7): 32–34

[195] Hahn-Godeffroy JD. Procain-Reset: Ein Therapiekonzept zur Behandlung chronischer Erkrankungen. Schweiz Z Ganzheitsmed 2011; 23: 291–296

[196] Hahn-Godeffroy JD, Barop H. Zur Arzneimittelsicherheit von Procain. Dtsch Z Akupunktur 2011; 54 (4): 28–29

[197] Hammer F. Segmenttherapie bei Kreuz- und Gelenkschmerzen in der internistischen Praxis. In: Seithel R. Neuraltherapie 2. Stuttgart: Hippokrates; 1984

[198] Handwerker HO. Einführung in die Pathophysiologie des Schmerzes. Berlin: Springer; 1998

[199] Hansen K, Schliack H. Segmentale Innervation. Stuttgart: Thieme; 1962

[200] Harrer G. Kritisches zur Neuraltherapie aus neurologischer Sicht. Phys Diät Ther 1965; 6 (2): 43–51

[201] Harrer G. Der neurale Faktor in der Neuraltherapie. In: Dosch P, Hrsg. Neuraltherapie nach Huneke – Freudenstädter Vorträge 1971/72. Band 1. Heidelberg: Haug; 1974

[202] Hassett AL, Clauw DJ. The role of stress in rheumatic diseases. Arthritis Res Ther 2010; 12 (3): 123

[203] Heine H. Weitreichende Wechselwirkungen als Grundlage der Homöostase. Funktionelle Aspekte der Neuratherapie. Ärztez Naturheilverf 1987; 27; 915–919

[204] Heine H. Lehrbuch der biologischen Medizin. 3. Aufl. Stuttgart: Hippokrates; 2007

[205] Hendrickson HS, van Dam-Mieras MC. Local anesthetic inhibition of pancreatic phospholipase A2 action on lecithin monolayers. J Lipid Res 1976; 17 (4): 399–405

[206] Herbert MK, Holzer P. Die neurogene Entzündung. I. Grundlegende Mechanismen, Physiologie und Pharmakologie. Anasthesiol Intensivmed Notfallmed Schmerzther 2002; 37 (6): 314–325

[207] Herbert MK, Holzer P. Die neurogene Entzündung. II. Pathophysiologie und klinische Implikationen. Anasthesiol Intensivmed Notfallmed Schmerzther 2002; 37 (7): 386–394

[208] Hess JC, Victor M. Relation between rheumatology and endodontics. Ligament 1978; 16 (129): 19–21

[209] Hiltunen PH, Airaksinen MS. Sympathetic cholinergic target innervation requires GDNF family receptor GFR alpha 2. Mol Cell Neurosci 2004; 26 (3): 450–457

[210] Hirsch E. Pharmakodynamische Wirkung der Lokalanästhesie. In: Voss HF. Deshalb Neuraltherapie. Uelzen: ML-Verlag; 1968: 99–106

[211] Holmann MW, Durieux ME. Local anesthetics and the inflammatory response: a new therapeutic indication? Anaesthesiology 2000; 93 (3): 858–875

[212] Holzhammer J, Wober C. Alimentäre Triggerfaktoren bei Migräne und Kopfschmerz vom Spannungstyp. Schmerz 2006; 20 (2): 151–159

[213] Hoff F. Klinische Probleme der vegetativen Regulation in der Neuraltherapie. Dtsch Med Wochenschr 1952; 5: 146–150

[214] Hoff F. Behandlung innerer Krankheiten. Stuttgart; Thieme: 1960

[215] Holtemann H. Klinische Erfahrungen mit nervaler Therapie von Dermatosen. Neuralmed 1955; 3 (2): 89–106

[216] Hopfer F. Über die postischialgische Durchblutungsstörung nach Reichhauer. In: Voss HF, Hrsg. Deshalb Neuraltherapie. Uelzen: ML-Verlag; 1968

[217] Hopfer F. Phänomene bei neuraltherapeutischer Tätigkeit. Ärztez Naturheilverf 1991; 32: 684–692

[218] Hopp H, Combes HJ. Stimulation or blocking of the periurethral region – an expansion of conservative therapeutic measures in irritable bladder and urge incontinence. Zentralbl Gynakol 1986; 108 (14): 851–856

[219] Houy-Schäfer S, Grotemeyer KH. Spannungskopfschmerz. Schmerz 2004; 18 (2): 104–108

[220] Hubert G. Eigenbeobachtungen über die Wirkung von Impletol. Stuttgart: Hippokrates; 1948: 290–293

[221] Hülse M, Neuhuber W, Wolff HD, Hrsg. Die obere Halswirbelsäule. Pathophysiologie und Klinik. Heidelberg: Springer; 2005

[222] Hugger A. Arthralgie der Kiefergelenke. In: Hugger A, Göbel H, Schilgen M, Hrsg. Gesichts- und Kopfschmerzen aus interdisziplinärer Sicht. Heidelberg: Springer; 2006: 77–90

[223] Huneke F. Unbekannte Fernwirkung der Neuraltherapie. Med Welt 1928; 27: 1013–1014

[224] Huneke F. Focusproblem und Sekundenphänomen in seiner Behandlung für den Zahnarzt. Dtsch Zahnärztl Z 1950; 23: 1269–1278

[225] Huneke F. Gynäkologie und Focusproblem. Ärztl Wochenschr 1952; 7 (41): 967–996

[226] Huneke F. Das Focusproblem in neuraltherapeutischer Schau. Hippokrates 1952; 23: 625–633

[227] Huneke F. Zahnarzt und Sekundenphänomen. Zahnärztl Referate 1955; 56 (13–14): 256–259

[228] Huneke F. Neuraltherapie, Sekundenphänomen und Chirurgie. Allg Ther 1956; 27 (21): 675–682

[229] Huneke F. Die Behandlung der verschiedenen Formen des Rheumatismus durch Impletol. Med Klin 1957; 31 (32): 1127–1128

[230] Huneke F. Grundlegendes zum Problem der Neuraltherapie. Privatklinik und Sanatoriumsz 1958; 12: 289–293

[231] Huneke F. 35 Jahre Neuraltherapie. Phys Diät Therap 1962; 3 (5): 75–80

[232] Huneke W. Besondere Erfahrungen in der Neuraltherapie. Hippokrates 1962; 33 (3): 103–109

[233] Huneke W. Neuraltherapeutische Problematik und Behandlung bei Kopfschmerz. Ärztl Praxis 1963; 2833, 2849–2851

[234] Huneke W. Die Neuralmedizin – Ein Überblick am Beispiel der Gelenkerkrankungen. Hippokrates 1965; 36: 465–471

[235] Huneke F. Über die Häufigkeit des Sekundenphänomens in meiner Praxis. Hippokrates 1969; 31 (3): 74–77

[236] Huneke F. Das Sekundärphänomen. 6. Aufl. Heidelberg: Haug; 1989

[237] Hutzel H. Mitteilung über zweijährige Behandlungsergebnisse mit der Segment- und Neuraltherapie in der ambulanten und chirurgischen Praxis. Therapiewoche 1965; 15 (16): 855–858

[238] Iida M, Yamaguchi Y. Remission of rheumatoid arthritis following periodontal treatment. A case report. Nihon Shishubyo Gakkai Kaishi 1985; 27 (1): 234–238

[239] Iskraut H. Neuraltherapie und Zahnheilkunde. Rundsch 1952; 61 (12): 344–347

[240] Iskraut H. Grundlagen der Neuraltherapie. Hippokrates 1953; 24 (11): 321–329

[241] Izumi H. Reflex parasympathetic vasodilatation in facial skin. Gen Phamacol 1995; 26 (2):237–244

[242] Jänig W. Relationship between pain and autonomic phenomena in headache and other pain conditions. Cephalalgia 2003; 23 Suppl 1: 43–48

[243] Jänig W. The integrative action of the autonomic nervous system. Cambridge: Cambridge University Press; 2006

[244] Jänig W. Autonomic nervous system and pain. In: Firestein S, ed. The Senses: A Comprehensive Reference. Amsterdam: Elsevier; 2008

[245] Jänig W, Baron R. Complex regional pain syndrome is a disease of the central nervous system. Clin Auton Res 2002; 12 (3): 150–164

[246] Jänig W, Baron R. Complex regional pain syndrome: mystery explained? Lancet Neurol 2003; 2 (11): 687–697

[247] Jänig W, Häbler HJ. Physiologie und Pathophysiologie viszeraler Schmerzen. Schmerz 2002; 16: 429–446

[248] Jänig W, Koltzenburg M. Possible ways of sympathetic afferent interaction. In: Jänig W, Schmidt RF, eds. Reflex Sympathetic Dystrophia. Pathophysiological Mechanisms and Clinical Implications. New York, Weinheim: VCH; 1992

[249] Jänig W, Levine JD, Michaelis M. Interactions of sympathetic and primary afferent neurons following nerve injury and tissue trauma. In: Kumazawa T, Mizumura K, Kruger L, eds. Progress in Brain Research: The Polymodal Receptor: A Gateway to Pathological Pain. Amsterdam: Elsevier; 1996: 161–184

[250] Jankovic D. Regionalblockaden in Klinik und Praxis. Lehrbuch und Atlas. 2. Aufl. Berlin, Wien, Oxford: Blackwell; 2000

[251] Jankovic D. mTrP des Kopfes (Kaumuskulatur). In: Weinschenk S, Hrsg. Handbuch Neuraltherapie. München: Elsevier; 2010: 436–438

[252] Jenker FL. Nervenblockade auf pharmakologischem und elektrischem Weg. 4. Aufl. Wien, New York: Springer; 1980

[253] Jessop DS. Brain-immune interactions in arthritis: an integrated systems approach. Arthritis Rheum 2008; 58 (10): 2928–2930

[254] Jönsson A, Mattson U, Tarnow P et al. Topical local anaesthetics (EMLA) inhibit burn-induced plasma extravasation as measured by digital image colour analysis. Burns 1998; 24 (4): 313–318

[255] Joyner MJ, Dietz NM. Sympathetic vasodilation in human muscle. Acta Physiol Scand 2003; 177 (3): 329–336

[256] Jung F. Neuraltherapie obstruktiver Blasenhalserkrankungen. In: Dosch P. Neuraltherapie nach Huneke – Freudenstädter Vorträge 1980. Band 7. Heidelberg: Haug; 1981

[257] Junghans H. Die Wirbelsäule unter den Einflüssen des täglichen Lebens, der Freizeit, des Sportes. Stuttgart: Hippokrates; 1995

[258] Kahle W, Frotscher M. Taschenatlas Anatomie. Band 3: Nervensystem und Sinnesorgane. 11. Aufl. Stuttgart: Thieme; 2013

[259] Kaji A, Maeda T, Watanabe S. Parasymathetic innervation of cutaneous blood vessels examined by retrograde tracing in the rat lower lip. J Auton Nerv Syst 1991; 32 (2): 153–158

[260] Kaji A, Shigematsu H, Fujita K et al. Parasymathetic innervation of cutaneous blood vessels by vasoactive intestinal polypeptide-immunoreactive and acetylcholinesterase-positive nerves: histochemical and experimental study on rat lower lip. Neuroscience 1988; 25 (1): 353–362

[261] Kakuyama M, Toda H, Osawa M et al. The bilateral effect of stellate ganglion block on the facial skin blood flow. Reg Anesth Pain Med 2000; 25 (4):389–392

[262] Kano M, Moskowitz MA, Yokota M. Parasympathetic denervation of rat pial vessels significantly increases infarction volume following middle cerebral artery occlusion. J Cereb Blood Flow Metab 1991; 11 (4): 628–637

[263] Kappis M. Die diagnostische und therapeutische Verwertung der paravertebralen Novokaineinspritzung. Ther Gegenwart 1925; 66: 335–338

[264] Kawano H, Okada R, Yano K. Histological study on the distribution of autonomic nerves in the human heart. Heart Vessels 2003; 18 (1): 32–39

[265] Kawasaki H, Tsuru H. Pharmacology and physiology of perivascular nerves regulating vascular function. Preface. Jpn J Pharmacol 2002; 88: 7–8

[266] Kawashima T. The autonomic nervous system of the human heart with special reference to its origin, course, and peripheral distribution. Anat Embryol (Berl) 2005; 209 (6): 425–438

[267] Kellner G. Die Wirkung des Herdes auf die Labilität des humuralen Systems. Österr Z Stomatol 1963; 60: 312

[268] Kellner G. Zur Histochemie der Narbe. Hippokrates 1965; 36: 770–785

[269] Kellner G. Wundbehandlung und Wundheilstörung. Erfahrungsheilkunde 1971; 20 (6): 173–178

[270] Kellogg DL Jr, Pérgola PE, Piest KL et al. Cutaneous active vasodilation in humans is mediated by cholinergic nerve cotransmission. Circ Res 1995; 77 (6): 1222–1228

[271] Kerr FW. Central relationships of trigeminal and cervical primary afferents in the spinal cord and medulla. Brain Res 1972; 43 (2): 561–572

[272] Khader YS, Ta'ani Q. Periodontal diseases and the risk of preterm birth and low birth weight: a meta-analysis. J Periodontol 2005; 76 (2): 161–165

[273] Kieper V. Die Neuraltherapie nach Huneke in der Gynäkologie und Geburtshilfe. In: Zum 100. Geburtstag von Ferdinand Huneke. Freudenstadt: Int. med. Gesellschaft für Neuraltherapie nach Huneke e. V.; 1991

[274] Kilian H, Hrsg. Lokalanästhesie und Lokalanästhetika zu operativen, diagnostischen und therapeutischen Zwecken. 2. Aufl. Stuttgart: Thieme; 1988

[275] Kim J, Amar S. Periodontal disease and systemic conditions: a bidirectional relationship. Odontology 2006; 94 (1): 10–21

[276] Kim JJ, Chung RK, Lee HS et al. The changes of heart rate variability after unilateral stellate ganglion block. Korean J Anesthesiol 2010; 58 (1): 56–60

[277] King HH, Jänig W, Patterson MM. Science and Clinical Application of Manual Therapy. Edinburgh: Elsevier Churchill Livingstone; 2011

[278] King MC, Triplett RG, Rees TD. Treatment of refractory facial pain diagnosed as atypical trigeminal neuralgia: a case report. Compend Contin Educ Dent 2006; 27 (2): 113–120

[279] Kluge G, Neugebauer G. Grundlagen der Thermodynamik. Heidelberg: Spektrum; 1994

[280] Kock EX, Borisch N, Köster B et al. Das komplexe regionale Schmerzsyndrom Typ I (CRPS I). Ursachen, Diagnostik und Therapie. Orthopäde 2003; 32 (5): 418–431

[281] Kolb BH. Spontane Remission starker Rückenschmerzen nach odontogener Sanierung. Chir Zahnheilkd 1976; 4 (35): 36

[282] Koller C. Personal reminiscences of the first use of cocain as local anesthetic in eye surgery. Curr Res Anesth Analg 1928; 7 (1): 9–11

[283] Kompis M, Neuner NT, Hemmeler W et al. Tinnitus. Ther Umsch 2004; 61 (1): 15–20

[284] Koppert W, Brueckl V, Weidner C et al. Mechanically induced axon reflex and hyperalgesia in human UV-B burn are reduced by systemic lidocaine. Eur J Pain 2004; 8 (3): 237–244

[285] Korevaar WC, Burney RG, Moore PA. Convulsions during stellate ganglion block: a case report. Anesth Analg 1979; 58 (4): 329–330

[286] Kothbauer O. Über die Druckpunktdiagnostik und Neuraltherapie bei Tieren. Wien Tierärztl Monatsschr 1961; 48: 282–294

[287] Kothbauer O. Zur Behandlung von Gelenkschwellungen beim Rind durch Neuraltherapie. Wien Tierärztl Monatsschr 1973; 60: 379–381

[288] Kothbauer O. Neuraltherapie in der Veterinärmedizin. Ein Beitrag zur Ojektivierung. In: Dosch P, Hrsg. Neuraltherapie nach Huneke – Freudenstädter Vorträge. Band 2. Heidelberg: Haug; 1975

[289] Kramis RC, Roberts WJ, Gillette RG. Post-sympathectomy neuralgia: hypotheses on peripheral and central neuronal mechanisms. Pain 1996; 64 (1): 1–9

[290] Kress B, Schindler M, Rasche D et al. Trigeminusneuralgie: Wie häufig gibt es einen Gefäß-Nerven-Kontakt bei schmerzfreien Probanden? Fortsch Röntgenstr 2006; 178 (3): 313–315

[291] Kulenkampff D. Die örtliche Betäubung als diagnostisches und Behandlungsmittel. Zentralbl Chir 1949; 78: 588–599

[292] Kulenkampff D. Über die örtliche Betäubung zu Behandlungszwecken bei der akuten Epididymitis. Münch Med Wochenschr 1973; 84: 1175

[293] Laewen A. Die Verwendung der Sakralanästhesie. Zentralbl Chir 1910; 38: 708

[294] Laewen A. Weitere Erfahrungen über paravertebrale Schmerzaufhebung zur Differenzialdiagnose von Erkrankungen der Gallenblase, des Magens, der Niere und des Wurmfortsatzes sowie der Behandlung postoperativer Lungenkomplikationen. Zentralbl Chir 1923; 50: 461

[295] Laurenz F. Der gynäkologische Raum in der klassischen Neuraltherapie. Phys Diät Ther 1963; 4 (6): 97–100

[296] Lautenbach E. Nerven (Zahn, Mund, Kiefer). Hanau: Dausien; 1994

[297] Leicher H, Haas E. Hals-Nasen-Ohrenheilkunde, Heilanästhesie. In: Killian H. Lokalanästhesie und Lokalanästhetika zu operativen, diagnostischen und therapeutischen Zwecken. Stuttgart: Thieme; 1973: 544–554

[298] Leone M, Bussone G. Pathophysiology of trigeminal autonomic cephalalgias. Lancet Neurol 2009; 8 (8): 755–764

[299] Leriche A. Literaturstelle über die Stellatumanästhesie bei Hirnembolie, bei Gefäßspasmen, nach Hirnoperationen und bei Hemiplegien. Rev Chir 1936; 55: 755

[300] Leriche A. Die peri- und intraarteriellen Novokaininjektionen in der Neuralmedizin. Neuralmed 1955; 3: 2–5

[301] Leriche A. Die Behandlung posttraumatischer vasomotorischer Störungen. Neuralmed 1955; 3: 15–17

[302] Leriche A. Die Chirurgie des Schmerzes. Leipzig: Barth; 1958

[303] Levandowsky L, Serafinovska A. Peripheral facial nerve palsy caused by focal dental infection. Czas Stomatol 1970; 23 (12): 1357–1360

[304] Levick SP, Murray DB, Janicki JS et al. Sympathetic nervous system modulation of inflammation and remodeling in the hypertensive heart. Hypertension 2010; 55 (2): 270–276

[305] Levine M. Nerve blocks in the treatment of headache. Neurotherapeutics 2010; 7 (2): 197–203

[306] Levine JD, Dardick SJ, Roizen MF et al. Contribution of sensory afferents and sympathetic efferents to joint injury in experimental arthritis. J Neurosci 1986; 6 (12): 3 423–3 429

[307] Lewit K. Manuelle Medizin. 8. Aufl. München: Elsevier/Urban & Fischer; 2006

[308] Liebeton K. Die Behandlung mit Impletol (= Procain und Koffein) bei den gynäkologischen Erscheinungen der vegetativen Dystonie [Dissertation]. Münster: Westfälische Wilhelms-Universität Münster; 1956

[309] Lippert H. Lehrbuch der Anatomie. 8. Aufl. München: Elsevier/Urban & Fischer; 2011

[310] Lobato EB, Kern KB, Paige GB et al. Differential effects of right versus left stellate ganglion block on left ventricular function in humans: an echocardiographic analysis. J Clin Anesth 2000; 12 (4): 315–318

[311] Löfström B. Die Sakralanästhesie. In: Eriksson E, Döberl A, Hrsg. Atlas der Lokalanästhesie. 2. Aufl. Berlin: Springer; 1980

[312] Lomax AE, Sharkey KA, Furness JB. The participation of the sympathetic innervation of the gastrointestinal tract in disease states. Neurogastroenterol Motil 2010; 22 (1): 7–18

[313] Loose KE. Grundlagen, Beobachtungen und Ergebnisse bei der Behandlung von 6 000 Gefäßkranken. Dtsch Med Wochenschr 1962; 87: 2117 ff

[314] Low PA, Vernino S, Suarez G. Autonomic dysfunction in peripheral nerve disease. Muscle Nerve 2003; 27 (6): 646–661

[315] Lullies H, Trincker D. Taschenbuch der Physiologie. Band 1. 2. Aufl. Stuttgart: Fischer; 1974

[316] Lundgren O. Sympathetic input into the enteric nervous system. Gut 2000; 47 (Suppl 4): 33–35

[317] Mackenzie J. Krankheitszeichen und ihre Auslegung. Leipzig: Kabitzsch; 1921

[318] McLachlan E. Transmission of signals through sympathetic ganglia – modulation, integration or simply distribution? Acta Physiol Scand 2003; 177 (3): 227–235

[319] Magis D, Bruno MA, Fumal A et al. Central modulation in cluster headache patients treated with occipital nerve stimulation: an FDG-PET study. BMC Neurol 2011; 11: 25

[320] Mahns DA, Revington ML, Runcie MJ et al. Inhibition of sympathetic cholinergic vasodilatation by a selective NPY Y2 receptor agonist in the gracilis muscle of anaesthetised dogs. J Auton Nerv Syst 1998; 68 (1–2): 14–20

[321] Maier C. Sympathische Reflexdystrophie – Morbus Sudeck. In: Diener HC, Maier C, Hrsg. Das Schmerztherapiebuch. 2. Aufl. München: Elsevier/Urban & Fischer; 2003

[322] Maier C, Gleim M. Diagnostik des sympathisch unterhaltenen Schmerzes. In: Zenz M, Jurna I, Hrsg. Lehrbuch der Schmerztherapie. 2. Aufl. Stuttgart: Wissenschaftliche Verlagsgesellschaft; 2001: 421–428

[323] Maihöfner C, Birklein F. Komplexe regionale Schmerzsyndrome: Neues zu Pathophysiologie und Therapie. Fortschr Neurol Psychiatr 2007; 75 (6): 331–342

[324] Malanga G, Wolff E. Evidence-informed management of chronic low back pain with trigger point injections. Spine J 2007; 8 (1): 243–252

[325] Mandel F. Blockade und Chirurgie des Sympathikus. Berlin: Springer; 1953

[326] Mangos GJ, Walker BR, Kelly JJ et al. Cortisol inhibits cholinergic vasodilation in the human forearm. Am J Hypertens 2000; 13 (11): 1155–1160

[327] Marmura MJ, Pello SJ, Young WB. Interictal pain in cluster headache. Cephalalgia 2010; 30 (12): 1531–1534

[328] Marshall JM. The venous vessel within the skeletal muscle. Physiol 1991; 6: 11–15

[329] Martinez-Lavín M. Is fibromyalgia a generalized reflex sympathetic dystrophy? Clin Exp Rheumatol 2001; 19 (1): 1–3

[330] Matharu MS, Zrinzo L. Deep brain stimulation in cluster headache. Expert Rev Neurother 2011; 11 (4): 473–475

[331] Matsukawa K, Shindo T, Shirai M et al. Direct observations of sympathetic cholinergic vasodilatation of skeletal muscle small arteries in the cat. J Physiol 1997; 500 (Pt 1): 213–225

[332] Matsukawa K, Shirai M, Murata J et al. Sympathetic cholinergic vasodilation of skeletal muscle small arteries. Jpn J Pharmacol 2002; 88 (1): 14–18

[333] Matsuoka H. Influence of stellate ganglion block on immune system. Masui 1987; 36 (3): 389–401

[334] Mattle H, Mumenthaler M. Neurologie. 13. Aufl. Stuttgart: Thieme; 2012

[335] May A, Goadsby PJ. The trigeminovascular system in humans: pathophysiologic implications for primary headache syndromes of the neural influences on the cerebral circulation. J Cereb Blood Flow Metab 1999; 19 (2): 115–127

[336] May A, Jurgens TP. Therapeutische Neuromodulation bei primären Kopfschmerzsyndromen. Nervenarzt 2011; 82 (6): 743–752

[337] Mayer A. Zum Störfeldgeschehen im Zahn-, Mund- und Kiefer-bereich. In: Dosch P, Hrsg. Neuraltherapie nach Huneke – Freuden-städter Vorträge 1975, Band 3. Heidelberg: Haug; 1976

[338] Medzhitov R. Origin and physiological roles of inflammation. Nature 2008; 454 (7 203): 428–435

[339] Melzack R, Stillwell DM, Fox EJ. Trigger points and acupuncture points for pain: correlations and implications. Pain 1977; 3 (1): 3–23

[340] Melzack R, Wall PD. Pain mechanisms: a new theory. Science 1965; 150 (3 699): 971–979

[341] Merckelbach F. Neuraltherapie in der Orthopädie. Hippokrates 1954; 25: 356

[342] Merckelbach F. Die Bedeutung des Herdgeschehens in der Ortho-pädie. Herdtherapie 1955; 1: 4

[343] Mermod J, Fischer L, Staub L et al. Patient satisfaction of primary care for musculoskeletal diseases: a comparison between neural therapy and conventional medicine. BMC Complement Altern Med 2008; 8: 33

[344] Miao FJ, Jänig W, Levine Jd. Role of sympathetic postganglionic neu-rons in synovial plasma extravasation induced by bradykinin. J Neu-rophysiol 1996; 75 (2): 715–724

[345] Mink E. Behebung der Therapieresistenz beim habituellen Abort durch Neuraltherapie der Schilddrüse. Zentralbl Gyn 1959; 81: 1311–1317

[346] Mink E. Prokaintherapie nach Huneke in der Gynäkologie. 3. Aufl. Heidelberg: Haug; 1986

[347] Minty R, Kelly L, Minty A. The occasional trigger point injection. Can J Rural Med 2007; 12 (4): 241–244

[348] Mönch A. Die Infiltrationsanästhesie im entzündeten Gewebe. Ärztl Forsch 1947; 18: 18–19, 336–345

[349] Monnier N. Physiologie und Pathophysiologie des vegetativen Ner-vensystems. Band 1 und 2. Stuttgart: Hippokrates; 1963

[350] Morer G. L'arthrite du genou d'origine dentaire. Chir 1977; 103: 815–818

[351] Moreu G, Téllez L, González-Jaranay M. Relationship between ma-ternal periodontal disease and low-birth-weight pre-term infants. J Clin Periodontol 2005; 32 (6): 622–627

[352] Moskowitz MA, Cutrer FM. Possible importance of neurogenic in-flammation within the meninges to migraine headaches. In: Fields HL, Liebeskind JC, eds. Pharmacological Approaches to the Treat-ment of Chronic Pain: New Concepts and Critical Issues. Seattle: IASP Press; 1994: 43–49

[353] Moskowitz MA, Macfarlane R. Autonomie and neurohumoral con-trol of the cerebral circulation. In: Mathias CJ, Bannister R, eds. Au-tonomic Failure. A Textbook of Clinical Disorders of The Autonomic Nervous System. 5th ed. Oxford: Oxford University Press; 2013

[354] Moulaert P, Mertens F. Neuraltherapeutische Beeinflussung des sympathischen Systems durch intra- und perivasale Infiltration. Ärztez Naturheilverf 1990; 3 (9): 231–234

[355] Mousa SA, Shaqura M, Brendl U et al. Involvement of the peripheral sensory and sympathetic nervous system in the vascular endotheli-al expression of ICAM-1 and the recruitment of opioid-containing immune cells to inhibit inflammatory pain. Brain Behav Immun 2010; 24 (8): 1310–1323

[356] Müller H. Neuroplastizität und Schmerzchronifizierung. Anasthesiol Intensivmed Notfallmed Schmerzther 2000; 35 (5): 274–284

[357] Müller M, Marziniak M. The linear behavior of the system middle cerebral artery flow velocity and blood pressure in patients with mi-graine: lack of autonomic control? Stroke 2005; 36 (9):1886–1890

[358] Müller OM, Gaul C, Katsarava Z et al. Beidseitige Nervus-occipitalis-Stimulation zur Behandlung des therapierefraktären chronischen Cluster-Kopfschmerzes: Eigene Fallserie und Initiierung einer pro-spektiven Studie. Fortschr Neurol Psychiatr 2010; 78 (12): 709–714

[359] Mukharinskaia VS, Antadze ZI, Devidze NV et al. Neurological com-plications in chronic suppurative odontogenic infection. Stomatolo-giia (Mosk) 1981; 60 (4): 22–23

[360] Murata Y, Kato Y, Miyamoto K et al. Clinical study of low back pain and radicular pain pathways by using I2 spinal nerve root infiltra-tion: a randomized, controlled, clinical trial. Spine 2009; 34 (19): 2008–2013

[361] Murayama RA, Stuginski-Barbosa J, Moraes NP et al. Toothache referred from auriculotemporal neuralgia: case report. Int Endod J 2009; 42 (9): 845–851

[362] Mumenthaler M, Mattle H. Neurologie 13. Aufl. Stuttgart: Thieme; 2012

[363] Muschaweck R. Lokalanästhesie als Heilmethode in ihrer histori-schen Entwicklung. Hippokrates 1956; 36: 873

[364] Muschaweck R. Novokain zur Behandlung parvenöser Infiltrationen. Med Klein 1964; 59: 160–163

[365] Nance DM, Sanders VM. Autonomic innervation and regulation of the immune system (1987–2007). Brain Behav Immun 2007; 21 (6): 736–745

[366] Narouze SN. Role of sphenopalatine ganglion neuroablation in the management of cluster headache. Curr Pain Headache Rep 2010; 14 (2): 160–163

[367] Nau H. Clinical pharmacokinetics in pregnancy and perinatalogy. I. Placental transfer and fetal side effects of local anaesthetic agents. Bev Pharmacol Ther 1985; 8 (3): 149–181

[368] Nellgàrd P, Jönsson A, Böjo L et al. Small-bowel obstruction and ef-fects of lidocaine, atropine and hexamethonium on inflammation and fluid losses. Acta Anaesthesiol Scan 1996; 40 (3): 287–292

[369] Neuhuber W. Autonomes Nervensystem. In: Benninghoff A, Drenckhahn D, Hrsg. Anatomie. Band 2. 16. Aufl. München: Else-vier/Urban & Fischer; 2004

[370] Nickel FT, Maihofner C. Aktuelle Erkenntnisse zur Pathophysiologie des CRPS I. Handchir Mikrochir Plast Chir 2010; 42 (1): 8–14

[371] Noble MD, Romac J, Wang Y et al. Local disruption of the celiac ganglion inhibits substance P release and ameliorates caerulein-in-duced pancreatitis in rats. Am J Physiol Gastrointest Liver Physiol 2006; 291 (1): G128–G134

[372] Nolte H. Einseitige, doppelseitige Stellatumblockade in der Thera-pie der Lungenembolie. Anaesthesist 1964; 13: 160–163

[373] Noma N, Kamo H, Nakaya Y et al. Stellate ganglion block as an early intervention in sympathetically maintained headache and orofacial pain caused by temporal arteritis. Pain Med 2013; 14 (3): 392–397

[374] Nonnenbruch W. Die doppelseitigen Nierenerkrankungen. Stutt-gart; Enke: 1949

[375] Nonnenbruch W. Die Lehre von Ricker und Speransky und ihre An-wendung auf eine Ganzheitsbetrachtung der Nierenpathologie. Neuralmed 1955; 3: 135–150

[376] Nonnenbruch W, Gross D. Neuralmedizin – Zeitschrift für Theorie und Praxis der neuraltherapeutischen Verfahren. 1. – 4. Jahrgang. 4 Bände. Stuttgart: 1953–1956

[377] Ogawa M, Zhou S, Tan AY et al. Left stellate ganglion and vagal nerve activity and cardiac arrhythmias in ambulatory dogs with pacing-induced congestive heart failure. J Am Coll Cardiol 2007; 50 (4): 335–343

[378] Ohtori S, Yamashita M, Inoue G et al. L 2 spinal nerve-block effects on acute low back pain from osteoporotic vertebral fracture. J Pain 2009; 10 (8): 870–875

[379] Ostertag D, Strittmatter M, Schimrigk K. Autonome Regulationsstörung bei Migräne und Spannungskopfschmerz – Pilotstudie. Schmerz 1998; 12 (1): 25–29

[380] Papathanasiou G. Molekulare Mechanismen der zentralen Modulation von Schmerz. In: Weinschenk S, Hrsg. Handbuch Neuraltherapie. München: Elsevier; 2010

[381] Paraskevas KI, Michaloglou AA, Briana DD et al. Treatment of complex regional pain syndrome type I of the hand with a series of intravenous regional sympathetic blocks with guanethidine and lidocaine. Clin Rheumatol 2006; 25 (5): 687–693

[382] Park HM, Kim TW, Choi HG et al. The change in regional cerebral oxygen saturation after stellate ganglion block. Korean J Pain 2010; 23 (2): 142–146

[383] Paunio K, Impivaara O, Tiekso J et al. Missing teeth and ischaemic heart disease in men aged 45–64 years. Eur Heart J 1993; 14: 54–56

[384] Pecher S, Böttiger BW, Graf B et al. „Alternative" effects of local anesthetic agents. Anaesthesist 2004; 53 (4): 316–325

[385] Peloso P, Gross A, Haines T et al. Medicinal and injection therapies for mechanical neck disorders. Cochrane Database Syst Rev 2007; (3): CD 000 319

[386] Perger F. Einführung in die blutchemischen Wirkungen des Störfelds. Erfahrungsheilkunde 1976; 25: 269–274

[387] Perger F. Möglichkeiten zur Objektivierung der Neuraltherapie nach Huneke. Unterschiedliche Entwicklungen der Schwermetallbelastungen (Blei, Cadmium, Quecksilber) und ihre Therapie. Ärztez Naturheilverf 1987; 10: 774–794

[388] Perger F. Die therapeutischen Konsequenzen aus der Grundregulationsforschung. In: Pischinger A, Hrsg. Das System der Grundregulation. 11. Aufl. Heidelberg: Haug, 2009: 135–205

[389] Peroutka SJ. Sympathetic look at genetic basis of migraine. Headache 2002; 42 (5): 378–381

[390] Peroutka SJ. Migraine: a chronic sympathetic nervous system disorder. Headache 2004; 44 (1): 53–64

[391] Peterson-Felix S, Curatolo M. Neuroplasticity – an important factor in acute and chronic pain. Swiss Med Wkly 2002; 132 (21–22): 273–278

[392] Pfister M, Fischer L. Die Behandlung des komplexen regionalen Schmerzsyndroms der oberen Extremität mit wiederholter Lokalanästhesie des Ganglion stellatum. Praxis 2009; 98: 247–257

[393] Piepkorn U. Ganglion-stellatum-Ausschaltung bei zentral bedingten Exremitätenschmerzen. Schweiz Med Wochenschr 1959; 80: 103

[394] Pierach A, Stoltz K. Die Behandlung des Lungenödems mit Novokainblockade des rechten Ganglion stellatum. Dtsch Med Wochenschr 1952; 44: 1344

[395] Pierzga JM, Frymoyer A, Kenney WL. Delayed distribution of active vasodilation and altered vascular conductance in aged skin. J Appl Physiol 2003; 94 (3): 1045–1053

[396] Piotrowski H. Ganzheitstherapie bei Augenkrankheiten. 2. Aufl. Heidelberg: Haug; 1982

[397] Piotrowski H. Rheumatischer Formenkreis und Neuraltherapie. Erfahrungsheilkunde 1983; 32 (7): 432–436

[398] Pipolo C, Bussone G, Leone M et al. Sphenopalatine endoscopic ganglion block in cluster headache: a reevaluation of the procedure after 5 years. Neurol Sci 2010; 31 Suppl 1: S 197–S 199

[399] Pischinger A. Die vegetativen Grundlagen des Herdgeschehens. Österr Z Stomatol 1963; 60: 294–311

[400] Pischinger A. Das System der Grundregulation. Neubearb. und hrsg. von H. Heine. 11. Aufl. Stuttgart: Haug; 2009

[401] Platzer W. Pernkopf Anatomie. Atlas der topografischen und angewandten Anatomie des Menschen. 3 Bände. 3. Aufl. München: Urban & Schwarzenberg; 1991

[402] Pluijms W, Huygen F, Cheng J et al. Evidence-based interventional pain medicine according to clinical diagnoses. 18. Painful diabetic polyneuropathy. Pain Pract 2011; 11 (2): 191–198

[403] Pohle S. Odontogene Störfelder als Ursache für periphere Erkrankungen – eine neuraltherapeutische Studie. Ärztez Naturheilverf 1992; 33 (7): 559–564

[404] Pongratz G, Straub RH. The B cells, arthritis, and the sympathetic nervous system. Brain Behav Immun 2010; 24 (2): 186–192

[405] Pongratz G, Melzer M, Straub RH. The sympathetic nervous system stimulates anti-inflammatory B cell in collagen-type II-induced arthritis. Ann Rheum Dis 2012; 71 (3): 432–439

[406] Possover M, Schneider T, Henle KP. Laparoscopic therapy for endometriosis and vascular entrapment of sacral plexus. Fertil Steril 2011; 95 (2): 756–758

[407] Price DD, Long S, Wilsey B et al. Analysis of peak magnitude and duration of analgesia produced by local anesthetics injected into sympathetic ganglia of complex regional pain syndrome patients. Clin J Pain 1998; 14 (3): 216–226

[408] Prochno T. Tinnitus aus Sicht der Zahnmedizin. Dtsch Ärztebl 1997; 94: 377–379

[409] Przemek H, Grüger W. Klinische Beträge zur Neuraltherapie in der Chirurgie. Zentralbl Chir 1949; 74: 599–605

[410] Puylaert M, Kapural L, van Zundert J et al. Evidence-based interventional pain medicine according to clinical diagnoses. 26. pain in chronic pancreatitis. Pain Pract 2011; 9: 1316–1321

[411] Quan N, Banks WA. Brain-immune communication pathways. Brain Behav Immun 2007; 21 (6): 727–735

[412] Raison CL, Capuron L, Miller AH. Cytokines sing the blues: inflammation and the pathogenesis of depression. Trends Immunol 2006; 27 (1): 24–31

[413] Ramer MS, French GD, Bisby MA. Wallerian degeneration is required for both neuropathic pain and sympathetic sprouting into the DRG. Pain 1997; 72 (1–2): 71–78

[414] Ramien M, Ruocco I, Cuello AC et al. Parasympathetic nerve fibers invade the upper dermis following sensory denervation of the rat lower lip skin. J Comp Neurol 2004; 469 (1): 83–95

[415] Ramirez RJ, Ajijola OA, Zhou W et al. A new electrocardiographic marker for sympathetic nerve stimulation: modulation of repolarization by stimulation of stellate ganglia. J Electrocardiol 2011; 44 (6): 694–699

[416] Ratner EJ, Person P, Kleinman DJ et al. Jawbone cavities and trigeminal and atypical facial neuralgias. Oral Surg Oral Med Oral Pathol 1979; 48 (1): 3–20

[417] Ratner EJ, Langer B, Evins ML. Alveolar cavitational osteopathosis. Manifestations of an infectious process and its implication in the causation of chronic pain. J Periodontal 1986; 57 (10): 593–603

[418] Ratschow M. Kritisches zur Wirkungsbreite der Neuraltherapie (Heilanästhesie). Dtsch Med Wochenschr 1951; 76 (1): 308–311

[419] Rauber A, Kopsch F, Leohard H, Tillmann B, Zilles K, Hrsg. Anatomie des Menschen. Band 3. Nervensystem, Sinnesorgane. Stuttgart: Thieme; 1987

[420] Rauber A, Kopsch F, Leohard H, Tillmann B, Zilles K, Hrsg. Anatomie des Menschen. Band 4. Topografie der Organsysteme, Systematik der peripheren Leitungsbahnen. Stuttgart: Thieme; 1988

[421] Rausch F. Der Herderkrankungskomplex. München: Edmund Banaschewski; 1969

[422] Reischauer F. Zur Technik der lokalen Novokainbehandlung bei Lumbago, Ischias. Dtsch Med Wochenschr 1953; 78: 1375

[423] Reischauer F. Novokaintherapie in der Chirurgie. Langenbecks Arch Klein Chir 1961; 298: 391–404

[424] Riccabona A. Das Herdteam – Praxis und Ergebnisse umfassender Herdtherapie. Rhinolaryngologischer Beitrag. Therapiewoche 1965; 15: 1292–1294

[425] Ricker G. Pathologie als Naturwissenschaft – Relationspathologie. Berlin: Springer; 1924

[426] Ritter R. Therapie der fokalen Infektion unter der Theorie von Ricker und Speransky. Zahnärztl Welt 1950; 2: 29

[427] Roberts AM, Person P, Chandran NB. Further observations of dental parameters of trigeminal and atypical facial neuralgias. Oral Surg Oral Med Oral Pathol 1984; 85 (2): 121–129

[428] Robertson D, Biaggioni I, Burnstock G, Low PA, Paton JFR. Primer on the Autonomic Nervous System. 3rd ed. Amsterdam: Elsevier; 2012

[429] Rohen JW. Funktioelle Anatomie des Nervensystems. 5. Aufl. Stuttgart: Schattauer; 1994

[430] von Roques KR. Die Stellung der Heilanästhesie in der Pathologie und Therapie. Münch Med Wochenschr 1940; 78: 34–37

[431] von Roques KR. Die Behandlung schwerer Tonsillenerkrankungen mittels der Stellatumanästhesie. Münch Med Wochenschr 1959: 92; 135

[432] Roslavski A. Role of infectious foci in ethiopathogenesis of chronic rheumatoid arthritis and ankylosing spondylitis. Wiad Lek 1972; 25 (3): 247–250

[433] Rost A. Objektivierung der Neuraltherapie nach Huneke durch die Thermografie. In: Dosch P, Hrsg. Neuraltherapie nach Huneke – Freudenstädter Vorträge 1986. Band 11. Heidelberg: Haug; 1987

[434] Roudenok V, Gutjar L, Antipova V et al. Expression of vasoactive intestinal polypeptide and calcitonin gene-related peptide in human stellate ganglia after acute myocardial infarction. Ann Anat 2001; 183 (4): 341–344

[435] Ruocco I, Cuello AC, Parent A et al. Skin blood vessels are simultaneously innervated by sensory, sympathetic and parasympathetic fibers. J Comp Neurol 2002; 448 (4): 323–336

[436] Sakaguchi M, Kuroda Y, Hirose M. The antiproliferative effect of lidocaine on human tongue cancer cells with inhibition of the activity of epidermal growth factor receptor. Anesth Analg 2006; 102 (4): 1103–1107

[437] Samandari F. Funktionelle Anatomie der Hirnnerven und des vegetativen Nervensystems. 2. Aufl. Berlin: De Gruyter; 1993

[438] Sanders M, Zuurmond WW. Efficacy of sphenopalatine ganglion blockade in 66 patients suffering from cluster headache: a 12- to 70-month follow-up evaluation. J Neurosurg 1997; 87 (6): 876–880

[439] Sanya EO, Brown CM, Wilmowsky C et al. Impairment of parasympathetic baroreflex responses in migraine patients. Acta Neurol Scand 2005; 111 (2): 102–107

[440] Sauer R. Neuraltherapie nach Huneke in der ärztlichen Praxis [Dissertation]. Düsseldorf: Universität Düsseldorf; 1988

[441] Schäfer M. Physiologie und Pathophysiologie des Schmerzes. Ther Umsch 1999; 56 (8): 426–430

[442] Schattschneider J, Binder A, Siebrecht D et al. Complex regional pain syndromes: the influence of cutaneous and deep somatic sympathetic innervation on pain. Clin J Pain 2006; 22 (3): 240–244

[443] Schattschneider J, Wasner G, Binder A et al. Das Symptom sympathisch unterhaltener Schmerzen. Schmerz 2003; 17 (5): 317–324

[444] Schiffter R. Neurologie des vegetativen Systems. Berlin: Springer; 1985

[445] Schimek JJ. Pseudoradikuläre Syndrome. In: Seithel R. Neuraltherapie 2. Stuttgart: Hippokrates; 1984

[446] Schleich CL. Schmerzlose Operationen. Ulan Press; 2012

[447] Schmidt RF. Grundriss der Neurophysiologie. 6. Aufl. Berlin: Springer; 1987

[448] Schmidt M, Hennke T, Knöchel M et al. Can chronic irritations of the trigeminal nerve cause musculoskeletal disorders? Forsch Komplementmed 2010; 17 (3): 149–153

[449] Schroeder HE. Orale Strukturbiologie. Stuttgart: Thieme; 2000

[450] Schuh E. Residual osteitis in the edentulous jaw as a focus possibility. Therapiewoche 1965; 15 (23): 1246–1249

[451] Schupp W. Gesichtsschmerz aus Sicht der Kieferorthopädie. Man Med 2001; 39: 327–336

[452] Schupp W. Kraniomandibulare Dysfunktionen und deren periphere Folgen. Eine Literaturübersicht. Man Med 2005; 43: 29–33

[453] Schwartz PJ. The rationale and the role of left stellectomy for the prevention of malignant arrhythmias. Ann N Y Acad Sci 1984; 427: 199–221

[454] Sciubba JJ. Neuralgia-inducing cavitational osteonecrosis: a status report. Oral Dis 2009; 15 (5): 309–312

[455] Segal SS. Regulation of blood flow in the microcirculation. Microcirculation 2005; 12 (1): 33–45

[456] Seithel R. Neuraltherapie 2. Stuttgart: Hippokrates; 1984

[457] Shen MJ, Shinohara T, Park HW et al. Continuous low-level vagus nerve stimulation reduces stellate ganglion nerve activity and paroxysmal atrial tachyarrhythmias in ambulatory canines. Circulation 2011; 123 (20): 2204–2212

[458] Shimizu K, Toyota Y, Koh T et al. A case of rheumatoid arthritis caused by focal infection from periodontal tissue. Josaj Shika Daigaku Kiyo 1977; 6: 421–424

[459] Siegen H. Theorie und Praxis der Neuraltherapie mit Impletol. Köln: Staufen; 1951

[460] Siegen H. Grundlagen der Neuraltherapie mit Impletol. Hippokrates 1961; 32: 348–357

[461] Siegen H. Das nervale Störfeld. In: Voss HF, Hrsg. Deshalb Neuraltherapie. Uelzen: ML-Verlag; 1968

[462] Siegen H. Die immunologische Ausgleichung von Spender- und Empfängerorganismus, eine klassisch-neuroregulative Aufgabe. In: Dosch P, Hrsg. Neuraltherapie nach Huneke – Freudenstädter Vorträge 1974. Band 2. Heidelberg: Haug; 1975

[463] Siegert H. Neuraltherapie nach Huneke in der Veterinärmedizin. Med heute 1963; 10: 123–126

[464] Siegmund H. Zur Pathogenese und Pathologie von örtlichen Kälteschäden. Münch Med Wochenschr 1942; 89: 827

[465] Song JG, Hwang GS, Lee EH et al. Effects of bilateral stellate ganglion block on autonomic cardiovascular regulation. Circ J 2009; 73 (10): 1909–1913

[466] Soyka D. Kopfschmerz. 2. Aufl. Weinheim: Edition Medizin; 1989

[467] Speranski AD. Grundlage einer Theorie der Medizin. Berlin: Sänger; 1950

[468] Spernol R, Riss P. Urodynamic evaluation of the effect of neural therapy in motor and sensory urgency. Geburtshilfe Frauenheilkd 1982; 42 (7): 527–529

[469] Spiess G. Die Heilwirkung der Anästhetika. Ärztebl Inn Med 1902; 23: 22

[470] Spiess G. Die Bedeutung der Anästhesie in der Entzündungstheorie. Münch Med Wochenschr 1906; 53: 345–351, 967

[471] Spiess G. Die Bedeutung der Anästhesie in der Entzündungstherapie und ihre Nutzanwendung speziell bei der Behandlung der Kehlkopftuberkulose. Arch Laryngol 1992; 21: 120–125

[472] Squire LR, Berg D, Bloom FE, du Lac S, Ghosh A, Spitzer NC. Fundamental Neuroscience. 4th ed. Amsterdam: Academic Press; 2013

[473] Stacher A. Zur Wirkung der Herde auf den Gesamtorganismus. Österr Z Stomatol 1965; 63 (8): 294–303

[474] Stacher A. Über das Huneke-(Sekunden-)Phänomen und seine Objektivierung. In: Voss HF, Hrsg. Deshalb Neuraltherapie. Uelzen: ML-Verlag; 1968

[475] Stacher A, Bergsmann O. Grundlagen für eine integrative Ganzheitsmedizin. Wien: Facultas; 1993

[476] Stettbacher MA, Stettbacher A, Kammermann D. Ganzheitliche Zahnmedizin. Bulletin 1997; 4: 1–4

[477] Stoehr PH Jun. Beobachtung und Reflexionen zur pathologischen Histologie des vegetativen Nervensystems. Ärztl Wochenschr 1946; 8: 253

[478] Stoehr PH Jun. Bemerkung über die Endigungsweise des vegetativen Nervensystems. Acta Neuroveg 1959; 1: 74

[479] Straub RH. Autoimmune disease and innervation. Brain Behav Immun 2007; 21 (5): 528–534

[480] Straub RH, Härle P. Stress, hormones, and neuronal signals in the pathophysiology of rheumatoid arthritis. The negative impact on chronic inflammation. Med Klin (Munich) 2005; 100 (12): 794–803

[481] Straub RH, Stebner K, Härle P et al. Key role of the sympathetic microenvironment for the interplay of tumour necrosis factor and interleukin 6 in norrnal but not in inflamed mouse colon mucosa. Gut 2005; 54 (8): 1098–1106

[482] Straub RH, Wiest R, Strauch UG et al. The role of the sympathetic nervous system in intestinal inflammation. Gut 2006; 55 (11): 1640–1649

[483] Straube A, May A, Kropp P et al. Therapie chronischer Kopfschmerzen. Chronische Migräne, chronischer Kopfschmerz vom Spannungstyp und andere chronische tägliche Kopfschmerzen. Schmerz 2008; 22 (5): 531–540, 542

[484] Strittmatter M, Grauer MT, Fischer C et al. Autonomic nervous system and neuroendocrine changes in patients with idiopathic trigeminal neuralgia. Cephalalgia 1996; 16 (7): 476–480

[485] Struzak-Wysokińska M. Peripheral paralysis of the facial nerv caused by peridental foci. Czas Stomatol 1967; 20 (3): 283–288

[486] Stüben J. Experimentelle Untersuchungen über die bakteriziden und bakteriostatischen Eigenschaften einiger Lokalanästhetika. Dtsch Zahnärztl Z 1954; 9: 617–628

[487] Sudeck P. Die sogenannte akute Knochenatrophie als Entzündungsvorgang. Chirurg 1942; 15: 449–457

[488] Sunder-Plassmann P. Das Leriche-Syndrom. Neuralmedizin 1955; 3: 10–15

[489] Suzuki N, Hardebo JE. Anatomical basis for a parasympathetic and sensory innervation of the intracranial segment of the internal carotid artery in man. Possible implication for vascular headache. J Neurol Sci 1991; 104 (1): 19–31

[490] Suzuki N, Hardebo JE. The pathway of parasympathetic nerve fibers to cerebral vessels from the otic ganglion in the rat. J Auton Nerv Syst 1991; 36 (1): 39–46

[491] Suzuki N, Hardebo JE. The cerebrovascular parasympathetic innervation. Cerebrovasc Brain Metab Rev 1993; 5 (1): 33–46

[492] Tada M, Imazeki F, Fukai K et al. Procaine inhibits the proliferation and DNA methylation in human hepatoma cells. Hepatol Int 2007; 1 (3): 355–364

[493] Tada M, Yokosuka O, Fukai K et al. Procaine functions as a demethylating agent and has growth-inhibitory effects on human hepatoma cell lines. Hepatol 2004; 52–54

[494] Tan Z, Dohi S, Ohguchi K et al. Local anesthetics inhibit muscarinic receptor-mediated activation of extracellular signal-regulated kinases in rat pheochromocytoma PC 12 cells. Anesthesiology 1999; 91 (4): 1014–1024

[495] Tassaroti B. A case of spheno-palatine ganglionic syndrome of dental origine. Rass Int Stomatol Prat 1969; 20 (5): 307–313

[496] Teepker M, Schepelmann K. Ätiologie und Diagnostik von Kopf- und Gesichtsschmerzen aus neurologischer Sicht. HNO 2007; 55 (7): 524–531

[497] Thyagarajan S, Madden KS, Teruya B et al. Age-associated alterations in sympathetic noradrenergic innervation of primary and secondary lymphoid organs in female Fischer 344 rats. J Neuroimmunol 2011; 233 (1–2): 54–64

[498] Tilscher H, Eder M. Lehrbuch der Reflextherapie. 2. Aufl. Stuttgart: Hippokrates; 1989

[499] Tilscher H, Eder M. Schmerzsyndrome der Wirbelsäule. 5. Aufl. Stuttgart: Hippokrates; 1991

[500] Tilscher H, Eder M. Infiltrationstherapie – Therapeutische Lokalanästhesie. 4. Aufl. Wien: Maudrich; 2007

[501] Tran KM, Frank SM, Raja SN et al. Lumbar sympathetic block for sympathetically maintained pain: changes in cutaneous temperatures and pain perception. Anesth Analg 2000; 90 (6): 1396–1401

[502] Travell JG, Simons DG. Myofascial Pain and Dysfunction. Vol 1 + 2. 2nd ed. Baltimore: Williams & Wilkins; 1998

[503] Treede RD, Magerl W. Zentrale nozizeptive Neurone und Bahnen. In: Egle UT, Hoffmann SO, Lehmann KA, Nix WA, Hrsg. Handbuch chronischer Schmerz. Grundlagen, Pathogenese und Therapie aus biopsychosozialer Sicht. Stuttgart: Schattauer; 2003: 34–44

[504] Troeltzsch M, Cronin RJ, Brodine AH et al. Prevalence and association of headaches, temporomandibular joint disorders, and occlusal interferences. J Prosthet Dent 2011; 105 (6): 410–417

[505] Tronnier VM, Rasche D. Subkutane periphere Stimulation des Nervus occipitalis major zur Behandlung chronischer Kopfschmerzsyndrome. Schmerz 2010; 24 (5): 441–448

[506] Truijen J, van Lieshout JJ. Parasympathetic control of blood flow to the activated human brain. Exp Physiol 2010; 95 (10): 980–981

[507] Turton EP, Kent PJ, Kester RC. The aetiology of Raynaud's phenomenon. Cardiovasc Surg 1998; 6 (5): 431–440

[508] Umbach W. Die Behandlung mit Lokalanästhetika in der Neurochirugie und Neurologie. In: Gross D, Hrsg. Therapie mit Lokalanästhetika – Funktionsstörungen des oberen Verdauungstrakts und ihre Behandlung. Stuttgart: Hippokrates; 1996: 209–224

[509] Urbani G, Ferronato G, Bertele GP. Trigeminal neuralgia with chronic infection to the presence of a large root fragment in the mandipular canal. G Stomatol Ortognatodonzia 1982; 1 (2): 17–20

[510] Usubiaga JE, La Luppa M, Moya F et al. Passage of procain hydrochloride and para-aminobenzoic acid across the human placenta. Am J Obstet Gynecol 1968; 100 (7): 918–923

[511] van Boxem K, Cheng J, Patijn J et al. Evidence-based interventional pain medicine according to clinical diagnoses. 11. Lumbosacral radicular pain. Pain Pract 2010; 10 (4): 339–358

[512] van der Laan L, Goris RJ. Sudeck-Syndrome. Hatte Sudeck Recht? Unfallchirurg 1997; 100 (2): 90–99

[513] van der Zypen E. Elektronenmikroskopische Befunde an der Endausbreitung des vegetativen Nervensystems und ihre Deutung. Acta Anat 1967; 67: 431–515

[514] van der Zypen E. Anatomie des sympathischen Nervensystems. Vasa 1977; 6 (2): 115–123

[515] van Dongen R, Cohen SP, van Mekhall KM et al. Evidence-based interventional pain medicine according to clinical diagnoses. 22. Traumatic plexus lesion. Pain Pract 2011; 11 (4): 414–420

[516] van Eerd M, Patijn J, Lataster A et al. Evidence-based interventional pain medicine according to clinical diagnoses. 5. Cervical facet pain. Pain Pract 2010; 10 (2): 113–123

[517] Vanelderen P, Lataster A, Levy R et al. Evidence-based interventional pain medicine according to clinical diagnoses. 8. Occipital neuralgia. Pain Pract 2010; 10 (2): 137–144

[518] van Eijs F, Stanton-Hicks M, Faber CG et al. Evidence-based interventional pain medicine according to clinical diagnoses. 16. Complex regional pain syndrome. Pain Pract 2011; 11 (1): 70–87

[519] van Kleef M, Lataster A, Narouze S et al. Evidence-based interventional pain medicine according to clinical diagnoses. 2. Cluster headache. Pain Pract 2009; 9 (6): 435–442

[520] van Kleef M, Staats P, Mekhail N et al. Evidence-based interventional pain medicine according to clinical diagnoses. 24. Chronic refractory angina pectoris. Pain Pract 2011; 11 (4): 65–72

[521] van Kleef M, Stoiker RJ, Lataster A et al. Evidence-based interventional pain medicine according to clinical diagnoses. 10. Thoracic pain. Pain Pract 2010; 10 (4): 327–338

[522] van Kleef M, Vanelderen P, Cohen SP et al. Evidence-based interventional pain medicine according to clinical diagnoses. 12. Pain originating from the lumbar facet joints. Pain Pract 2010; 10 (5): 459–469

[523] van Kleef M, van Genderen WE, Narouze S et al. Evidence-based interventional pain medicine according to clinical diagnoses. 1. Trigeminal neuralgia. Pain Pract 2009; 9 (4): 252–259

[524] van Suijlekom H, van Zundert J, Narouze S et al. Evidence-based interventional pain medicine according to clinical diagnoses. 6. Cervicogenic headache. Pain Pract 2010; 10 (2): 124–130

[525] van Wijck AJ, Wallace M, Mekhail N et al. Evidence-based interventional pain medicine according to clinical diagnoses. 17. Herpes zoster and post-herpetic neuralgia. Pain Pract 2011; 11 (1): 88–97

[526] van Zundert J, Huntoon M, Patijn J et al. Evidence-based interventional pain medicine according to clinical diagnoses. 4. Cervical radicular pain. Pain Pract 2010; 10 (1): 1–17

[527] Vaseghi M, Zhou W, Shi J et al. Sympathetic innervation of the anterior left ventricular wall by the right and left stellate ganglia. Heart Rhythm 2012; 9 (8): 1303–1309

[528] Villar-Garea A, Fraga MF, Espada J et al. Procaine is a DNA-demethylating agent with growth-inhibitory effects in human cancer cells. Cancer Res 2003; 63 (16): 4 984–4 989

[529] Vissers KC, Besse K, Wagemans M et al. Evidence-based interventional pain medicine according to clinical diagnoses. 23. Pain in patients with cancer. Pain Pract 2011; 5: 453–475

[530] Voll R. Wechselbezeichnungen von Odontomen zu Organ- und Gewebssystemen. In: Dosch P, Hrsg. Neuraltherapie nach Huneke – Freudenstädter Vorträge 1974. Band 2. Heidelberg: Haug; 1975

[531] Voss HF. Was ist Neuraltherapie? Phys Diät Ther 1963; 4 (6): 92–96

[532] Voss HF. Neuraltherapie und Schmerz. Erfahrungsheilkunde 1966; 15 (5): 129–135

[533] Vosschulte K. Grundlagen der Schmerzbekämpfung durch Sympathikusausschaltung. Berlin: Urban & Schwarzenberg; 1949

[534] Wakai K, Ohtori S, Yamashita M et al. Primary sensory neurons with dichotomizing axons projecting to the facet joint and the low back muscle in rats. J Orthop Sci 2010; 15 (3): 402–406

[535] Wallace DE. Chronic periodontitis and chronic swelling of the right index finger. J N Z Soc Periodontol 1991; 71: 15

[536] Wander R. Blockierungsmuster bei Störfeldern im Nasen-Rachen-Raum. Ärztez Naturheilverf 1991; 32: 145–147

[537] Wander R, Ludin SM. Kiefergelenk und kraniomandibuläre Dysfunktion. In: Fischer L, Peuker ET, Hrsg. Lehrbuch Integrative Schmerztherapie. Stuttgart: Haug; 2011

[538] Watkins LR, Maier SF. Beyond neurons: evidence that immune and glial cells contribute to pathological pain states. Physiol Rev 2002; 82 (4): 981–1011

[539] Weber M, Birklein F, Neundörfer B. et al. Facilitated neurogenic inflammationin complex regional pain syndrome. Pain 2001; 91 (3): 251–257

[540] Weihe E, Schütz B, Hartschuh W et al. Coexpression of cholinergic and noradrenergic phenotypes in human and nonhuman autonomic nervous system. J Comp Neurol 2005; 492 (3): 370–379

[541] Weinschenk S, Hrsg. Handbuch Neuraltherapie. München: Elsevier/Urban & Fischer; 2010

[542] Werkmeister H. Neuraltherapie und Strahlenbehandlung Krebskranker. In: Dosch P, Hrsg. Neuraltherapie nach Huneke – Freudenstädter Vorträge 1974. Band 2. Heidelberg: Haug; 1975

[543] Werthman K. Neuraltherapie in meiner Kinderpraxis. In: Dosch P, Hrsg. Neuraltherapie nach Huneke – Freudenstädter Vorträge 1980. Band 7. Heidelberg: Haug; 1981

[544] Westrum LE, Canfield RC, Black RG. Transganglionic degeneration in the spinal trigeminal nucleus following removal of tooth pulps in adult cats. Brain Res 1976; 101 (1): 137–140

[545] Wiener N. Kybernetik oder Regelung und Nachrichtenübertragung in Lebewesen und in der Maschine. Düsseldorf: Econ; 1992

[546] Wildner M. Sakrale epidurale Injektion. In: Weinschenk S, Hrsg. Handbuch Neuraltherapie. München: Elsevier, Urban & Fischer; 2010

[547] Wilson-Pauwels L, Stewart PA, Akesson EJ. Autonomic nerves. Hamilton: BC Becker Inc; 1997

[548] Windstosser K. Das dentale Herdgeschehen in biologisch-medizinischer Sicht. Hippokrates 1959; 3: 129–134

[549] Wischnewski A. Die Technik der Novokainblockade des Sympathikus im Lendenbereich. Arch Biol Wiss 1933; 4: 519–520

[550] Wischnewski A. Der Novocainblock als eine Methode der Einwirkung auf die Gewebetrophik. Zentralbl Chir 1935; 62: 735–746

[551] Wolff HD. Neurophysiologische Aspekte des Bewegungssystems. 3. Aufl. Berlin: Springer; 1996

[552] Woolf CJ, Salter MW. Neuronal plasticity: increasing the gain in pain. Science 2000; 288 (5 472): 1765–1769

[553] Xie YF, Zhang S, Chiang CY et al. Involvement of glia in central sensitization in trigeminal subnucleus caudalis (medullary dorsal horn). Brain Behav Immun 2007; 21 (5): 634–641

[554] Young WB. Blocking the greater occipital nerve: utility in headache management. Curr Pain Headache Rep 2010; 14 (5): 404–408

[555] Zhang JM, Li H, Munir MA. Decreasing sympathetic sprouting in pathologic sensory ganglia: a new mechanism for treating neuropathic pain using lidocaine. Pain 2004; 109 (1–2): 143–149

[556] Zhang Y, Popovic ZB, Bibevski S et al. Chronic vagus nerve stimulation improves autonomic control and attenuates systemic inflammation and heart failure progression in a canine high-rate pacing model. Circ Heart Fail 2009; 2 (6): 692–699

[557] Zhou J, Scherlag BJ, Niu G et al. Anatomy and physiology of the right interganglionic nerve: implications for the pathophysiology of inappropriate sinus tachycardia. J Cardiovasc Electrophysiol 2008; 19 (9): 971–976

[558] Zhu BS, Blessing WW, Gibbins IL. Parasympathetic innervation of cephalic arteries in rabbits: comparison with sympathetic and sensory innervation. J Comp Neurol 1997; 389 (3): 484–495

[559] Zieglgänsberger W. Central control of nociception. In: Mountcastle VB, Bloom FE, Geiger SR, eds. Handbook of Physiology. Section 1: The Nervous System IV. Baltimore: Williams & Wilkins; 1986

[560] Zieglgänsberger W. Chronischer Schmerz: Physiologie, Pathophysiologie und Pharmakologie. Ganzheitsmed 2002; 15 (4): 21–25

[561] Zieglgänsberger W. Neuronale Plastizität, Schmerzgedächtnis und chronischer Schmerz. In: Weinschenk S, Hrsg. Handbuch Neuraltherapie. München: Elsevier, Urban & Fischer; 2010

[562] Zimmermann M. Die Neuraltherapie im Licht neuerer Erkenntnisse der neurobiologischen Forschung. In: Seithel R. Neuraltherapie. Band 2. Stuttgart: Hippokrates; 1984

[563] Zimmermann M. Neuronale Mechanismen der Schmerzchronifizierung. Orthopäde 2004; 33 (5): 515–524

[564] Zipf HF. Die Endoanästhesie, ein pharmakologischer Weg zur Ausschaltung innerer sensibler Rezeptoren. Dtsch Med Wochenschr 1953; 78: 1787

[565] Zipf HF. Lokalanästhetika im Lichte ihrer Allgemeinwirkungen. Arzneimittelforschung 1957; 7: 529–543

[566] Zipf HF. Lokalanästhetika und Nervensystem. In. Gross D, Hrsg. Therapie mit Lokalanästhetika – Funktionsstörungen des oberen Verdauungstrakts und ihre Behandlung. Therapie über das Nervensystem. Band 5. Stuttgart: Hippokrates; 1964

[567] Zipf HF. Die Allgemeinwirkungen der Lokalanästhetika. In: Killian H, Hrsg. Lokalanästhesie und Lokalanästhetika. Stuttgart: Thieme; 1973

[568] Zohmann A. Objektivierbarkeit der Neuraltherapie durch ihre Anwendung am Tier. Erfahrungsheilkunde 1991; 40 (3): 150–153

[569] Zohmann A. Grundlagen und Anwendung der Neuraltherapie in Diagnostik und Behandlung. Schweiz Arch Tierheilkd 1997; 139 (3): 117–125

[570] Zohmann A, Kasper M. Neuraltherapie in der Veterinärmedizin. Hannover: Schlütersche; 1994